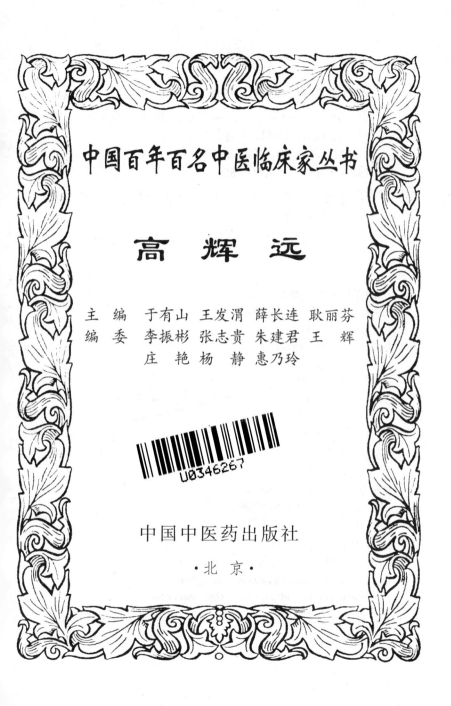

中国百年百名中医临床家丛书

高 辉 远

主 编　于有山　王发渭　薛长连　耿丽芬

编 委　李振彬　张志贵　朱建君　王　辉
　　　　庄　艳　杨　静　惠乃玲

U0346267

中国中医药出版社

·北 京·

图书在版编目（CIP）数据

高辉远/于有山等主编. -- 北京：中国中医药出
版社，2004.03（2024.7 重印）
（中国百年百名中医临床家丛书）
ISBN 978 - 7 - 80156 - 553 - 2

Ⅰ.①高…　Ⅱ.①于…　Ⅲ.①中医学临床 - 经验 - 中
国 - 现代　Ⅳ.①R249.7

中国版本图书馆 CIP 数据核字（2004）第 010710 号

中国中医药出版社出版

北京经济技术开发区科创十三街 31 号院二区 8 号楼
邮政编码　100176
传真　010 - 64405721
廊坊市佳艺印务有限公司印刷
各地新华书店经销

开本 850 × 1168　1/32　印张 10.5　字数 239 千字
2004 年 3 月第 1 版　2024 年 7 月第 2 次印刷
书号　ISBN 978 - 7 - 80156 - 553 - 2

定价　39.00 元
网址　www.cptcm.com

服 务 热 线　010 - 64405510
购 书 热 线　010 - 89535836
维 权 打 假　010 - 64405753

微信服务号　zgzyycbs
微商城网址　https://kdt.im/LIdUGr
官 方 微 博　http://e.weibo.com/cptcm
天猫旗舰店网址　https://zgzyycbs.tmall.com

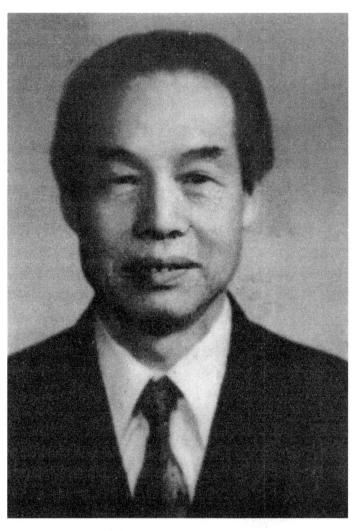

高辉远教授（1922—2002）

情钟桑梓
嘉惠后人

陈敏章

九三年十二月

（原国家卫生部部长陈敏章为《高辉远经验研究》出版题词）

当代名医
技术精湛

张立平

一九九四年一月十八日

(原总后卫生部部长张立平少将为《高辉远经验研究》出版题词)

80—11—3：左上肢伸缩（感），左下肢伸缩活动，护理活动言不清楚，纳不佳，眠不佳，脉沉弦，舌已淡滑暗，舌已淡滑暗瘀论记点论证。

钩藤10 桑寄生10 怀牛膝10 川芎10 白芍10 生地12

当归10 淫羊藿10 菖蒲8 郁金10 薏苡8 丹参10 石菖蒲15

×6

（高辉远先生治疗老年脑梗塞后遗症处方）

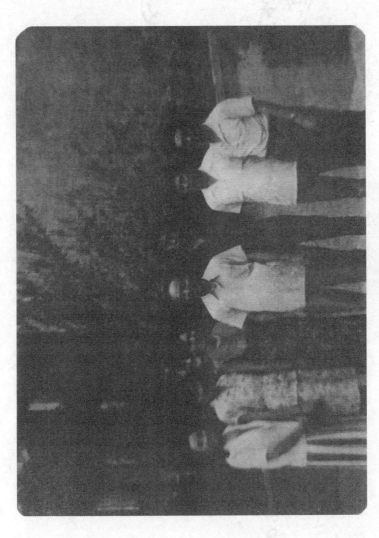

导师高辉远教授与学生们合影
（从左到右为刘立、薛长连、薛素芬、高辉远、吴登山、于有山、王发渭）

出版者的话

祖国医学源远流长。昔岐黄、神农，医之源始；汉仲景、华佗，医之圣也。在祖国医学发展的长河中，临床名家辈出，促进了祖国医学的迅猛发展。中国中医药出版社为贯彻卫生部和国家中医药管理局关于继承发扬祖国医药学，继承不泥古、发扬不离宗的精神，在完成了《明清名医全书大成》出版的基础上，又策划了《中国百年百名中医临床家丛书》，以期反映近现代即20世纪，特别是新中国成立50年来中医药发展的历程。我们邀请卫生部张文康部长做本套丛书的主编，卫生部副部长兼国家中医药管理局局长佘靖同志、国家中医药管理局副局长李振吉同志任副主编，他们都欣然同意，并亲自组织几百名中医药专家进行整理。经过几年的艰苦努力，终于在21世纪初正式问世。

顾名思义，《中国百年百名中医临床家丛书》就是要总结在过去的100年历史中，为中医药事业做出过巨大贡献、受到广大群众爱戴的中医临床工作者的丰富经验，把他们的事业发扬光大，让他们优秀的医疗经验代代相传。百年轮回，世纪更替，今天，我们又一次站在世纪之巅，回顾历史，总结经验，为的是更好地发展，更快地创新，使中医药学这座伟大的宝库永远取之不尽、用之不竭，更好地服务于人类，服务于未来。

本套丛书第一批计划出版140种左右，所选医家均系在中医临床方面取得卓越成就，在全国享有崇高威望且具有较高学术造诣的中医临床大家，包括内、外、妇、儿、骨伤、针灸等各科的代表人物。

本套丛书以每位医家独立成册，每册按医家小传、专病论治、诊余漫话、年谱四部分进行编写。其中，医家小传简要介绍医家的生平及成才之路；专病论治意在以病统论、以论统案、以案统话，即将与某病相关的精彩医论、医案、医话加以系统整理，便于临床学习与借鉴；诊余漫话则系读书体会、札记，也可以是习医心得，等等；年谱部分则反映了名医一生中的重大事件或转折点。

本套丛书有两个特点是值得一提的：其一是文前部分，我们尽最大可能地收集了医家的照片，包括一些珍贵的生活照、诊疗照，以及医家手迹、名家题字等，这些材料具有极高的文献价值，是历史的真实反映；其二，本套丛书始终强调，必须把笔墨的重点放在医家最擅长治疗的病种上面，而且要大篇幅详细介绍，把医家在用药、用方上的特点予以详尽淋漓地展示，务求写出临床真正有效的内容，也就是说，不是医家擅长的病种大可不写，而且要写出"干货"来，不要让人感觉什么都能治，什么都治不好。

有了以上两大特点，我们相信，《中国百年百名中医临床家丛书》会受到广大中医工作者的青睐，更会对中医事业的发展起到巨大的推动作用。同时，通过对百余位中医临床医家经验的总结，也使近百年中医药学的发展历程清晰地展现在人们面前，因此，本套丛书不仅具有较高的临床参考价值和学术价值，同时还具有前所未有的文献价值，这也是我们组织编写这套丛书的初衷所在。

中国中医药出版社

2000 年 10 月 28 日

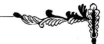

目　录

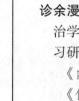

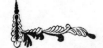

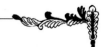

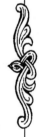

一、医林生涯六十载，家传师承学验丰

高辉远（1922—2002），名达，号后可楼主人。1922 年出生于李时珍故里湖北省蕲春县的一个中医世家，叔祖父高藻轩，父亲高士怡均为知名中医，从小即受熏陶。幼颖悟，从学于乡高静尘和梅川陈受三二先生之门，习经史，学诗文，深受二老的赞许。18 岁时他感时事日非，人民疾苦深重，遂砺志继承家学，欲以医道济人。士怡公从其所愿，谆谆教诲，要求理论与实践并重，非下一番苦功不可！他谨遵父训，孜孜不倦攻读《内经》《难经》《伤寒论》《金匮要略》等医籍，下至历代中医名家之论著，钻研精深，以求解明学术秘蕴，充实知能。同时随父侍诊，口传心授，尽得家传之秘，日渐给乡里施治，求医者门庭若市，不数年即医名乡里。解放后曾数次参加国家、省、地区等中医学校进修学习，参加中医师统考，以优异成绩取得了中医师证书。1958

年在周恩来总理的亲切关怀下，他被安排作为当代杰出的中医学家蒲辅周的学生和助手，以便继承蒲老之学术思想和医疗经验。17 年来蒲老毫无保留地传授，他虚心认真地聆教，尽得“蒲氏医学”之真谛。

高师在家传师学的基础上，还谦虚地向其他名老中医请教，吸取众家之长，造诣颇深，经验至为丰富。在 60 年的医疗实践与研究中，囊括百家，师古不泥，融会贯通，屡起大症，声名鹊起，名闻遐迩，逐步形成了自己独具特色的医疗风格。高师不仅对中医内科、妇科、儿科颇有造诣，而且擅长温病学与老年病学，对老年病的预防、保健、治疗及抢救疑难危重病证卓有建树，颇具独到之处。先后编著出版有《中医对几种传染病的辨证论治》《蒲辅周医案》《蒲辅周医疗经验》《医门新录》等书，发表学术论文数十篇。这些著述，深受医界好评。

1990 年 12 月 6 日“著名老中医高辉远先生从医 50 周年座谈会”在北京人民大会堂湖北厅隆重举行。中央办公厅、卫生部、中医药管理局、解放军总后勤部卫生部等的有关领导和在京的中医界名流、朋友及各界人士 300 多人，济济一堂，赞扬他半个世纪以来功著杏林，情钟桑梓，无所可求，勤学不倦，精益求精，造福人类，壮心未已，奋进不息的业绩。

二、德高医精堪楷模，誉满中外享盛名

高师医术精湛，医德高尚，骋誉医坛。不论是在 1954 年担任中国中医研究院高干外宾特诊室副主任时，还是 1971 年奉调解放军 305 医院以来，一直负责中央首长、民主人士、海外侨胞、国际友人的中医医疗保健工作，并曾出访新加坡、香港、澳门等地讲学、诊病，深受好评。高师悉心研

究老年病的预防及医疗保健，是一名卓有建树的中医保健专家，深受周恩来、叶剑英、李先念、聂荣臻、邓颖超等中央领导的信任和赞誉。邓颖超同志高度赞扬说："高大夫对中医药学的理论造诣很深，积累了丰富的医疗保健经验，多年来，我和已故的周恩来同志有病时请其治疗，有疗效，他的工作是卓有成效的。"

　　高师的医术精湛，游刃有余。临证达到出神入化，玄机曲运，炉火纯青的境界，不少疑难危重之证，莫不应手取效。如叶帅病重时，因突发心肌梗死，伴肺部感染，应用多种抗生素后又致菌群失调，心、肝、肾功能不全，中西医反复讨论，均感棘手，苦无良策。高师殚精竭虑，辨析入微，病虽濒临危殆，仍从中医药宝库中寻求办法，采用中药食疗并举，中西药合用，终使危殆转复，肺部感染吸收，心、肝、肾功能逐渐恢复，在场中西医生莫不叹为奇迹。平素高师和叶帅交情极厚，高师说："叶帅喜欢作古诗，我与之和诗亦是古体。"又如外宾黎某，美国某出版社经理，阵发性发热寒战，体温39℃，美国、中国西医全面详细检查均未明原因，中西医反复治疗效果均不理想。高师详审病机，四诊合参，匠心独运，只投六剂，亦奏殊功，热平症消，精神大振，喜出望外，游览长城、天坛后回国。高师出奇制胜，已传为美谈，显赫治迹，不胜枚举。

　　高师慈祥和蔼，平易近人，对子女严，不假辞色。生活俭朴知足，严格自律，廉洁行医，为人耿直，工于诗词，喜于攻读。他处世持身"躬自厚而薄责于人"，常谓："为医，不仅要具有精良的技术，更要具备高尚的医德。全心全意为病人服务，并非粉饰之词，更非政治口号，而是医生必须毕生身体力行的品德。"他长期担负老一辈无产阶级革命家和

中央首长及军队领导的医疗保健任务，以高度的政治责任感和对中央首长极端负责的精神，以优秀的品质、高超的医术、良好的医德赢得了首长的信赖。但对慕名求治的普通群众，也同样是热情相待，从不推却，细心诊查，精心治疗。他常说："高干、群众之病并无二致。"每遇病人赠送礼品，都是有礼貌地拒受。他说："否则不败于医之技，而将败于医之德。"高师医精德高，不愧为当代名医，实为后学楷模。

三、身兼数职乐不疲，诱掖后学凝心血

高师十分重视中医保健预防，并且身体力行。他说："防胜于治，防治结合"。在多年的防治老年病过程中总结出"十六字诀"，即"四时有序，起居有时，饮食有节，运动有法。"在年逾七旬时，仍神采奕奕，精神矍铄，诊病处方，有条不紊，思路敏捷，医教研工作，孜孜不倦，精勤不懈。曾任解放军305医院主任医师，中医科主任，是首批全国500名老中医药专家学术继承人导师之一。并兼任中华中医药学会副会长，中医老年医学会主任委员，中国中西医结合研究会常务理事、副秘书长，国家卫生部科学委员会委员，解放军总后勤部卫生部科学委员，解放军中医药学会副会长，中国民间中医药研究开发协会副理事长。同时应聘为中国中医研究院客座教授，北京中医药大学名誉教授，湖北省蕲春县李时珍医院、罗田万密斋医院名誉院长，总后新兴医院名誉院长，《中国医药学报》《中医杂志》《中国中西医结合杂志》《人民军医》《时珍国医国药》《中医药学刊》编委、特约编辑、编委会副主任、名誉主编、顾问等职。1991年3月晋升为文职2级，1993年12月晋升为专业技术3级，是首批获得政府特殊津贴的专家。他身兼多职，毕生致力于中医药事业，以继承发扬为务。他认为中国医药学是世界文

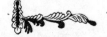

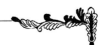

明宝库中之瑰宝，应广为传扬，衍延万世，健吾中华，造福人类。

高师为使继承发扬中医药学后继有人，不辞辛劳，倾注心血。治学经验丰富，课徒颇具特色，他认为步入中医堂奥的门径有三：一要善择古今医籍，广学识，相得益彰；二为注重临床实践，究成败，积累心得；三是勿忘医德风范，对病人，全心全意。这是他数十年以来治学方法的总结。他虽年逾古稀，仍坚持门诊、查房、会诊、教学、科研。数年来他培养硕士研究生、进修生 30 余名，他口传心授，循循善诱，诲人不倦，授徒有方。他要求学生必须做到勤读、勤问、勤思、勤记。这些人学成功就，正在各自岗位，发挥作用。1991 年他又把全军选送的中青年医师于有山、王发渭、薛长连等列入门墙，确定为自己的学术继承人，满怀热情，精心培养，将自己毕生的学术经验毫无保留地传授给学生。学生撰写的《著名老中医高辉远治学门径与方法》《高辉远治疗温热病经验》《高辉远治疗老年病用药经验》分别在 1991 年度和 1992 年度全国老中医继承工作有奖征文中荣获一、二等奖，还有多篇学术论文获多种医刊优秀论文一、二等奖。学生们总结整理的"高辉远中医学术经验研究"2002 年获军队医疗成果二等奖。均可窥高师学验之一斑。

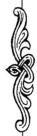

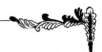

专病论治

感　冒

医案1：张某，男，20岁。时值大暑，已住院3天，曾用阿斯匹林及抗生素等无效。高师会诊时仍鼻塞高热，体温40℃，发热以头部及躯干为显，四肢发凉，食纳不佳，腹微满，便溏，日2～3次，有不消化食物，口干不思饮，饮水则恶心欲吐，小便黄，舌质淡红，苔薄白中稍厚，脉沉数。高师辨析为暑湿夹食，治宜清暑化湿，兼以消食和胃，用藿香正气散加减：藿香、香薷、苏叶、法夏、炒麦芽、建曲、六一散各10克，陈皮8克，厚朴6克，薏苡仁15克，生姜3片，大枣5枚。只服3剂则热退汗出，食欲转佳，思饮，大便稍溏，小便正常，舌正苔退，脉沉微滑。又续服健脾化湿之品3剂，诸症消失而复常。

【按】本案为暑湿兼夹食滞，郁阻中焦，脾胃升降失司之候。此时若投辛凉苦寒强清其热，必使胃阳受伤，暑湿难

解，食滞难消。高师判明主因，辨析兼夹，主以清暑化湿，佐以消食和胃之法，以外解暑湿，内消食滞，调畅枢机，使脾胃升降功能复其常，诸症悉除。可见治疗温热病虽以本病为主，又当视其兼夹，圆机活法，巧施佐使，万万不可等闲视之。

医案 2：宋某，男，61 岁，干部。1991 年 1 月 3 日诊。患者宿患"慢性胃窦炎""慢性支气管炎""过敏性鼻炎"。自述三年来稍遇风寒即感冒、流清涕，持续难愈。入冬以来，又反复感冒多次，迭进感冒清热冲剂、康泰克胶囊及肌注青霉素治疗，寒热虽去，但面色淡白，头晕头昏，鼻流清涕，畏风汗出，神疲乏力，纳差无味，大便偏溏，观舌质淡红，苔中薄润，脉浮滑。高师辨证为脾肺虚弱，卫外不固，治以扶正防感汤，生黄芪 15 克，太子参 10 克，茯苓 10 克，白术 10 克，防风 8 克，陈皮 8 克，浮小麦 10 克，炙甘草 5 克，大枣 5 枚。连投二十余剂，诸症悉除，体质增强，追访年余无反复。

【按】本例为老年患者，罹有慢性咳嗽、鼻衄，肺脾皆虚，卫表失密，故气弱体乏，畏风自汗，反复外感等症迭出，高师自拟扶正防感汤，益气固表而诸症皆除。

病毒性脑炎

医案：女，18 岁，发热 1 周，以下午为甚，曾连服中药清热解毒养阴之剂，病势有增无减。高师会诊时，体温达40.3℃，目赤不闭，烦躁不安，神昏谵语，四肢微厥无汗，腹满微硬，大便不通，恶心呕吐，舌苔秽腻，脉沉数有力。高师断为热结阳明，应用小承气汤加味：大黄、枳实、银花、郁金、赤芍、桃仁各 10 克，元参、连翘、芦根、钩藤

各15克，厚朴8克，炙甘草5克。服药5剂，诸症豁然，神清热退，汗出厥回，呕止便通，继以养阴和胃之剂调理而愈。

【按】此案乃热邪羁踞阳明，里闭表郁之证，虽屡用清热解毒养阴之剂而表不解，必须当下则下，下之则里通而表自和，但因未至大实满，故用小承气汤加味，中病即止。实为认证准，伍药精当，揆合法度之又一佳案。

慢性支气管炎

慢性支气管炎是指气管、支气管黏膜及周围组织的慢性非特异性炎症。中医多将其归属于"咳嗽""痰饮""喘证"等范畴。高辉远老师，早在20世纪70年代初，即与中西医专家应用中医药对老年慢性支气管炎等呼吸四病进行了治疗研究，取得了较好的成绩。我们在随师学习过程中，深感其治疗"慢支"经验丰富，疗效显著。兹择要探讨如下。

一、新感引动伏痰，首当祛痰宣肺

肺位于胸中，为五脏之华盖，又为娇脏，性喜清肃，外合皮毛，最易感受外邪侵袭。《内经》病机十九条曰："诸气膹郁，皆属于肺。"为气上逆而喘，郁为闭塞。高师认为，慢性支气管炎有反复咳、痰、喘，尤痰潜伏肺家是其发病基础。由于人体正气不足，卫外不固，气候稍变或寒冷，乘虚袭人之客邪，肺又首当其冲，新感引动伏痰，如此内外合邪，郁遏太阴，咳喘之疾因此诱发，或转甚者屡见不鲜。故其主要表现为咳嗽、咯痰、痰多、气喘或有发热恶寒，临证必须根据痰之色、质、苔、脉等辨其寒热。寒痰宜温化，热痰宜清化。但治疗大法总不离乎祛痰宣肺，此时大忌敛肺止咳，以防闭门留寇。若是年老素体亏虚者，因其脏腑痿瘁，

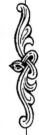

故宣肺不可太过，以免损伤正气。临证投剂，当注意及此。

高师认为，临床不论何种咳嗽咯痰，只要是恶寒发热，咳嗽清涕，痰白而稀，苔薄或白腻，脉浮或浮紧，便是寒痰阻肺的证候，宜鞠通杏苏散主之。药用苏叶、前胡、杏仁、枳壳、桔梗、法夏、陈皮、茯苓、甘草、生姜、大枣。方中苏叶发散风寒；前胡宣肺化痰；杏、桔、枳壳疏肺降气；夏、陈、苓化痰理气；甘草调和诸药；姜、枣和营卫，使其表解痰化，肺畅气调，诸症自愈。若体素气虚，客伤风寒，内有痰饮，咳嗽痰多，头痛鼻塞，胸膈满闷，苔白，脉浮而虚者，可予参苏饮，以补气化痰。长期伏痰必从热化，症见咳嗽气急，咯痰黄稠，胸膈痞满，口苦口干，舌红苔黄，脉滑数等，清热化痰之方以清气化痰丸、温胆汤化裁为合拍。若胸满痰阻，咳嗽吐痰腥臭者可予千金苇茎汤加桔梗、桑白皮、前胡，以取疏泄，导邪外出，病易解也。

二、正虚邪恋缠绵，法宜标本兼施

慢性支气管炎，病情既不能缓解痊愈，又未表现急性发作状态，然始终纠缠不愈者，此为慢性迁延期，属正虚邪恋之证。临床可见外邪客肺和痰浊壅肺的标实证，又有肺脾肾不足的本虚证。正如《内经》所云："肺不伤不咳，脾不伤不咳，肾不伤不喘。"因久咳伤肺，肺主气，气虚则藩篱不固，卫气不能抗御外邪，久之脾气亦虚，脾虚生湿，湿盛生痰，痰气上逆，致肺失宣降，则咳嗽痰多，故有"脾为生痰之源，肺为贮痰之器"之说。如此久咳不已，终必及肾，肾虚则气不受纳，气喘不接，或肾阴不足，内热灼津生痰，此乃慢性支气管炎发展变化的基本规律。

高师认为，久患慢性支气管炎，卫气虚弱，患者不任风寒，极易感邪，其症见咳嗽有痰兼喘，咳声低弱，痰白清

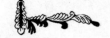

稀，自汗恶风，易于感冒，身倦懒言，舌淡苔薄白，脉虚弱等，此多为肺虚痰恋之证，宜用玉屏风散合补肺汤化裁，药用黄芪、白术、防风、太子参、茯苓、法夏、橘红、桑白皮、紫菀、杏仁、五味子。方取参、芪补肺益气固表；术、苓健脾利湿，补土以生肺金；法夏辛温辛燥，功能燥湿化痰；橘红理气化痰，使气顺则痰降，气化则痰亦化；防风走表而祛风邪；五味子收敛耗伤之肺气；桑白皮、紫菀、杏仁顺降肺气，以复其清肃之权。

脾为后天之本，气血生化之源，气机升降之枢。肺气不足之因脾土亏虚者不为少见，故补益肺气而收效不显者，可从脾土求之。症如咳嗽痰多，痰白黏稠，倦怠乏力，食欲不振，腹胀便溏，舌淡苔白，脉沉滑，其病机为脾虚痰滞。高师主张用益气健脾，止咳化痰之法，宗六君子汤合二陈、三子养亲汤化裁。药用太子参、茯苓、白术、山药、炙甘草、法夏、陈皮、苏子、杏仁、莱菔子、砂仁、建曲。方以参、苓、术、草、山药健脾益气，以化痰湿；夏、苏、陈、杏降气化痰止咳；砂、莱、曲醒脾开胃，消食化痰。兼寒者加少量干姜，与官桂同用既可温中散寒，又有"少火生气"之用，其量宜轻勿重，缓缓调治。

肾为水脏，主藏精，故滋水润金为肺阴不足的常用治法，慢性支气管炎患者尤宜，多见咳嗽气急，水泛为痰，动则转甚，腰酸腿软，潮热盗汗等症。高师主张宜麦味地黄丸合太子参、天冬、沙参治之，甘寒滋阴，肺肾同治。俾金水相生，互滋互充，于证始惬。若肾气上逆而咳痰喘急，上盛下虚，痰涎壅盛，胸膈噎塞者，宜苏子降气汤，方中沉香、肉桂统纳肾气。肺气亏虚，肾阳失煦，徒温补肺气，补益中气不效者，当温肾纳气。其症多为咳发喘促，动则为甚，腰

酸腿软，夜尿频多，头晕耳鸣，身寒肢冷，气短语怯，舌淡胖，苔白滑润，脉沉细，方宜右归饮化裁。药用川附子、肉桂温补肾阳；熟地、山药、山萸肉、杞子滋补肾阴，以阴引阳；杜仲强肾益精；五味子、胡桃肉补肺润肺，又能摄纳肾气。气虚喘盛加人参、补骨脂补气助肾纳气；肾阳不足，温化无权，水湿上泛为痰，咯痰量多而稀薄者，加法夏、陈皮、苏子等药出入其间，标本兼顾，效更显著。

三、病缓标实已平，重在扶正固本

慢性支气管炎病人经过治疗或自然缓解，临床表现无明显症状，或有轻微咳嗽，咯痰，或稍有气喘，精神欠佳，面色少华，食纳欠馨，舌淡苔白，脉沉细无力等，均属于临床缓解期阶段。高师认为，此时病情暂趋于相对平稳状态，但机体抗病能力差，其病变尚未消除，容易复感外邪，而使病症复发或加重。因此，必须重视缓解期患者的治疗。正如朱丹溪所云："久喘之症，未发宜扶正为主，已发以攻邪为主"。可见中医很早就注意到了缓解期治疗的重要意义。慢性支气管炎缓解期以本虚为主，标实不突出，故治疗上主要针对其虚多实少的病机，缓则治其本，以扶正固本为要，以促进机体虚损脏器逐渐复原，提高机体自身抗病能力。经临床观察和实验证实，慢性支气管炎患者存在着多方面的脏腑关系平衡失调，其中主要表现为肺脾肾功能低下。高师认为，本病肺气虚是发病的首要环节，脾气虚是复发的主要因素，肾气虚是转化的根本内因，在后期三者的病理变化和临床表现尤为突出。所以，高师对于慢性支气管炎缓解期阶段的治疗，以改善肺脾肾功能为重点，主张扶正固本，培补肺脾肾，多以保元汤、玉屏风散、六君子汤、人参胡桃汤等方剂为基础方变通化裁，药用人参、黄芪、炙甘草、肉桂、白

术、防风、茯苓、白术、胡桃肉、法夏、陈皮等，方中以人参益气，黄芪固表，甘草和中，肉桂助阳，配合为用相得益彰。其中参、芪得桂之引导，则益气之功更著，桂得草之和平，则温阳而调理气血。前人尝谓气虚久咳不愈，诸药不效者，唯有益脾补肾。此方用人参、芪、草补中益气，恢复脾胃之功，配以肉桂温下焦元阳，两顾脾肾，所以能治真元不足，阳气偏虚之喘证。另外合益气、固表、止汗之玉屏风散治肺气虚弱之喘哮，再合益气、补脾、化痰之六君子汤治脾气不足之咳喘，更合补气、益肾、定喘之人参胡桃汤治肾不纳气之喘甚，均为温补元气之举，使气充体壮，而虚损自复。纵有外邪，也不致作喘。

根据中医学"冬病夏治"的理论，在临床观察到夏季伏天使用益气健脾温肾之剂，可增强人体抗病能力。慢性支气管炎患者用此治疗，冬季发病明显减轻，而且容易控制。高师常在缓解期及平时以中成药调治，气虚者可用人参健脾丸、补中益气丸；肾虚者可用金匮肾气丸或用平补阴阳的河车大造丸以扶正固本，缓缓图功，加之服用药量少，不碍脾胃，对机体康复亦极为有利。

肺　　炎

医案1：男，20岁。因发烧已住院5天，胸透：右下肺斑点状阴影，曾静滴抗生素和口服退烧西药及清热解毒中药治疗，虽有汗出，体温暂降，但继而复升。高师会诊时，仍高热恶寒，体温39.2℃，头身尽痛，无汗，咳嗽气促痰滞，舌淡苔白，脉浮数。按风寒犯肺，投以越婢加半夏汤加减：麻黄、杏仁、紫菀、茯苓、法半夏、炒苏子各10克，生石膏20克，炙甘草5克，陈皮8克，生姜3片，大枣5枚。药

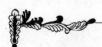

服 4 剂，寒开热透，体温正常，胸透：右下肺斑点状阴影消失，诸症尽除。

【按】本案虽用消炎、退烧西药及清热解毒中药，曾有大汗出，然汗止则热复，实因表邪未解，虽汗出则徒伤其津。高师紧扣病机，辨证准确，以辛开温散使风寒得解，肺闭得开，只服 4 剂，病即痊愈。同时告诫，不可一见肺炎，不加区别，即用苦寒清热解毒，此极易冰伏其邪，贻误病机。

医案 2：张某，女，1 岁，患重症迁延性肺炎。虽已用多种抗生素 1 月余，多次输血，但症状日益加重。高师会诊时症见形瘦神呆，久热不退，喉间有痰，褥疮形成，肺仍大片实化不消，白细胞 3.8×10^9/L，舌无苔，脉短涩。高师认为属气阴枯竭，不能荣润五脏、筋骨、肌肤，以致元气虚怯营血消铄之危证。治宜甘温咸润益气生津之法，急投三甲复脉汤加减：党参、炙甘草、阿胶、白芍、生龙骨各 9 克，生地、生牡蛎、炙鳖甲各 12 克，制龟板 25 克，远志肉 4.5 克，浓煎 300 毫升，鸡子黄 1 枚另化冲，童便 1 小杯先服，1 剂分两日服。连服三周后去童便、生地，加大枣 3 枚，浮小麦 9 克。两周后因痰多，再加胆星 3 克，天竺黄 6 克。药后一周，褥疮消失，皮肤滋润，药后二周，不规则发热消失。1 月半后，肌肉渐丰满，体重显著增加，咳促症状和肺部大片实化逐渐消失，食欲转佳，由精神萎靡转为能笑、能坐、能玩。共住院 3 月余而愈。

【按】温病日久，温邪损伤元气、肝血肾精，而致气阴耗损，已成枯竭，属虚热内生，邪少虚多之危候。此时若攻其邪必伤其正，若固执养阴，定灭其阳火，故高师以"阳不足者温之以气，阴不足者补之以味"的原则，复其欲竭之气

14

阴，而使阴复气生，投以三甲复脉汤化裁，共调三月后气液始充，形神始复。高师匠心独运，临重病无畏惧而设法拯救，当补则补，调和阴阳，收效甚显，是为起危殆疑难大证之又一佳案。

医案3：王某，男，3岁。因连日旅途在火车上受热并感寒，发热12小时而住院。遂邀高师会诊，症见高热，体温39.7℃，烦躁，妄语若狂，面赤额汗，身无汗，腹满不实，气喘息促，舌苔白腻微黄，脉浮数。高师断为内热外寒，肺气郁闭，急以辛凉透表，速开肺闭之麻杏石甘汤加味：麻黄、莱菔子各5克，杏仁、僵蚕各6克，生石膏15克（先煎），甘草、桔梗各3克，前胡4克。只服1剂，体温正常，诸症若失，继调和肺胃，又服2剂而获愈。

【按】高师认为温热之邪，以外出为顺，内陷为逆。此案实为内热外寒，肺气郁闭之冬温重症，其发病快，病势险，若失之宣透，则邪有内陷之虑，若徒投苦寒折热必冰伏其邪。因此急以辛凉透表，速开肺闭，以快速截邪于肺卫之表，防止进一步逆变是当务之急。高师辨证准确，切中病机，用药果断，投一剂寒解热退，诸症皆平。可见"早期治疗，顿挫温热，一举成功"确是治疗温热病之守则。

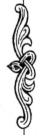

医案4：郭某，男，2岁3个月。发热不退已13日之久，历用抗生素及清热解毒之剂，仍高热，体温40℃，周身无汗，喘咳而微烦，两中下肺湿性啰音密集，血象正常，诊其脉数，舌质微红，舌苔黄腻。高师辨析表邪未解，肺卫不宣，热不得越，急投宣表清透之剂。处方：苏叶3克，僵蚕5克，银花6克，连翘5克，杏仁3克，桔梗2克，牛蒡子5克，薏苡仁6克，淡豆豉12克，黄芩3克，竹叶6克，鲜苇根15克。只服2剂后微汗而热减，但仍咳嗽，舌苔灰腻，

脉沉数，原方去银花、豆豉，加枳壳3克，再服1剂后热全透，咳喘息，肺啰音减少，舌苔减为灰薄，脉缓。继调和肺胃2剂而获痊愈。

【按】观上案可知，热邪内郁，开表宣闭，既清且透，俾热邪外出，足征高师辨证准确，灵活运用表宣清透四法，药中病机，轻剂亦愈大证。

乙　脑

医案1：朱某，男，29岁，患乙脑住某医院已1周，曾进大剂辛凉苦寒及犀、羚、牛黄、至宝之品。高师会诊时，仍高热不退，四肢微厥，神识时昏蒙，口不能言，胸腹濡满，大便稀溏，随矢气流出，尿不利，头汗出，漱水不欲咽，口唇燥，板齿干，舌质淡红，苔白，脉寸尺弱，关弦缓。高师明析湿温过用苦寒，虚实互见，邪陷中焦，中阳失运，不能达邪出表，治急予辛通苦降，扶助正气，以人参泻心汤加减：人参、法夏各9克，干姜6克，黄连、黄芩各4.5克，白芍12克。服后全身汗出，热退尿多利止，腹满减。但此时邪热虽去，正气大伤，现筋惕肉瞤，肢厥汗出，脉微欲绝，有阳脱之危，急以生脉散加味：台党参10克，麦冬15克，五味子、熟川附子各6克，生龙骨（打）25克，生牡蛎（打）18克。浓煎徐服，不拘时。药后肢厥渐回，神识渐清。

【按】此案乙脑，为高师早年治验。湿温最易伤阳，本例因寒凉太过，中阳被伤，由热中变为寒中之证，兼以湿热格拒，故先取泻心法；辛开苦降，中阳一转，热湿顿解，而大虚之候尽露，有虚阳欲脱之危，故急投回阳固脱之剂，病竟霍然。

医案 2：流行性乙型脑炎。杨某，女，7 岁。开始发热头痛，次日轻度昏迷，第三日出现抽搐，昏迷加深，高热无汗，项强足冷，目闭睛呆，面微潮红，唇红齿干，大便三日未行，舌红无苔，脉中取数而无力。高师判定为邪热炽盛，蒙蔽心包，上扰神明，伤津耗液，肝风内动，速用挫热三护之法。处方：广犀角 6 克，生地 15 克，元参 6 克，竹叶 4.5 克，丹参 3 克，银花 9 克，连翘 6 克，青蒿 6 克，送《局方》至宝丹 1 丸，服 2 剂，神识似有改善，虽身热已有微汗，舌面红，渐露薄黄苔，齿已不干，足回温，脉数而渐有力。原方去青蒿加生石膏 15 克，鲜茅根 9 克，蝉衣 3 克，僵蚕 6 克，送《局方》至宝丹、安宫牛黄丸各 1 丸半。是日午后，意识渐清。遂以前方去生地、元参、犀角加杏仁 6 克，黄芩 3 克，仍送《局方》至宝丹 1 丸半。连服 2 剂，神识清，大便通，抽搐止。原方加稻麦芽，继服 3 剂。共治九日，体温正常，诸症若失而愈。

【按】此案虽病势危笃，跌宕多姿，高师以挫热三护之法，使热退闭开，风息痉止，津复便通，化险为夷，完全治愈，且无后遗，实为启人心扉又一佳案，颇值细加研索。

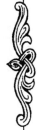

医案 3：王某，男，28 岁，西医诊断："乙脑"，秋分后已住某医院三日。入院前因初起头痛、寒热，医者认为"寒疟"曾用辛温桂枝、常山之类 2 剂，病势转增。入院后诊为"乙脑"又服大剂辛凉苦寒 3 剂，仍病无转机，且加重。高师会诊时症见高热不退，体温 39.6℃，头痛无汗，目微赤，腹胀满微硬，大便未行，口不渴，尿少，嗜睡，神清微烦，鼻塞，舌质不绛，苔白中心秽干无津，脉浮不濡，右大于左。高师详审病情，观其脉证，断为胃阴已伤，表里郁闭之证，治宜宣通表里，以救胃阴，俾郁闭之邪热，从表里两

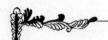

解。方用小陷胸汤加味：瓜蒌仁（打）、元参、连翘各 10
克，郁金、炒枳壳各 6 克，豆豉 15 克，鲜茅根 24 克，黄连
4.5 克，连须葱白 3 寸，紫雪 3 克（冲服）。服药 1 剂，大便
通，周身微汗出，热退，体温 37℃，烦除睡安，舌上津回，
脉缓和。继以益胃养阴之品 3 剂，诸症悉平，遂以饮食调
理，痊愈出院。

【按】此案由伏暑夹湿感新秋凉风而发，但前医不明伏
气、新感，误作"寒疟"，应用辛温，胃阴被灼。入院后又
辛凉苦寒并进，伏邪被遏，不能外达造成表里俱闭，实属一
误再误。高师详审脉证，救治得法，认为因误诊误治，已酿
成变证，既非里实不可与承气，舌津已干再不可发表，唯宜
清解，故以小陷胸解胸中微结之热，复以葱豉引导郁热从表
而出，佐以元参生水，连翘、苇根、郁金皆微苦微辛轻宣之
品，不再耗津，使以紫雪直透三焦，虽不用表里双解之正
法，而收表里双解之功效，并且使里结自通不碍正，表闭自
透不伤津，实乃灵活施治，法外求法，救误挽治之佳案。

医案 4：李某，女，3 岁。开始精神不振，呕吐，身热。
第二日午后体温 39℃，再呕吐五六次，予退热剂，体温不
减。第三日即嗜睡，第四日住某医院，诊断为乙脑极重型，
予黄连香薷饮，冲服紫雪，而体温升至 40℃，加服抱龙丸，
脉搏 130/分，注射安乃近，体温仍持续 40℃，汗出较多，
呼吸发憋，频率 50 次/分，呈半昏迷状态，瞳孔对光反射迟
钝，腹壁、膝腱反射消失，病情已趋恶化。遂急请会诊，神
志已全昏迷，不能吞咽，汗出不彻，双臂抖动，腹微满，大
便日二次，足微凉，脉右浮数，左弦数，舌质淡红，苔白腻
微黄。属湿温内闭，清窍蒙蔽，遂用通阳利湿之法，佐以开
闭。处方：薏苡仁 12 克，杏仁 6 克，白蔻仁 3 克，清半夏 6

克，厚朴7.5克，滑石12克（布包煎），白草野（白通草）4.5克，淡竹叶4.5克，鲜藿香3克，香木瓜3克，局方至宝丹半丸（分冲）。水煎服250毫升，每次服50毫升，3小时服一次。

复诊：药后汗出较彻，次日体温下降至37℃，目珠转动灵活，吞咽动作恢复，神志较清，可自呼小便等。原方去藿香、竹叶，加酒芩2克，茵陈9克，陈皮4.5克，生谷芽12克。药后三天，全身潮汗未断，头身布满痱疹，双睑微肿，神志完全清醒，但仍嗜睡，舌苔渐化，二便正常。体温和神经反射亦正常，继以清热和胃，调理善后，痊愈出院。

【按】湿邪化热，证名湿温，其为病也，临证有湿重于热、热重于湿之别，故为医者务必辨明其湿胜热胜，然后方可对症遣方用药，随机应策，则能收效焉。此案乃湿重于热，本当通阳利湿，自是正治，然前医见热重而妄投黄连、香薷、紫雪之属，清热祛暑，病不退而反加剧，已酿危殆。实是所幸识证如神，改投三仁汤加味，投剂则中，继以消热和胃，故使热退身安，化险为夷。

医案5：沈某，男，7岁。住某医院前五天，突然高烧，伴有头晕，恶心呕吐，食欲不振，病情逐渐加重，高烧持续不退，嗜睡明显，但无谵语，双目发直，呈欲抽风状，呕吐，不能纳食，大便干，小便少，用抗生素和解热剂病势不减，诊为重型乙脑。延师会诊时，高烧达41℃以上，身无汗，烦躁，不时抽风，深度昏睡，唇焦，舌少津而不思饮，面青黄，舌质淡，苔白厚夹黄。此为风暑湿内闭，治宜清暑祛风，渗湿宣闭。方用鲜藿香6克，香薷6克，扁豆花6克，金银花6克，厚朴4.5克，黄连2.5克，僵蚕6克，钩藤6克，竹叶6克，通草3克，六一散15克（布包），水煎

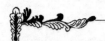

取汁，频频温服之。并以紫雪3克，分五次冲服。

复诊：前方服后未再抽风，神志尚清，而高烧虽减不显，仍处于昏睡状态，动则烦躁，周身仍无汗，面色青黄同前，舌质淡，苔稍薄，原方再进一剂，而身热减，神志清，手心虽潮润而身仍无汗，大便日二次，舌质淡，苔转白腻，脉濡数，原方去厚朴，香薷减为3克，再加薏苡仁12克，白蔻仁4.5克，茵陈9克，紫雪3克，分五次冲服。

终诊：体温下降，接近正常，神志已全部清醒，食纳增加，脑膜刺激症状消失，继用中药调理而愈。

【按】本例患者突然高热，伴有头晕，恶心呕吐，食欲不振，入院后高热持续不退，并出现昏睡、抽风等症状，抗生素和解热剂无济于事，终成风暑湿内闭，三焦遏郁之证。其治之法，正如高师在案后所云："若从清暑则风不宁，从祛风则湿不去，从渗湿则热不清，必须全面照顾"。故师审证明晰，用清暑祛风渗湿并治以开闭，投药3剂，遂使危笃之证转安。可见此案，方虽无奇而能相机应变，药虽不峻而能曲应病情，故平淡之中而能出奇制胜。这充分说明了辨证论治的重要性。

医案6：梁某，男，28岁。病已六日，曾连服中药清热、解毒、养阴之剂，病势有增无减，某医院诊断为乙脑重型。延师会诊时，体温高达40.3℃，脉象沉数有力，腹满微硬，哕声连续，目赤不闭，无汗，手足妄动，烦扰不宁，有欲狂之势，神昏谵语，四肢微厥，昨起下利纯青黑水，此虽病邪羁踞阳明，热结旁流之象，但未至大实满，而且舌苔秽腻，色不老黄，未可与大承气汤，用小承气汤法微和之。服药后，哕止便通，汗出厥回，神清热退，诸症霍然。再以养阴和胃之剂调理而愈。

【按】此患者病初即见发热、头痛、嗜睡、呕吐，而无恶寒项强等症，时值暑季，当属外感热病无疑，然前医屡用清热、解毒、养阴之剂，表郁未解，病势有增无减，愈药愈重，邪热深入阳明，故见腹满微硬，谵语欲狂，热结旁流，目赤肢厥，脉沉数有力，乃里热已结之证，法当下之，下之则里通而表自和，遂用小承气汤微和之，使结下肠通，病根既除，则热退神清，其病乃愈。若拘泥于温病忌下之禁，当下不下，里愈结，表愈闭，热结津伤，势将造成内闭外脱，坏证丛生，危殆立至，如此则证变难挽也。

支气管哮喘

支气管哮喘（简称哮喘）是一种常见的、发作性的肺部过敏性疾病。本病可见于任何季节、任何年龄，且无明显的区域性，其主要症状以呼吸困难，喉间哮鸣，发作有时为特点，中医称之为喘证、哮证。业师高辉远老中医，在本病的辨证、立法和选药组方等方面，颇具特色。

一、宣肺散寒，解表化饮

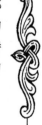

肺为清虚之脏，气机宜乎宣畅。风寒之邪从皮毛而入，内合于肺，或内伏痰饮，均可令气机壅闭，宣降失司而上逆作喘。若症见喘促胸闷，咳痰稀薄，鼻流清涕，恶寒无汗，苔薄白，脉浮紧者，高师治以宣肺散寒，止咳定喘，用麻黄汤主之。盖以表实里郁治应外解，故以麻黄、桂枝发汗，杏仁肃肺并辅以甘草而守阴液，此为表实而设。若为阴盛之体，外邪袭之必然引动伏饮，肺络壅塞，肃降无权，气逆致喘，症见喘促咳嗽，甚至倚息不得卧，痰白清稀或呈泡沫状，恶寒发热，无汗，口不渴，舌苔白滑，脉浮紧或滑，高师又治以解表散寒，宣肺化饮，以仲景小青龙汤加味。盖以

外寒内饮，同时犯肺，故以麻黄汤去杏，以发汗解表，并加五味子、干姜、细辛、法夏、白芍、苏子、白前等温肺止咳，降气平喘而驱饮也。

二、散寒清热，降逆平喘

宿有痰饮喘嗽，留伏肺家，复感外邪，内外合因，闭遏肺气，外寒郁热，痰饮互结，表里同病。其人喘，目如脱状，吐痰色黄，恶寒发热，头痛无汗，口渴，舌红，脉浮滑数。高师治以解表散寒，清肺化痰。方用越婢加半夏汤主之。盖以热饮上蒸华盖，内热充斥，有透发不出之势，其人必异常闷躁，故以生姜助麻黄开其肺闭；半夏降逆，蠲饮消痰；生石膏辛甘寒，清热透表，寒而不凝；草、枣之施，安中以调和诸药。因热重于饮，故宜重用石膏，倘饮重于热，又非所宜。若痰饮重，表闭郁热较轻，咳而胸满，脉浮，可予厚朴麻黄汤，其方为麻杏石甘汤去甘草用小麦，用厚朴除满下气；半夏、干姜、细辛化饮止咳；五味子收敛肺气。稠痰黏滞，咳逆上气，时时吐浊，但坐不得卧宜皂荚丸清泄之，痰去气清则肺宁矣。

三、清热化痰，宣肺平喘

因外邪袭肺，入里化热，清肃失司，或饮食不节，恣食肥甘，积湿生热，熏蒸于肺，或肺素有蕴热，炼津为痰，痰热壅阻于肺，热不得泄，皆能导致肺气上逆而致喘促。其症呼吸急促，喉中痰鸣，咯痰黄稠，或吐白黏痰，口渴喜饮，面赤自汗，舌质红，苔黄腻，脉滑数。高师治以清热化痰，宣肺平喘，常用麻杏石甘汤加味主之。方中麻黄虽苦辛而温，得石膏之辛凉甘寒，相须相济，有凉散之功而无辛燥之弊，况又得甘草缓解力猛；杏仁宣其壅，合乎肺之宣降之生

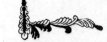

理功能，因势利导，加瓜蒌、桑皮、浙贝、前胡、竹茹独善清金化痰止咳，疗肺中痰热最妙；桔梗辛散苦泄，引痰排出。合用以宣泄郁热，清肺平喘，使肺气得宣，里热得清，则咳喘诸症自愈。如痰多气急鼻煽甚者，可加葶苈子、枇杷叶以清肃肺气；大便秘结者加大黄、风化硝以泻热通便。

四、开郁豁痰，降气平喘

病久情怀不遂，忧思气结，肺气闭阻，气机不利或郁怒伤肝，肝气上逆于肺，肺气不得肃降，升多降少，气逆而咳。其症可见突然呼吸短促，咳嗽咯痰，咳引头晕胁痛，咽中不适，胸闷不舒，伴有失眠，心悸，苔白，脉弦。高师治以行气解郁，降逆平喘。方用越鞠丸合半夏厚朴汤治之。方中香附调气疏肝，善解气郁；苍术、茯苓、法夏燥湿健脾，散结化痰；川芎行气活血；栀子清热除烦；川朴降气除满；苏叶宽中散郁；生姜降逆散寒；建曲消食和胃，如此相配以治其本，不治其喘而喘自止，可谓拨本求源之治。若兼心悸、失眠者，加百合、夜交藤、远志宁心安神；气郁化火，火邪刑金，气逆咳喘，可用泻白散加象贝母、枇杷叶肃降肺气，用药切中肯綮。

五、益气养阴，润肺平喘

喘为气逆，多见痰盛，然亦常见喘而无痰者，此多为哮喘日久，肺之气阴耗伤，令气失于所主。症见喘促短气，气怯声低，咳声低弱，或咳呛痰少，烦热，口干，咽喉不利，舌红苔剥或津少，脉软弱或细数。高师治虚以甘寒凉润，甘寒养阴为主，着眼益气养阴，润肺止喘。常选生脉散、百合固金汤加味主之。方以生脉散（每用沙参代人参）酸甘化阴，益气养阴；又麦冬配百合生津润肺；二地、玄参滋阴清

热；当归、白芍柔润养血；贝母、桔梗清肺化痰；枇杷叶、桑白皮化痰肃肺；甘草协调诸药。合而用之，可使气津充足，虚火自清，痰化热退，肺虚喘促自已。若低热或五心烦热者，加地骨皮、白薇、知母；痰黏不利者，加海蛤粉；咳甚痰中带血者，加白茅根、藕节清热凉血止血。高师认为，此型哮喘，进剂获效之后，即宜调养脾胃。盖土为金母，清金之后，必须顾母，俾土旺金生，体力自易康复。

六、健脾补肺，化痰定喘

《素问·咳论》曰："此皆聚于胃，关于肺，使人多涕唾而面肿气逆也"。盖脾胃为后天之本，主运化，输布精微以养周身。如恣食肥甘、生冷，或饮酒伤中，脾失健运，水谷之精气反聚而成痰，则痰浊上逆，升降不利，而为喘促。高师认为，脾虚聚湿生痰之哮喘，临证当须分清标本主次，灵活辨治。若症见咳喘痰多而黏，咯痰不爽，胸中窒闷，口黏纳呆，舌苔白腻，脉滑者，治宜健脾燥湿，理气化痰。可用二陈汤合三子养亲汤加味，方中二陈汤为治痰之良剂，尤治湿痰更妙。配苏子、白芥子、炒莱菔子、紫菀、冬花止咳祛痰，降气定喘；苍术、薏苡仁健脾燥湿，以杜痰源。

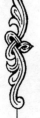

若因脾元亏乏，肺气又虚，虽喘嗽不宁，但见神疲少气，面色无华，自汗脉弱，决非实证。治当益气健脾，培土生金。高师用六君子汤加味主之，方中太子参、炙甘草补脾肺之气；白术、茯苓健脾；法夏、橘红化痰。自汗加黄芪、浮小麦固表敛汗；食少便溏者加薏苡仁、莲肉、砂仁、焦三仙健脾开胃；中气下陷者，酌加生黄芪益气固表，并助以荷叶升清阳。如此可使中焦健运，生化有源，土运金固，则虚喘自瘳。

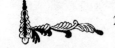

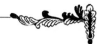

七、补肺固肾，纳气定喘

肺为气之主，肾为气之根。肺气以降为顺，肾气以固为藏。久咳伤肺，肺气不足，气失所主或劳欲伤肾，精气内夺，根本不固，摄纳无权，气逆于上，均可致喘。症见喘咳日久，短气不足以息，呼多吸少，动辄喘甚，气怯声低，痰多清稀，腰膝酸软，舌淡苔白，脉沉细，此乃肺肾气虚之哮喘。病在上宜求其下，肺主气却归宿于肾，肾不纳气故为喘促，且能俯不能仰，不足之证也。高师治以补肺固肾，纳气平喘，方用人参蛤蚧散加味主之。方中人参补肺气之力最雄；蛤蚧温肾气之力最佳，二药相伍，则两补肺肾，并有金水相生之意，配茯苓、炙甘草和中健脾；杏仁、浙贝化痰下气；知母、桑白皮泻肺清金，加胡桃肉、五味子、炒银杏以增强其补肾敛肺、纳气定喘之功效。若肺肾阴虚，见咳嗽气喘，面赤等症，可用七味都气丸化裁，再参以收摄镇纳之品，于治肾虚哮喘则游刃有余矣。

八、温阳化饮，涤痰平喘

病因脾虚水湿聚于中焦，损伤脾阳，寒从中生，上渍于肺，肃降失常，气机上逆而喘。症见咳嗽气喘，胸脘痞闷，不能平卧，咳吐黏痰涎，痰量较多，口淡纳呆，大便溏薄，甚则面足浮肿，舌淡胖、边有齿痕，苔白滑，脉沉弦。高师曰：此为阳不化阴所致，当用辛甘化阳、辛淡祛湿之剂，宜借仲景法温以和之。方拟苓桂术甘汤合二陈汤加味，方中桂枝、炙甘草、白术通阳运脾，连皮茯苓淡渗利湿；法夏、橘红燥湿化痰；川朴降逆平喘。如脾阳虚衰者可合理中汤温中益气。若脾阳虚损，日久不复，久喘肾阳必亏，其症见咳喘上气，气短语怯，面目下肢水肿，咳痰清稀，心悸，怕冷，

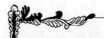

尿少,大便溏薄等,脾肾阳虚之证,已昭然若揭。高师用真武汤合五苓散加减,方中真武汤温肾阳以消阴翳,配五苓散加强通阳利水之功。若水肿较甚,喘促加剧,加沉香、葶苈子以泻肺定喘,痰多清稀可加苏子、鹅管石,随症施治,每收良效。

支气管扩张

医案1:黄某,女,74岁,咳嗽痰多,间歇性咳血三年。平素经常感冒,高热,咳黄痰,曾二次大咳血,西医诊断:右肺中下叶支气管扩张。虽经中西医治疗尚可缓解,但经常反复发作,精神萎靡,形体消瘦,疲惫不堪。经人介绍求治于高师,遂投以玉屏风散加味:生黄芪15克,白术10克,防风8克,太子参10克,茯苓10克,陈皮8克,浮小麦10克,炙甘草5克,大枣5枚。每周服药2~3剂,嘱患者合四时之序,避免伤风受寒,起居有时,颐养精神,饮食有节,少食膏粱厚味,劳逸适度,运动得法。一年后患者来院告曰,精神大振,体质增强。至今已二年余,旧疾一直未复发。

【按】老年人不但要避免外在的致病因素侵犯本体,更重要的是保护正气,增强抗病能力,以防外邪入侵。由上案可见,耄耋风烛易感,防胜于治的道理不言自明。

医案2:杨某,女,40岁。慢性咳嗽已10余年,以往偶有痰中带血。近2年,反复急性发作,每发作则发热恶寒,汗出热不退,咳大量脓性痰,或呈绿色,伴有咯血,必须用抗生素,仅可暂时控制。诊断为支气管扩张合并绿脓杆菌感染。2年之内,中西药未停,不仅脓痰咯血不止,而且体质愈虚,食欲减退,舌质嫩红,苔黄腻,脉浮滑而数。高

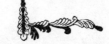

师脉证合参，辨证为阴虚肺热，络脉损伤。治宜益气养阴，润肺止咳化痰。高师以新定养肺琼玉汤化裁：生地黄10克，人参10克（另煎兑入），茯苓10克，黄芪10克，炙甘草5克，百合10克，山药10克，生薏苡仁5克，虎杖10克，阿胶珠10克，侧柏炭10克，蜂蜜15克（兑入），服14剂，热退汗止。再服14剂，脓痰明显减少，亦不咯血。坚持原方治疗5个月，痰培养：绿脓杆菌阴性。出院随访，15年未复发。

【按】本方系琼玉膏加味而成。全方润而兼补，补而不滞，清而兼疏，拟方新颖，别具一格。故而投剂则中，顽疾告愈。

冠 心 病

冠心病属中医"胸痹""真心痛"等范畴，提高中医药治疗本病疗效的基础是准确掌握发病机理，其关键又在于正确的辨证论治。兹就高辉远老师对冠心病的认识及辨证治法作一初步探讨。

一、心脏功能刍见

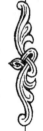

高师认为，心脏作为脏腑中的主要脏器，历代医家在生理、病理、治疗上，有详明的论述。因此，高师既尊前贤之说，又有自己的新见。

一是主神志。他认为中医所谓心主神志是说心脏主管精神意识、思维活动，相当于高级神经系统活动。《素问·灵兰秘典论》云："心者君主之官，神明出焉。"《灵枢·邪客》又云："心者，精神之所舍也。"又《灵枢·本神》云："任物者谓之心。"也就是说，能担任反映客观事物各种活动功能的是心脏。高师认为，心脏病的发生与发展，常与神志

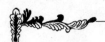

的波动有关，或因外来刺激，或因恐惧，或因恼怒，均可导致本病的发生或加重。若心主神志的功能正常，则人的精神振作，神识清楚，心跳和缓而整齐；反之，则心悸、心慌、惊恐、健忘、失眠等心神病变之症丛生。

二是主阳气。高师认为，所谓主阳气，即《素问·六节藏象论》云："心为阳中之太阳，通于夏气。"《金匮真言论》亦云："阳中之阳，心也。"所谓"太阳""夏气""阳中之阳"之说，泛指心脏中存在着一种阳热之气，是维持人体正常生理功能的一种热能。这种热能可以推动血液的循环、脾胃的运化、肾水的温煦等功能。若心脏受病，阳气受损，则功能失调，阴寒之邪乘虚而入，寒凝气滞，胸阳痹阻，可出现胸闷气短，心痛彻背，甚则汗出肢冷，唇甲青紫，脉细欲绝等阳气衰竭之重症。

三是主血脉。高师说，中医认为心脏和血液关系密切，与血脉相连，血液之所以能在血管内循环不息，有赖于心气（心阳）的推动。故《素问·痿论》云："心主身之血脉。"又《素问·六节藏象论》云："心者，其充在血脉。"正如《素问·举痛论》云："经脉流行不止，环周不休。"心脏之所以能主持血脉，全赖于所储备的阳气，故有"心生血"和"血养心"及"气行血行"之说。

四是损其心者调其营卫。高师认为，此是《难经·十四难》提示的治疗心脏疾患的重要原则。所谓损其心是说心脏已受损，调其营卫是指营卫与心之阴阳气血有直接关系。高师认为，冠心病属于损伤性疾病，偏于虚证的范畴。卫主气，营主血，调和营卫就是调理气血，气血调则营卫和而心脏自可得于修复。

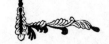

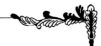

二、临证辨治八法

高师认为，由于心脏具有主神志、主阳气、主血脉等生理功能，因此，如果某一方面发生病变，即将互为影响，并随其直接、间接影响程度不同，便可产生不同程度的疾病。即以冠心病而论，乃是一种老年性由"损"所致的"虚"证。或者心阳不足，或者心气虚弱，或者心血失养，或者营卫失调。有一于此，均可使心痛发作，或心悸怔忡。故高师着重以"通心阳，益心气，养心血，调营卫"为主。但又指出，冠心病所表现的证候，乃本虚标实之为病，其病有新久，虚中有实，证有兼杂。因此，必须通过"辨证论治"才能达到提高疗效的目的，他的临证辨治冠心病主要八法如下：

1. 宁心缓肝法：此法多用于冠心病证属心肝失调者，其表现为心绞痛伴有善感易怒，烦躁汗出，心慌气短，舌红苔薄，脉细弦或见促象。高师常用甘麦大枣汤加茯神、麦冬、酸枣仁、菖蒲、远志、丹参、佛手、丝瓜络等品。若气虚者加太子参；虚烦不寐甚者，可用酸枣仁汤加味治之。

2. 通阳宣痹法：此法多用于冠心病证属胸阳不振，寒湿痹阻者，其表现为心绞痛，伴见胸膺痹痛或痞满，痛引左肩臂或彻背，舌质微暗，苔白腻，脉沉弦或微涩。高师常用瓜蒌薤白桂枝汤或瓜蒌薤白半夏汤加减。

3. 养心温胆法：此法多用于冠心病证属心虚胆热，痰湿阻络者，其表现为心绞痛伴有头痛口苦，心慌气短，胁下疼痛，咳吐痰涎，睡眠欠佳，多梦健忘，体态肥胖，舌尖红，舌苔白，脉沉细或滑。高师常用十味温胆汤（人参、茯苓、陈皮、法夏、枳壳、酸枣仁、远志、五味子、熟地、甘草）化裁。

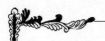

4. 滋阴潜阳法：此法多用于冠心病证属阴虚阳亢者，其表现为心绞痛伴有头晕目眩，头痛面赤，肢麻或手足振颤，失眠耳鸣，心慌心烦，舌红无苔，脉弦细数。高师常用首乌丹加龙骨、牡蛎、石决明、菖蒲、郁金、天麻等。

5. 清热宽胸法：此法多用于冠心病证属热陷胸中者，其表现为心绞痛伴胸中发热，胸闷不舒，心烦口渴，心下痞按之痛，舌质红，苔薄黄，脉滑数或促。高师常用小陷胸汤加麦冬、菖蒲、郁金、荷叶等品。

6. 行气活血法：此法多用于冠心病证属气滞血瘀者，其表现为心绞痛较剧烈，呈刺痛状，痛引肩背，胸闷气短，心悸怔忡，心烦少寐，舌质紫暗，边尖红，脉沉涩或结。高师常用拈痛汤（五灵脂、当归、莪术、木香）加减，也可用丹参饮、血府逐瘀汤化裁。

7. 调和营卫法：此法多用于冠心病证属营卫失调者，其表现为心前区隐痛，伴有胸闷，心悸怔忡，自汗盗汗，夜寐不安，舌淡苔少而润，脉数或结代。高师常用炙甘草汤、桂枝甘草汤、柏子养心丸加减。

8. 温阳益气法：此法多用于冠心病证属心脾阳虚者，其表现为心绞痛伴见心慌气短，倦怠嗜睡，面色不泽，畏寒浮肿，舌质淡，苔白，脉弱而无力或结代。高师常用苓桂术甘汤加味。若阴亦虚，可合用生脉散。

上述八法是高师根据冠心病心绞痛的特点及其所表现的不同证候而制订的。因而临证运用之时，不能执一而应万变，必须权衡标本虚实，先后缓急，而后确定治法，同时须各法相互配合，方能取效满意。

医案1：陈某，男，57岁，工人。凤患冠心病心绞痛2年，每因劳累或阴雨天时，胸骨后闷痛，痛引肩背，心中痞

塞，气憋乏力，纳少，舌淡暗，苔薄白腻，脉沉弦滑。高师辨证为痰湿阻滞，胸阳不振之候，治以通阳宣痹，理气化浊之法。药用瓜蒌15克，薤白10克，法夏10克，枳壳10克，桂枝8克，茯苓10克，菖蒲10克，陈皮8克，香附10克，建曲10克。6剂药后复诊，精神好转，胸膺憋闷减轻，心绞痛偶发。守方加延胡10克，连服20剂，告胸闷、心痛消失。半年后随访，情况良好。

【按】本例是因痰湿壅遏，阻塞胸阳，致使血行不畅而发病。高师用《金匮》瓜蒌薤白半夏汤、枳实薤白桂枝汤化裁，以通阳宣痹，温经散寒，加茯苓、菖蒲燥湿化痰，养心安神，兼以香附、陈皮、元胡理气止痛。全方相合，使胸阳宣通，痰湿消除，则气机调畅，胸痛短气自愈。

医案2：朱某，男，65岁，干部。心前区憋闷疼痛3年余，某医院诊断为冠心病心绞痛。心电图提示：慢性冠状动脉供血不足。曾多次住院治疗好转。近因精神紧张和搬家过劳后，心绞痛又复发，而特求治于高师。症见胸前憋闷，有时刺痛，牵引肩背，舌暗，苔薄白，脉沉弦。高师辨证为气滞血瘀，络脉失宣之候，治以行气活血之法。药用丹参15克，当归10克，川芎8克，桃仁10克，红花10克，赤芍10克，柴胡10克，枳壳10克，檀香5克，砂仁5克，延胡索10克，炙甘草3克。服药7剂，胸闷心绞痛明显减少，余症好转。宗上方治疗1个月，心痛消失，唯感气短易乏，活动时心慌，易汗，此心气虚象显露，再守原方变通。药用黄芪15克，太子参15克，丹参10克，赤芍10克，川芎10克，麦冬10克，五味子5克，小麦10克，延胡10克，炙甘草5克，大枣5枚。连进14剂，诸症悉除。

【按】本例临床所见胸闷心痛如刺，牵引肩背，舌暗等

症，实系气血郁结，心脉瘀阻之候。高师对斯证投以丹参、归、芎、桃、红以活血化瘀通脉；柴、枳、檀、砂、延胡以疏郁行气止痛，是取"气为血帅，气行则血行"之意，故投药剂果然取效。后投益气活血，养心安神之剂，意为"通补兼施"，临床上常能巩固疗效。

医案3：武某，女，64岁。既往有冠心病史，时有心绞痛发作。1985年1月心绞痛发作较剧，持续不缓解，心电图示：急性下壁、前壁心肌梗死，经某医院救治得安。1986年4月心绞痛再次发作，胸骨后呈压榨性疼痛，伴有大汗淋漓，立即卧床抢救，稍见缓解。心电图示：急性前壁、下壁心肌梗死，患者心率较慢，血压偏低，情绪波动则心悸，甚则心绞痛，室性早搏，自觉全身乏力，食欲极差，腹部胀满，双下肢浮肿，舌质色淡，苔薄白，脉沉细而迟，时有结代。高师脉证合参，辨证为心气不足，心营痹阻，兼脾胃不和之候，治以益气养心，和血健脾之法。药用太子参10克，茯苓10克，菖蒲8克，远志8克，丹参10克，川芎10克，延胡8克，桂枝6克，小麦10克，厚朴10克，枳实10克，焦楂10克，檀香5克，炙甘草3克，大枣5枚。煎服12剂，全身乏力好转，腹胀减轻，心绞痛已止，坚持原法不变，病情日趋稳定，心功能亦渐恢复，阅半年出院颐养，随访未再发作。

【按】此案脉证合参，乃心气不足，心营痹阻，兼脾胃不和之证。高师投以太子参补心气，菖蒲通心窍；茯苓、远志交通心肾，并可清心中虚热；丹参、川芎活血化瘀；桂枝、甘草调和营卫；延胡、檀香理气止痛；兼以厚朴、枳实、焦楂理气健脾和胃；甘、麦、大枣以缓肝急宁心志。综观全方，诸药配伍精当，共奏益气养心、理气活血之功效。通中有补，

补中有收，标本兼顾，故其效方著而心痛自止矣。

医案4：沈某，男，69岁，干部。冠心病心绞痛11年而住院。入院时心绞痛频发，每遇寒冷加重，时值隆冬季节，屡发为甚，每次持续1~8分钟，痛时向左侧臂内放散，伴胸闷气短，心悸心慌，倦怠乏力，畏寒肢冷，面部及下肢轻度浮肿，大便偏溏，舌胖淡紫，边有齿痕，苔白润，脉缓偶结代。心电图提示，窦性心动过缓，心肌供血不足，ST段下移>0.1mm。高师辨证为心脾阳虚，血脉瘀阻之候，治以温阳益气，养心健脾之法。药用党参15克，黄芪15克，白术10克，连皮茯苓15克，桂枝10克，干姜6克，菖蒲10克，远志10克，丹参10克，陈皮8克，炙甘草5克。服上方12剂后，胸闷心痛、心悸气短诸症略减轻，再以原方增损再进，调治月余，诸症若失，终以人参归脾丸巩固疗效。

【按】本例患者得病多年，人届七旬，脾阳不振，则邪浊滋生，心阳不足则鼓动无力而血流不畅，心失所养，发为绞痛。高师方中党参、黄芪是补气之良药。白术、连皮茯苓健脾渗湿利水，炙甘草益气补中，干姜辛热，能走能守，与参、术、草合用，名理中汤，可温中祛寒，补气健脾；桂枝辛温，走而不守，能温通血脉，通化阳气，合甘草，又名桂枝甘草汤，能益心气强心通阳；菖蒲、远志通心窍、安心神；丹参入血化瘀，古有"一味丹参，功同四物"之说。少佐陈皮理气行滞，使之补而勿壅。如此施法，恰合病机，乃使其症咸安。

医案5：邢某，女，45岁，患冠心病、植物神经功能紊乱已1年余。请高师会诊，症见心胸痹痛，重侧彻背，胸闷气短，心慌多汗，惊惕不安，心烦易怒，多梦眠差。舌质红，苔白腻，舌根部厚腻，脉结代。心电图检查ST段呈缺

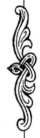

血改变。超声心动图检查示，窦性心动过速，室性早搏。高师曰，此乃为心阳不振，心气不足，血脉不畅，心神失常也。治宜温阳益气，养心安神。方选"养心定志汤"加减调之。处方：太子参15克，茯神10克，菖蒲10克，远志10克，丹参10克，桂枝8克，炙甘草5克，淮小麦10克，大枣5枚，五味子6克，元胡10克，龙骨15克，珍珠母15克，葛根15克，夜交藤15克。患者药进6剂后，胸痹刺痛大减，余症基本同前，高师原方加丝瓜络10克，增强活血通络之效。患者再进12剂药后，诸症平缓，脉律转齐。心电图复查，ST段缺血改变已修复，病愈停药。半年后随访病情未见复发。

【按】本案胸痹，属心阳不振，心气虚弱，血脉不畅，心神失养而致，故高师自拟养心定志汤加减获效。

医案6：麻某，男，48岁，西医诊断：冠心病心绞痛。发作性胸痛伴胸闷、心慌、气短近一年。众医均按冠心病给予活血化瘀方药治疗三月余，但病情反而愈来愈严重，故来中医科住院治疗。症见：心痛彻背，颈背牵强，心悸，胸闷，气短，易汗出，头痛头晕，睡眠极差，每晚仅睡2～3小时，食纳差，大便干，双下肢偶有轻度浮肿，舌质正常，苔白稍腻，脉沉细。高师认为本例由于长期应用活血化瘀方药，徒伤心阳而致心阳不振，营卫失调，治宜采用温阳益气，调和营卫之法。方用炙甘草汤加减：太子参、生龙骨、茯苓各15克，桂枝、麦冬、白芍、阿胶、生地、麻仁、小麦各10克，炙甘草5克，大枣5枚。上方服6剂，病情即见改善，胸痛减轻，发作减少，心悸、气短、汗出消失，睡眠好转，食纳转佳，大便正常。守上方又服12剂，诸症消失，病情稳定，心绞痛未再复发。

【按】本案教训在于盲目用西医的病套用中医的"活血化瘀"之法，实属犯只见病，不辨证的错误。"活血化瘀"之法治疗冠心病，如果确有血瘀征象，尚可用之，但亦不能单纯长期应用，久用必伤心阳，心阳愈弱而病愈发展。高师认为冠心病主要是一种老年性由"损"所致的"虚证"，其治疗方针，应按照辨证论治的原则，着重"通心阳""益心气""养心血""调营卫"。高师通过多年临床实践逐步体会的这种治疗冠心病的基本观点，对提高临床疗效具有重要意义，颇值得我们师法。

医案7：王某，男，67岁。1991年4月6日入院，西医诊断：冠心病、不稳定型心绞痛。患病5年余，每于劳累后即感胸闷、心前区疼痛，心悸气短、汗出，虽服西药消心痛及心痛定，仍频繁发作，未能缓解，且心悸气短加重，夜眠差，精神倦怠，舌质淡，苔白，脉细弦数。服养心定志汤：太子参15克，茯苓10克，菖蒲10克，远志10克，丹参10克，桂枝8克，炙甘草5克，麦冬10克，川芎10克，五味子6克，元胡10克，龙骨15克。服6剂，心悸气短好转，睡眠转佳。继服12剂后诸症消失，心绞痛缓解。

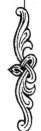

【按】高师通过长期的临床实践，创拟治疗冠心病的经效新方"养心定志汤"，经临床验证，确较近些年来流行的"活血化瘀"法功殊显著，颇值探研。

【临诊笔录】

高辉远老师耕耘杏林60年，理论与临床多有建树，辨治冠心病善于抓主因主症，撮其要机，随机运转，颇具特色。现将我们从师学习所得，择要介绍如下。

一、温阳益气，养心安神

高师认为，心脏以阳气为本。《内经》称心为"阳中之

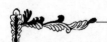

太阳"，心阳也就是心脏功能，心脏之所以不息地搏动，从生到死，无有歇时，赖其阳气的运动。心主血脉与神志，也无不依赖阳气推动。由于心脏以阳气为本，故心病亦恒阳气虚弱居多。冠心病属于中医学"真心痛""胸痹"之范畴，以中老年人发病为多。临床常见心前区疼痛，向肩背部放射，胸闷气短，心悸怔忡，或心烦易怒，乏力多汗等，舌质红，苔多薄，脉弦细或沉缓无力，或见促脉等。高师根据多年临床经验总结，认为心阳痹阻，心气虚弱，血脉不畅，神失所养是冠心病的主要病机。他确立了温心阳，益心气，养心血，安心神为治疗大法，以自拟方"养心定志汤"为主方。

养心定志汤"由太子参15克，茯神（或茯苓）10克，菖蒲10克，远志10克，丹参10克，桂枝8克，炙甘草5克，麦冬10克，川芎10克，五味子6克，元胡10克，龙骨15克组成。该方由定志丸、桂枝甘草汤、生脉散加丹参、川芎、元胡而成。定志丸出自《千金方》。方中太子参益心气，茯苓参调心脾；菖蒲、远志通心窍以定志。龙骨镇静安心神以补心强志。桂枝甘草汤出自于《伤寒论》，二药辛甘化阳，柯琴称为"补心之峻剂"；用桂枝为君，甘草为佐，补心之阳。生脉散出自《内外伤辨惑论》，方中人参补心益气而生津（因太子参与人参功能相仿，力较缓平，故高师改用太子参），麦冬养阴清肺，五味子敛肺止汗，三药合用，一补一清一敛，共奏益气敛汗，养阴生津之效。再佐丹参、川芎活血化瘀，使以元胡理气止痛。诸药参调，具有益心气、补心阳、养心血、安心神之效。

二、据证变通，随证加减

本方在临床应用过程中，高师据证变通，随证加减。

若心胸痹痛，胸痛彻背或彻肩，面色㿠白，舌体胖大，舌苔白者，属心阳痹阻，与瓜蒌薤白半夏汤化裁；若心胸痹痛，疼痛如针刺状，部位固定，兼见唇暗，舌质紫暗或有瘀斑，脉细涩者，属血脉瘀滞，轻则加葛根、三七、元胡等活血化瘀之药，重则仿血府逐瘀汤之义加味；若心烦易怒，多汗心慌，失眠多梦，属心肝失调者，轻则与甘麦大枣汤及夜交藤等药合用，重则与酸枣仁汤化裁；心中空虚，悸动不安，出虚汗多，属心阳不振者原方加珍珠母、牡蛎；若心悸怔忡，脉结代，属营卫失和者，轻则与炙甘草汤合用，重则原方与炙甘草汤及苓桂术甘汤化裁；若兼见脘闷呕恶，咯吐痰涎，多梦失眠，苔白或黄腻者，属心胆气虚者原方加枳实，竹茹，重则改易十味温胆汤调治；若兼见头晕目眩，或血压增高，属肝阳上亢者原方可加菊花、白蒺藜、荷叶，重则可加牡蛎平肝潜阳，牛膝、泽泻利尿降压；若兼见身体肥胖，血脂增高者，可加荷叶、决明子。

三、辨明缓急，标本兼顾

临床中如果遇见合并症，高师指出，要根据中医"急则治其标，缓则治其本"的原则，辨明缓急，标本兼顾。

若冠心病合并心衰，症见心胸痹痛，胸闷气短，喘难平卧，肢厥冷汗，尿少腿肿，面白唇青，舌质青紫，苔腻或白滑，脉沉迟或结代，属心阳虚衰，水气凌心者，急投附子汤、四逆汤或苓桂术甘汤以回阳救逆、温通血脉，善后可渐改投"养心定志汤"或"人参养荣丸"等方调治。若合并肺源性心脏病，症见胸闷痹痛，咳嗽咯痰，气喘不能平卧，呼吸急促等，原方去川芎，可加银杏、天冬、生地、杏仁等化痰止咳定喘类药物。

心肌梗死

孙某，男，67岁，干部。1989年11月17日诊。

原有高血压病史9年，1984年确诊为冠心病。患者于昨晚餐后，左胸前区突发剧痛，伴憋闷气短，大汗出，持续约3小时，曾含服硝酸甘油片、消心痛症状不缓解，遂来院急诊，测血压13/8kPa，脉搏98次/分，心电图示"急性前壁心肌梗死"。收治入院，经及时抢救，心绞痛已缓解，血压尚未稳定，特邀高师会诊。

症见面色苍白，胸闷气短，偶有心前区隐痛，汗出频仍，口干烦躁，皮肤湿冷，四肢欠温，舌淡暗，苔薄欠津，脉沉细。辨为阴阳两伤，病情危急，颇有厥脱之虑，急宜阴阳双固，配合西医共同抢救。拟参附、四逆汤合生脉散加味：西洋参10克（另煎兑服），川附子15克（先煎），麦冬15克，五味子8克，干姜10克，玉竹10克，煅龙牡各15克，丹参15克，延胡10克（打），炙甘草8克。投3剂药后，停升压药，血压渐趋稳定，四肢转温，汗出减少，但仍胸闷气短，心前区不适，头晕口干，舌淡暗，苔薄欠津，脉沉细。治守上方改西洋参8克，川附子10克，干姜5克，再进4剂后，精神转好，心前区疼痛已缓，知饥欲食，时有心悸，神疲倦怠，动则易汗，舌脉同前。宜原方改西洋参6克，川附子8克，加黄芪15克，又服6剂，药后精神好，体力明显恢复，汗止肢温，唯口干，时有胸闷，心悸寐差，大便偏干，用麻仁润肠丸效不显，心电图示"前壁心肌梗死恢复期"，舌淡红暗，苔薄少津，脉细。改以益气养阴，安神定志法。药用太子参15克，麦冬15克，五味子5克，玉竹10克，丹参15克，龙骨10克，珍珠母15克，酸枣仁10

克，瓜蒌15克，火麻仁15克（打），小麦10克，炙甘草5克，大枣5枚。服6剂药后，心悸已宁，睡眠安稳，口干大减，大便转软，余症尚稳定，舌脉同前。再守原方去珍珠母、龙骨，加赤芍15克，川芎10克，每日1剂，调治月余，症状基本消失，病情稳定出院。

【按】本例系急性前壁心肌梗死，以左胸前区剧痛，汗出肢冷为主，属心阳衰竭，累及心阴，颇有阴阳欲脱之势，斯时非大剂人参固气，附子回阳，不足以挽回垂亡之生命；增黄芪甘温补气，更助人参之力；再配干姜温中散寒，使参附回阳救逆之力益大；麦冬、玉竹既可养阴生津，又可防姜附燥烈之性；龙骨、牡蛎、五味子最善敛汗固脱；丹参、元胡养血活血，理气止痛；炙甘草和中益气，有补正安中之功。全方共奏益气回阳，坚阴固脱之功效。待阳气渐复，阴津始生，急性心肌梗死恢复期改投益气养阴，安神定志之剂为治，使病情日趋稳固，终以养心活血调治而病向安。如此施治，终使危笃之症，化险为夷，可见高师辨证立法之妙。

高血压病

高血压病在中医多属于"眩晕""肝风""头痛"等范畴。高辉远老师在临床对此病擅于审证求因，据证施治，虚则补之，实则泻之，遣方用药，不拘一格，治例甚多，每奏卓效。现将其治疗高血压病的经验归纳为八法简介于下。

一、泻肝清热法

适用于肝热炽盛，上冲头目之高血压病初期，多属体质壮实者。症见头痛头胀，面红目赤，口苦咽干，耳鸣，恶热，伴有心中烦热，多怒，夜寐不实，大便秘结，尿黄，舌质红，苔黄，脉弦数或弦而有力。高师治以龙胆泻肝汤加

减，药用龙胆草、栀子、黄芩、柴胡、生地、当归、川木通、车前子、泽泻、决明子、甘草等药物。龙胆草味极苦，用量不宜太大，常用 3～9 克。若以头晕耳鸣耳聋，神志不宁，甚至惊悸为主者，可选用当归龙荟丸，泻肝经实火作用更强。

二、平肝息风法

适用于肝热过盛，热极生风，引起肝风内动之高血压病。由于素体阳盛之人，阴阳平衡失其常度，阴亏于下，阳亢于上，故症见头痛头晕，目眩耳鸣，甚至头重脚轻，站立不稳，行走欲仆，伴有肢体麻木，或双手颤抖，重者可有抽搐痉挛等高血压脑病的表现，舌质红，苔白，脉多弦数。高师仿叶天士所谓"缓肝之急以息风，滋肾之液以驱热"，待"肝风既平，眩晕斯止"。治以天麻钩藤饮加减，药用天麻、钩藤、石决明、黄芩、栀子、蒺藜、白芍、杜仲、桑寄生、牛膝、夜交藤等药物，若手足麻木或不遂者，加稀莶草、络石藤、桑枝；眩晕重者酌加龙齿、珍珠母、玳瑁。

三、平肝温胆法

适用于肝胆郁热之高血压病。症见头晕头痛，口苦耳鸣，失眠多梦，心烦胁胀，恶心呕吐，时吐痰涎，脘腹痞闷，舌质红，苔黄腻，脉弦滑或滑数。高师认为肝胆郁热，不宜徒用寒凉之品，应因势利导用平肝温胆，使之解热。治以温胆汤加味，药用陈皮、法夏、茯苓、枳实、竹茹、胆星、甘草等药物。若头晕目眩甚者加蒺藜、菊花；失眠较甚者，加珍珠母、秋米；舌苔黄而兼便秘者，必加大黄、风化硝，切勿畏其过峻，弃置勿用，坐失良机。胸中烦热，懊侬欲吐者，可合用栀子豉汤以清热除烦。

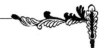

四、育阴潜阳法

适用于肾水不足，肝失所养之高血压病。因肾为水火之宅，内寄元阴元阳，肾阴是诸脏阴液的源泉，肝木赖肾水的涵养，平素真阴匮乏，或热郁灼阴，阴虚则阳亢，故症见头晕目眩，面赤耳鸣，心慌失眠，烦躁多怒，头重脚轻，腰膝酸软，舌红无苔，脉弦细。多见于体质瘦削者。高师治以建瓴汤加减，药用磁石、牡蛎、牛膝、生地、白芍、柏子仁、桑寄生、钩藤、杜仲、石决明等药，以补益肾阴，敛神潜阳；也可用白薇汤（人参、当归、白薇、甘草）酌加石决明、生地等滋阴潜阳药物；若心悸加酸枣仁、柏子仁；视物模糊加茺蔚子、青葙子等药物。

五、滋补肝肾法

适用于肝肾阴虚、肝阳上亢之高血压病。症见头晕眼花，耳鸣如蝉，伴有失眠，腰酸腿软，舌质红，无苔，脉弦细或细数，两尺无力。高师治以首乌丹加减，药用首乌、牛膝、黑芝麻、杜仲、桑椹、女贞子、菟丝子、旱莲草、稀莶草等药，以滋肾水养肝阴，也可用左归丸或六味地黄丸加减，一般可加龟板、磁石、牛膝之类。

六、温肾补阳法

适用于肾阳不足之高血压病。症见头晕目眩，耳鸣，腰膝无力，酸痛觉冷，甚至两足痿弱，下肢浮肿，小便不利而夜尿频，或有滑精，精液清冷，舌质淡少苔，脉虚弱无力。高师治以八味肾气丸加减，药用熟地、山药、山萸肉、茯苓、泽泻、丹皮、制附子、肉桂、覆盆子等药，益火之源，以消阴翳。若阳虚湿盛，又常用附子汤加减，药用党参、白术、茯苓、附子、白芍、桑寄生、狗脊、杜仲、龟板、龙

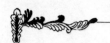

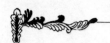

骨、牡蛎、川牛膝等药以温阳利湿为主。

七、培补心肾法

适用于心肾不足或失调之高血压病已影响心脏者。症见头晕耳鸣，腰腿酸软，心慌气短，胸部发闷，舌尖红，脉结代。《难经》中有"损其心者，调其营卫"，心肾不足则宜培补心肾。高师治以炙甘草汤加减，药用炙甘草、桂枝、阿胶、麦冬、党参、麻仁、小麦、生地、五味子、生姜、大枣。高师认为此法不仅对高血压心脏病，而且对其他心脏病，如风湿性心脏病，有心动悸、脉结代者均适宜。如患者不适宜用桂枝者，可用加减复脉汤化裁，药用炙甘草、阿胶、麦冬、麻仁、生地、太子参、五味子、白芍等药物。

八、补阴和阳法

适用于阴阳两虚、冲任失调之高血压病。症见头晕颧红，气短健忘，腰腿酸软，夜尿增多，男子阳痿、遗精，女子月经不调及更年期综合征。舌淡，苔薄白，脉沉弱。此时单以甘寒养阴则阳气益耗，纯用辛温助阳则阴气益伤。故高师治以二仙汤加味，药用仙茅、仙灵脾、当归、巴戟天、黄柏、知母、生地、白芍等以补下焦，调冲任，养阴而不损阳，扶阳而无燥烈之性，尤对女子绝经前后，肾阴阳衰退、冲任二脉失调所发生的高血压病更为适宜。若心悸严重者加桂枝、炙甘草、紫石英；面色苍白者加党参、阿胶；小便短少、下肢浮肿加黄芪、防己；腰痛加杜仲、川断、狗脊；小腿凉麻加川膝、木瓜、川草薢。

总之，临床运用八法治疗高血压病时，可视证一法独施，或据其情况几法合用。因为高血压病之病机大要虽在肝，而大多累及肝肾、肝心、肝胆虚实之间，但由于体质不

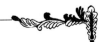

同，年龄差异，气候冷暖，临床兼症，势必多端，故必须随机应变，灵活施治，方能奏效。

医案：田某，女，69岁，西医诊断：高血压病（Ⅱ期）、椎基底动脉供血不足、颈椎病。发作性眩晕10余年，近二月来反复发作，伴乏力、消瘦，曾在某医院门诊服六味地黄汤加味40余剂，效果不佳且加重。经人介绍来中医科住院请高师治疗。症见：眩晕仍发作不减，伴恶心呕吐，头痛，胸脘痞闷，乏力足冷，多汗，面色少华，舌质略淡，苔白中腻，脉沉细滑。高师辨析为痰饮为患，非阴虚所致，治宜健脾和胃，燥湿化痰，升清降浊之法，方用六君子汤加味：生黄芪12克，太子参、法夏、枳实、竹茹、荷叶、蒺藜、白术、陈皮、炙枇杷叶各10克，赤芍15克，炙甘草5克，大枣5枚。服上方6剂，眩晕发作减轻，精神好转，呕吐消失，能纳食，仍轻度恶心、乏力。守上方又服18剂后，眩晕一直未再发作，精神恢复，食欲增进，面色见红润，体重增加4千克，血压平稳，诸症霍然而愈。

【按】高血压病原因至为复杂，必须审因论治。高师尝谓："病因为本，症状为标；必伏其所主，而先其所因。"本案前医未审证求因，误将痰饮辨为阴虚，投以滋腻之补阴药，更使脾胃阳气不足，运化功能减弱，升降失常，形成清阳不升，浊阴不降的病理变化。高师从因正误，从误求法，适中病机，补偏救弊，故取效甚著。由此可窥知高师"审因论治，治病求本"的学术思想。

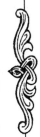

脑 出 血

医案：周某，男，49岁，干部。1992年1月8日诊。
患者平素体健，4天前因赴外地出差过度劳累，忽感言

语不利，说话费力，右半身沉重，右侧肢体无力，站立不稳，偶有饮食呛咳，当时神识清楚，测血压不高，故未作处理，即由随员急护返京，在解放军某医院颅脑 CT 扫描示"左侧低节区内囊前角小灶性出血"，遂收入病房。入院后诊断为"脑出血""多发性脑梗塞"。曾用路丁、甘露醇、止血敏、维脑路通等药物，治疗无明显好转，特邀高师诊治。

症见头晕头昏，右侧肢体软弱，行动不便，神疲乏力，言语不清，喉间痰鸣，伸舌偏右，舌暗红，苔白中厚，脉沉弦。辨为气虚血瘀，风痰上扰之证，治拟益气通络，祛风化痰之法。药用生黄芪 15 克，赤芍 10 克，防风 10 克，菖蒲 10 克，远志 10 克，丹参 10 克，胆南星 8 克，羌活 8 克，川膝 10 克，白薇 10 克，荷叶 10 克，炙甘草 5 克，大枣 5 枚。1 周后症状日渐改善，依上方为基础稍加出入治疗 1 月，言语清楚如常，肢体活动明显好转，舌偏右纠正。复查颅脑 CT 示："与老片比较，出血灶有明显吸收仍残余断续环形及点状钙化"。共住 40 余天病情稳定出院。嗣以滋养肝肾，活血通络之剂，调治月余，头脑清爽，言语流利，肢体功能恢复，已正常上班，至今无反复。

【按】脑出血（脑溢血），属中医学"中风""卒中"范畴。《医门法律》谓："中风一证，动关生死安危，病之大而且重，莫有过于此者"。本案兼有语言不利的见症，究其所由，病者曾素体健实，然出差奔波过劳，情绪激动，风痰内动，经络瘀阻，以致真气不能周循于身，遂成此舌转失灵，半身不遂之证，故高师针对病机证候，拟益气通络，祛风化痰为主，取黄芪补气益血；赤芍、丹参活血和营；防风、羌活祛风通络；菖蒲、远志、胆星开窍化痰，息风安神；白薇清热凉血；荷叶升清降浊；川膝引血下行；甘草、

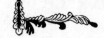

大枣补中益气，调和诸药。继以滋养肝肾善后。如此终使痰化瘀消，则真气渐复，脑络畅通，因而舌转灵活，半身不遂得瘳。

【临诊笔录】

中风又名卒中，起病急骤，见证多端，属危重之疾。其对人致死致残的危害，甚过其他内伤杂病，治疗颇为棘手，故此病为历代医家所重视。高辉远老师，在诊治中风方面，积累了丰富的临床经验，现撷其要者，简介于下。

一、探病因悉机理，立足整体

中风病发病骤然，如矢石之中的，如暴风之疾速。其病危重多变，中脏腑者，神识昏蒙不清，死生反掌之间；中经络者，每致偏废失语。高师尝谓，稽中风之因，古今医书，论述纷纭。唐宋以后，多主内风：河间主"火盛"，东垣言"气虚"，丹溪则称"湿盛生痰"，金元三家立火、虚、痰之说，虽补其病因之不足，亦未必无外邪侵侮而作。景岳提出中风"非风"，然亦未脱木"从金化，风必随之"等风邪为患之窠臼。王清任以血瘀立论，只提气虚而然者。叶天士、晚清三张等诊治中风，均有发挥，但亦各有偏颇。高师潜心习研四大经典及金元明清诸家学说，通过数十年的临床实践，殚精竭虑，反复体验，认为中风病为一复杂的病理现象，多与患者平素摄生不慎，或思虑烦劳过度，导致血气衰败，心、肝、肾、脾诸脏阴阳失调，复加忧郁恼怒，或酒色过度，厚味肥甘，湿盛生痰，以及年老体衰，肝肾不足等因素有关，而以肝肾之阴不足，肝阳偏亢，躁越无制甚至肝风内动为主导，当风阳暴张之际，血随气升，或上壅清窍，神机闭塞而突然昏仆，人事不知；或夹痰火，横窜经络而喎僻不遂，形成上实下虚，本虚标实，阴阳互不维系的危重证

候。究其病位在脑，但病变则涉及肝、肾、心、脾、胃等脏腑，病因不外乎风、痰、瘀、虚、火数端，其中气血当推为病之首，病机由机体内外气血逆乱为基础，引起体内或火、或气、或痰、或瘀相互为奸，阻塞经络及脏腑而成。故高师指出，本病病机复杂，证候纷繁，变幻无穷，是虚是实，孰轻孰重，未可印定眼目，皆要从临床整体出发，仔细查验，观其脉证，知犯何逆，通常达变，随证治之。由此可见，高师对肇致中风之因的认识，既尊前贤之旨，又不为其论所拘，撷取所长，把握病机要领，自抒心得，可谓深得奥旨矣。

二、判闭脱别阴阳，拯危救急

中风急性发病期，证有闭脱之分。中风猝然昏仆，不省人事，牙关紧闭，口噤不开，两手握固，大小便闭，肢体强痉是为闭证。多兼有一侧或双侧瞳孔缩小，目光无明显失神，汗出漐漐，脉象弦滑有力。闭证属实，是邪气内闭，心神被蒙之故，有热为阳闭，兼有口臭气粗，舌苔黄腻，脉滑数等。闭证宜开，必以通关开窍为急务，尽可能使神识迅速清醒。昏迷时间愈长，预后愈差，后遗症愈多。高师认为，阳闭宜用凉开，可投至宝、紫雪或安宫牛黄丸1粒化开灌服。临床辨证，依法用之，俱可救危亡于旋踵。然三方毕竟为香窜和重镇之品，若非热闭窍阻，不可用之过早，否则反有引邪深入的弊端。并用羚羊钩藤汤化裁，清肝息风。药用羚羊粉（吞服）、钩藤、石决明、夏枯草、代赭石、天竺黄、白芍、丹皮、龟板、菊花、礞石、甘草等。兼有痰盛加胆星、竹沥、川贝；抽搐者可加全蝎、蜈蚣；兼呕血者，加三七粉、大黄粉冲服；津伤口干，舌红者，加沙参、花粉、石斛；大便秘结，舌苔黄糙者，加大黄、风化硝。凡中风若为风火痰偏盛所致者，息风、清火、化痰、开窍治标为当务之

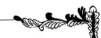

急，切莫等闲视之。无热为阴闭，除闭证的一般症状外，可现面白唇紫，静而不烦，四肢不温，舌苔白腻，脉沉滑或缓，乃痰涎上壅，蒙蔽心神，阳气不运之故。高师认为，此浊痰阻闭宜温开，先用苏合香丸1粒化开灌服或鼻饲以开窍。急刺十宣放血，人中、涌泉，以开窍，刺曲池、丰隆、太冲泄热平肝祛痰。继以涤痰汤化裁，以豁痰息风。药用天麻、钩藤、胆星、枳实、竹茹、僵蚕、菖蒲、远志、郁金、地龙、陈皮。若痰盛，喉间痰壅，加贝母10克，加用猴枣散0.6～1克（冲服），或用竹沥水20毫升，每日4次鼻饲，必要时当配合吸痰，确能力挽狂澜。

中风出现脱证，乃元气衰微，心神散乱，病情更为危笃，治疗较诸闭证尤难。其症突然昏仆，不省人事，目合口开，鼻鼾息微，手撒尿遗，肢冷汗多，肢体瘫软，舌痿，脉细弱。多兼有一侧或双侧瞳孔散大，目光失神，汗出如油，或大汗淋漓，四肢厥逆，脉微欲绝或散大无根。脱证宜固，当宜回阳固脱，急投参附汤合生脉散加味。药用红人参、炮附子、麦冬、五味子、煅龙骨、煅牡蛎、山萸肉等，急煎浓汁灌服或鼻饲。高师认为，当此危急之秋，非参附大辛大热，不能挽回其欲脱之阳，非龙牡之甘温敛涩，何以收敛其耗散正气？更助以生脉散益气敛阴固脱，山萸肉、五味子酸收固涩止汗，使刚柔相济，相得益彰，正合"阳得阴助，生化无穷"之意。若阳回气复汗止后，又见面赤足冷，虚烦不安，脉微弱者，可用地黄饮子加减，补真阴，温下气，以纳浮阳。如由闭转脱或由脱转闭，闭脱兼见者，治疗既要救其脱，又要开其闭，方不致误。

三、察体质识痰瘀，分消并举

综观高师所治风中经络缓慢发病、中脏腑之恢复期案

例，大多为形体肥胖，平日嗜膏粱厚味之人。说明因风火相煽，痰浊壅盛，阻塞脉络，气血瘀阻而发病者甚多。其名风而实为痰，其名痰而实为瘀阻于内，一旦气化无权，或因恼怒血逆于上，终因痰瘀互结，络道瘀滞，则偏瘫顿作。症见肢体偏废，偏身麻木或口眼㖞斜，或语言謇涩，舌暗苔腻，脉弦滑等。对其治疗，高师强调着重祛痰化瘀。盖痰浊消则瘀血化，痰瘀去则脉络通。故临证每用此法，屡获佳效。如曾治一陆姓翁，右半身偏瘫2月余，住某医院诊为脑梗塞，经治疗好转后，由家人搀扶来高师处求治。症见手足重滞麻木，言语不清，喉中痰鸣辘辘，口角流涎，口眼左歪，鼻唇沟变浅，生活不能自理，二便尚调，舌暗胖，苔黄腻，脉沉弦滑。高师辨证为痰瘀阻络之候，治以祛痰逐瘀之法，以温胆汤合桃红四物汤化裁，药用法夏、茯苓、陈皮、枳实、竹茹、胆星、荷叶、丹参、桃仁、红花、赤芍、炙甘草等。药进6剂，喉中痰鸣、口角流涎减轻，唯右侧肢体不灵，口眼歪斜，言语不清，舌脉如前。宗守原方去甘草，前后加菖蒲、全蝎、白附子，连进30余剂，自觉症状消失，语言表达清楚，已能弃杖慢步行走，生活基本自理。另嘱服大活络丹，以安内攘外，巩固其效。方中用半夏、茯苓、陈皮燥湿化痰；胆星、竹茹、菖蒲清热豁痰开窍；白附子、全蝎息风化痰通络；枳实降气以使风痰下行；桃仁、红花入血分逐瘀行血；丹参、赤芍活血通络，功专力强；妙在一味荷叶升清降浊。如此使痰消瘀化，中风乃愈。若痰结较重，则以祛痰为主；若血瘀较甚，则以逐瘀为主；若痰结与血瘀并重，则当以化痰祛瘀兼施，使痰瘀分消。可见，痰瘀同治实乃治疗中风的重要方法之一。

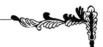

四、究标本明气血，通补兼施

中风病后期，所遗留经络形症为半身不遂。《内经》谓"偏枯"。据"久病入络"的理论和临床实践观察，与气虚血瘀的关系甚大。阅高师所治案例，以55岁至65岁的中风者为最多。高师认为，其原因乃是随着年龄的递增，体质亦多虚弱，正气不足，血气衰少，或因体倦少动，或中风失治，或偏枯久卧等因素，均可因虚致瘀或因瘀致虚。盖气为血之帅，血为气之母，气行则血行，气滞则血瘀。此偏枯后气虚血瘀者尤多。故临床多表现为一侧肢体不能活动，或偏身麻木，甚则感觉完全丧失，肢体瘫软无力，语言謇涩，口眼歪斜，面色少华，神疲易乏，气短自汗或伴患侧手足浮肿，舌质暗淡，或瘀斑，舌苔薄白，脉细涩无力等一系列本虚标实的征象。其治疗贵在补益气血以治本，散瘀通络以治标，高师常用补阳还五汤合黄芪赤风汤化裁主之。药用黄芪、赤芍、防风、归尾、川芎、地龙、桃仁、红花、鸡血藤、络石藤等。全方配合，补中有通，补而不滞，既推动了血行，又祛瘀而不伤正，使元气畅旺，瘀消络通，诸症可愈。若血压偏低，黄芪用量宜加大；血压偏高，黄芪用量宜减，再加川牛膝引血下行；语言不利者加郁金、菖蒲、远志祛痰开窍；口眼歪斜加僵蚕、白附子；肢体麻木、重着、抽掣刺痛者酌加炮山甲、桑枝、木瓜、稀莶草、水蛭以加强活血通经之力；患侧手足肿甚者加连皮茯苓、防己、薏苡仁淡渗通利；肢凉不温者加桂枝及少量炮附子温通血脉；下肢瘫软无力者，加桑寄生、狗脊、川断强筋壮腰；大便秘结者加火麻仁、郁李仁、肉苁蓉，以润肠通便。

高师认为，中风偏瘫日久，都不同程度地存在肝肾亏虚、精血不足的情况，可见筋骨痿弱或拘急，瘫痪不复，腰

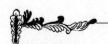

膝酸软无力，两足不能任地，音喑失语等症状。为此，他主张以培补肝肾，养血荣筋，强壮腰肾为大法，可用地黄饮子加减。该方为阴阳两固之方，除具有温补下元，摄纳浮阳，交通心肾之功外，还有开诸窍，祛浊阴之力，临床极为常用。偏阳虚者用右归饮；偏阴虚者用左归饮；偏气血不足者用十全大补汤化裁，再根据兼症佐以通络、行瘀、祛痰之品，对改善语言障碍，恢复肢体功能皆有明显的疗效。这些独特的医疗经验，深值吾辈加以借鉴。

脑梗塞

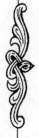

医案：王某，男，52岁，干部。1991年9月13日诊。旧有高血压病史10余年。发现右侧肢体活动障碍51天，曾在当地医院颅脑CT检查："脑出血征不明显，不除外脑梗塞"。虽经用甘露醇、肌苷、脑活素及维脑路通等药物治疗，未见好转，特求治于高师。症见偏瘫步态，口角左歪，右侧鼻唇沟变浅，右侧肢体无力及走路足趾擦地。右半身麻木，活动不灵，头晕不适，言语謇涩，舌淡暗，苔薄腻，脉细滑涩。证属气虚血瘀，风痰阻络，自拟复脑愈风汤加减，以益气活血，祛风化痰为法，药用生黄芪15克，赤芍10克，防风10克，红花10克，胆南星8克，石菖蒲10克，远志10克，钩藤10克，羌活10克，荷叶10克，全蝎5克，炙甘草5克。连服12剂药后，头晕、右半身麻木无力明显减轻，口眼歪斜好转。又守方去钩藤、远志、荷叶，加川芎、地龙、桑枝各10克，投剂30余帖，肢体活动基本正常，步履尚稳，言语较前清晰，自动出院。

【按】高师通过临床实践创拟了"复脑愈风汤"，临证运用多年，不但可以治脑梗塞，而且可以预防脑梗塞的再

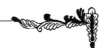

发。本案治迹，颇合病机，故收效明显。

帕金森征

医案：宋某，男，67 岁，干部。1988 年 12 月 16 日来诊。

四肢震颤活动障碍半年。因手足颤抖不能自主，伴有僵直感，活动困难，语言迟钝，吞咽困难，在北京某医院诊为"帕金森征"，曾服用金刚烷胺、左旋多巴、安坦等药物，症状无明显好转，故特求治于高师。

症见老年貌，慢性病容，表情呆滞，慌张步态，言语迟涩，口角流涎，吞咽困难，四肢不自主抖动，头晕头痛，周身乏力，健忘多梦，下肢浮肿，二便尚可，舌暗红，苔薄白中厚，脉细弦。辨为阴虚风动，风痰上逆，筋脉失荣，法拟滋阴柔肝，健脾祛痰，息风止颤。药用玉竹 10 克，天冬 10 克，白芍 10 克，葛根 10 克，山药 10 克，丹参 10 克，天麻 10 克，法夏 10 克，白术 10 克，木瓜 15 克，龙骨 15 克，牡蛎 15 克。每日 1 剂水煎，分 2 次服。6 剂药后无不良反应，精神好转，头晕头痛减轻，睡眠稍有改善，但仍肢体颤抖，步履不稳，言语迟钝，下肢浮肿，舌脉同前。守原方加连皮茯苓 15 克，又进 12 剂后，震颤减轻，运动较前灵活。高师谓治此等顽疾，非一日之功，仍宗原方出入，前后共服中药 108 剂，四肢震颤基本消失，已能缓慢行走，双手握力正常，头脑清醒，精神状态改观，表情正常，生活亦能自理。

【按】本病又称震颤麻痹，是中枢神经系统变性疾病，多发于中老年人。临床以震颤、肌肉强直和运动功能障碍为主症，缠绵难愈，西医学尚无特效治法。高师宗"诸风掉眩，皆属于肝""诸暴强直，皆属于风"之旨，认为本案四肢震颤，兼有头晕，风之象也，肝主筋，筋脉约束不住而莫能任持；脾为生痰之源，风动则痰升，风痰阻络，上窍失宣则表情呆滞，言语迟涩，口角流涎。故高师从脾湿、肝风论治，投以玉竹、天冬、白芍、木瓜养阴柔肝；法夏、白术、山药、茯苓健脾祛湿；天麻、龙、牡镇肝息风止痉。因辨证精确，用药熨贴，故使顽症获愈。

癫 痫

医案：肖某，男，7岁，北京市某小学学生。1991年1月10日就诊。患儿因母亲难产，生育时有产钳夹伤头部史。癫痫反复发作已2年余，查脑电图：中度异常。脑CT扫描示：蛛网膜囊肿。半年前经常服用苯妥英钠、鲁米那等西药，因疗效不佳而停用。近1月来频频发作，发作时，昏仆着地，不省人事，双眼上视，四肢抽搐，口吐涎沫，小便失禁，片刻即醒，醒后头昏，困倦乏力，舌质淡，苔白腻，脉滑而数。证属痰火作祟，蒙阻清窍，治宜清火化痰，息风定痫。处方：法半夏10克，胆南星8克，化橘红8克，僵蚕10克，全蝎3克，茯苓10克，钩藤15克，珍珠母15克，炙甘草5克，大枣5枚。按上方加减连续调服2月，发作次数明显减少，由原来每日发作1~2次，减为每半月发作1次。改投调理脾胃、健脾化痰，佐以平肝息风安神之法调治。处方：太子参10克，茯苓10克，法夏10克，陈皮6克，炙甘草5克，胆南星8克，白术8克，鸡内金8克，建曲10克，川朴10克，钩藤15克，珍珠母15克，小麦10克，大枣5枚。宗上方加减调理3月，病已不发作，除有恐惧感外，余症均瘥，已上学读书。

【按】先清火化痰、息风定痫,后以调理脾胃为主,是高师治痫之经验。痫证发作时多为痰火壅盛,故应清火化痰,息风定痫,病情好转后重调理脾胃。盖脾为生痰之源,脾胃健旺,运化有权则痰无所生,故调理脾胃乃治本之法。

郁　证

郁证是由情志不舒、气机郁滞引起的一类病证,大致包括西医学所谓的神经官能症、神经衰弱、癔病以及更年期综合征等。著名老中医高辉远总结出行气解郁、养心安神之治疗大法,以越鞠甘麦大枣合剂治疗本病。

医案1:男,48岁,1991年9月3日初诊。病员诉胸闷憋气、坐卧不安1年余,某医院确诊为冠心病、植物神经功能紊乱,曾长期服用多种扩冠及调节植物神经功能的中西药,效果欠佳,病情反复发作,近1个月上述症状加重。患者主症:心前区憋闷痛,向背部中心放射,夜间更甚,常因憋痛较重而惊醒,同时有心悸、气短、出虚汗,并伴焦虑多疑、易怒、脘腹胀满闷痛、嗳气等。舌质红暗,少苔,脉弦细,辨证属气郁不畅,阴阳失调,治宜行气解郁,养心安神;兼和中缓急,予越鞠甘麦大枣汤和桂枝甘草汤。处方:苍术10克,川芎10克,香附10克,栀子10克,建曲10克,桂枝8克,炙甘草5克,浮小麦15克,大枣5枚,水煎分2次服。1991年9月10日复诊:药进6剂后,病员心前区闷痛减轻,多疑善虑、急躁易怒等症改善,但夜间反酸、脘腹满闷较著。在上方基础上加砂仁5克,继投18剂。1991年10月11日三诊:病员诉夜间嘈杂、脘腹满闷等症缓解,但夜间心前区闷痛较明显,入睡困难。辨证认为,此为心阳不足,血脉不畅,心神失养所致,在原方加全瓜蒌15

克，珍珠母 15 克，郁金 15 克，葛根 10 克，连续用药 2 个月。1991 年 12 月 13 日四诊，病员诸症大减，偶有心前区闷痛，向两胁放射，兼脘闷纳呆。辨证属心肝失调，改投越鞠丸加减：苍术 10 克，香附 10 克，川芎 10 克，栀子 10 克，建曲 10 克，丹参 10 克，佛手 10 克，元胡 10 克，丝瓜络 10 克，珍珠母 15 克，再进 18 剂。患者连续服中药 80 余付后，临床基本无不适症状。后随访病情未见复发。

医案 2：男，52 岁，1991 年 10 月 18 日初诊。患者诉头痛、烦躁 1 个月余，西医诊为植物神经功能紊乱，服维生素类、镇静剂，疗效欠佳。症见头晕目眩，急躁易怒，胸胁胀闷，心悸，舌质淡红，苔白稍黄，脉沉弦。辨证为气机失调，心肝失和，施行气解郁，调肝养心之法。处方：苍术 10 克，川芎 8 克，香附 10 克，栀子 8 克，建曲 10 克，炙甘草 5 克，大枣 5 枚，淮小麦 15 克，白蒺藜 10 克，菊花 10 克，白薇 10 克，连进 12 剂。1991 年 11 月 1 日复诊，病员服上方后，头晕目眩、心悸、胸胁胀闷等症大减，原方再投 12 剂。药进 12 剂后，病员诸症消失，病愈而停药。停药后随访半年，病情未见复发。

【按】高师认为，郁证有虚实之分，虚实夹杂者亦不少见。越鞠丸为通治六郁之剂，治其实；甘麦大枣汤乃治脏躁名方，治其虚。上两案投剂，正切中病机，故效。

医案 3：吕某，女，22 岁，服务员，1991 年 11 月 13 日诊。旧罹神经衰弱病史多年，近因精神受刺激，出现胸闷痞满，多疑善虑，心烦欲哭，失眠多梦，甚则彻夜不眠，头昏沉，体虚出汗，食欲差，大便偏干。曾服谷维素、芬那露等药物，症状不减，经人举荐求治于高师。诊见情绪低沉，表情淡漠，舌淡嫩红，苔薄腻，脉沉细滑。证属肝郁脏躁之

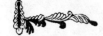

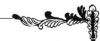

候，治用越鞠甘麦大枣汤加减，苍术10克，香附10克，川芎8克，栀子8克，建曲10克，小麦15克，炙甘草5克，大枣5枚。连投18剂药后（其间加郁金、佛手、酸枣仁、炒谷麦芽），诸症消失，睡眠安稳，情绪已可控制。后改用加味逍遥丸、天王补心丹调理半月余而善后。半年后其母来院告知，前病未再发作。

【按】本例证属肝郁之脏躁，高师以越鞠丸行气解郁，甘麦大枣汤养心宁神，甘润缓急。两方合用，使营卫调和，气机调畅，阴阳平衡，则病自愈。

【临诊笔录】

郁证是一类虚实夹杂、较为难治的疾病。《医经溯洄集·五郁论》曰："凡病之起也，多由乎郁，郁者滞而不通之意。"《删补名医方论》曰："夫人以气为本，气和则上下不失其度，运行不停于其机，病从何生？若饮食不节，寒温不适，喜怒失常，而阴阳失和，卧而不寐"。

高师认为，郁证发生是由于情感所伤、肝气郁结，逐渐引起五脏气机不和，而后湿、痰、热、血、食等诸郁形成。临床常见心情抑郁、易怒善笑、焦虑多疑、易惊善恐、坐卧不宁、胸胁胀痛，或咽中如有物梗阻、脘腹胀满、反酸嘈杂、失眠等。选用越鞠甘麦大枣汤治疗，是通过行气解郁、养心安神达到治疗目的。

越鞠甘麦大枣汤是由越鞠丸、甘麦大枣汤组成。方中越鞠丸出自《丹溪心法》，是通治气、血、痰、火、湿、食等六郁之剂。方中香附行气解郁，为治气郁诸痛；苍术燥湿健脾，以治湿郁；六曲消食和胃，以治食郁；川芎活血行气，以治血郁；山栀子清热除烦，以治火郁；诸药合用具有行气解郁之效。甘麦大枣汤选录于《金匮要略》，是治疗脏躁病

首选方剂。方中主以甘草和中缓急,辅以小麦味甘微寒养心气而安神,佐以大枣甘平质润,补益中气,并润脏躁,三药合用,甘润滋养,具有养心安神、和中缓急之效。以上二方合用,能柔肝缓急、宁心安神,使营卫调和、气血通畅,从而达到治愈疾病的目的。

在临床应用过程中,高老师观其脉证,随证加减。如属心阳不振,气虚血瘀引起的心胸闷痛,与桂枝甘草汤合用;心阳不振,心中空虚,悸动不安,出虚汗多,加珍珠母、牡蛎等;合并心脏神经官能症与安神定志丸合用;心肝失调,虚烦不得眠与酸枣仁汤合用;痰郁偏重,咳吐白色黏痰,兼梦多眠差,与温胆汤或二陈汤合用;心阳不足,心失所养,心烦,坐卧不宁,加合欢皮、淡豆豉;肝阳上亢,眩晕,头目不清,加白蒺藜、菊花、白薇等;头痛重,加天麻、元胡;兼妇女月经不调,与四物汤合用。

在跟师学习期间,观察到高老师用越鞠甘麦大枣汤治疗郁证,临床疗效颇佳。高师一再强调指出,治疗郁证,首先辨证要准,立法得当,选方要精,用药要轻。如果病情发生了变化,临床用药不要限于一方一法,而应仔细查验,观其脉证,知犯何逆,随证治之,所以临床每多获良效。

美尼埃征

医案:王某,男40岁,干部。1991年10月29日就诊。反复眩晕1年余,发作5天。患者1年前开始发病,其间曾犯眩晕3次。5天前因生气而出现目眩,恶心呕吐,转侧尤甚,伴左侧耳鸣,心悸寐差,口苦纳呆,某军区总医院诊为"美尼埃综合征","颈椎3、4骨质增生。"经服用中西药物治疗,症状未有好转。特邀高师会诊,观舌质淡红,苔白

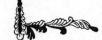

腻，诊其脉滑数。证属痰浊内阻，清阳不升，治用蒺藜定眩汤加减。药用法夏 10 克，白术 10 克，天麻 10 克，茯苓 10 克，陈皮 8 克，枳实 10 克，竹茹 10 克，蒺藜 10 克，菊花 10 克，荷叶 10 克，生龙牡各 15 克，炙甘草 5 克。服药 6 剂，眩晕口苦顿减，恶心呕吐消失。再以原方 7 剂得安。

【按】高师治眩晕常喜用自创效方蒺藜定眩汤，此方乃宗半夏白术天麻汤合温胆汤变通而成。临证治眩晕无数，确有卓效。

慢性胃炎

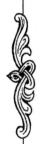

慢性胃炎是以胃黏膜的非特异性慢性炎症为主要病理变化的慢性胃病。根据胃黏膜的组织学改变，可分为慢性浅表性胃炎、慢性萎缩性胃炎，二者亦可相兼出现，若病变局限于胃窦部的又称为胃窦炎。在中医学"胃脘痛""呕吐"等病证中可见到类似的论述。

高师认为，慢性胃炎一病，其因机变化较为复杂，饮食失调、劳倦内伤或情志不遂、气郁伤肝等原因，均可损及脾胃，致中运升降失常，阴阳失调，则胃痛作矣。久病不愈者，多有入络瘀滞之征象。故高师强调，不论何种因素的影响，临证必须具体分析，于错杂病机中把握重点，详审致病诸因，圆活施治。

一、肝气犯胃者，疏之和之

高师认为，本病虽着重在脾胃，而实与肝郁气滞有关。盖肝主疏泄，脾主运化，若病者烦恼，情志有所不舒，凡此不达，皆可影响肝之疏泄，肝气横逆犯胃，致胃气失和，脾胃失调。故《临证指南》有云："肝为起病之源，胃为传病之所"。临床可见脘胁胀痛，或嗳气频作，太息则舒，苔白，

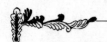

脉弦等。此时高师常予良言开导，并以柴胡疏肝散、越鞠丸化裁，条畅枢机。常用柴胡、香附、川芎、郁金、白芍、枳壳、陈皮、法夏、佛手、建曲理气和胃。所谓"治肝可以安胃"，肝气条达，胃不受侮，则胃自安和而疼痛自止矣。肝木为病，易于横侮脾土，见腹胀便溏者，去川芎、延胡，加茯苓、白术等品，实土以御木侮。且肝气有余，则日久可以化火，肝胃郁热，胃脘灼痛，嘈杂泛酸，口苦苔黄，应以疏肝泄热并重，慎用香燥之品，以免助火伤阴。高师常以丹栀逍遥散去白术、茯苓、煨姜合左金丸、竹茹相互为用，每收良效。

医案：刘某，女，34岁，干部，反复胃脘部疼痛3年，加重1月，食后为甚，时连及胁肋，心绪不佳时症状加重，胸闷心烦，嗳气吞酸，胃纳欠佳，大便稍干，舌边稍红，苔薄白腻，脉弦细。经某医院诊断为"慢性浅表性胃炎。"曾服用多种西药，未见大效。于1991年11月6日求治于高师。结合病史，四诊合参，此乃肝胃不和之证，治宜疏肝和胃、理气止痛。药用柴胡10克，香附10克，苍术10克，川芎8克，栀子8克，郁金10克，白芍15克，枳壳10克，法夏10克，延胡10克，建曲10克，炙甘草5克。投药6剂后复诊，自诉胃脘胀痛、胸闷心烦大缓，余症均减，继以原方去苍术、栀子，加煅瓦楞、竹茹，连服12剂，诸症若失。

二、中土亏虚者，温之补之

高师认为，忧思劳倦则伤脾，恣食生冷则损阳，脾阳虚弱，健运失职，或素体阳虚，寒邪内生，中焦失于温煦，均可成斯证。临床可见胃脘隐痛，脘腹胀满，食后及劳累后加重，食纳减少，四肢倦怠，面色萎黄，甚或形寒肢冷，手足

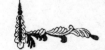

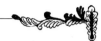

不温，泛吐清水，大便溏薄，舌淡，脉虚软。高师认为，慢性胃炎属于中土气虚者较为多见，故善用香砂六君子汤加味主之，以益气健脾，理气醒胃。常用太子参、茯苓、白术、法夏、陈皮、砂仁、木香、焦三仙、炙甘草等药。方取参、苓、术、草益气健脾；夏、陈和胃降逆；三仙消食以助中运；木香、砂仁和胃行气止痛，使其补而不滞。若因脾胃失运，伤食停滞者，可与香砂枳术丸化裁，健脾消食，行气开胃；因心脾劳伤者，可合归脾汤化裁，补益心脾；因病在中虚，阴阳气血诸不足者，可合黄芪建中汤化裁，益气建中理其本；因中阳虚衰者，宜合理中汤化裁，益气温中，散寒止痛。泛吐清水甚者加乌贼骨；虚寒痛甚者加川附子、官桂；痛止之后，可用五味异功散调理之。

医案：贾某，女，46岁，工人。患慢性胃窦炎4年。经中西药治疗虽有好转，但劳累或饮食不节时常易反复，于1992年3月来诊求治。症见胃脘隐痛，食后饱胀，时有嗳气，神疲易乏，面色萎黄，纳差无味，大便不成形，舌体稍胖，苔薄白，脉细。高师辨证为脾胃虚弱，运纳失司之候，治当益气健脾，理气和胃为法。药用太子参15克，茯苓10克，白术10克，法夏10克，陈皮8克，砂仁6克，木香6克，炮姜6克，佛手10克，炙甘草5克，建曲10克。服药7剂后，胃痛脘胀均见减轻，唯感乏力，纳差，便溏。予原方去建曲，木香。加黄芪15克，焦三仙各10克，调治月余，精神大振，食纳增加，面显光泽，症状消失。

三、胃阴虚损者，养之润之

高师认为，肝胃之热或胆火久燔，或因热病、吐泻后，均能消铄胃阴，耗伤津液而发病。其症胃部隐痛，或为刺痛，时作时止，且多为胃脘灼热，嘈杂似饥，口干思饮，干

呕，食后腹胀，舌红少津，脉细数。盖胃为水谷之海，喜润而恶燥，燥化太过则消铄胃阴，胃阴愈虚，燥火愈亢，故其病多缠绵，治亦棘手。高师注重滋养胃阴，每以甘寒、酸甘、甘缓、清养之味，善以养胃汤、沙参麦冬汤或益胃汤化裁变通。常用沙参、麦冬、玉竹、山药、茯苓、法夏、白芍、佛手、扁豆、甘草。方以沙参、麦冬、玉竹滋阴益胃，甘寒生津；山药、扁豆健脾养胃；甘草缓中，与白芍相伍酸甘化阴，滋养胃阴尤能缓急止痛；法夏取其降逆之性，与诸养阴药同用，既无辛燥伤阴之弊，又可防诸药滋腻碍胃，成刚柔相济之势；茯苓健脾渗利，既助脾以养胃，又防滋柔敛邪；佛手可兼顾其气而防滋腻碍胃阳之弊。若兼呕恶者，加橘皮、竹茹、枇杷叶以顺气降逆；纳差、胃酸缺乏者，加乌梅、山楂、木瓜以酸敛胃阴而助消化之力；大便秘结者，加火麻仁、瓜蒌仁以润肠通便。

高师强调，慢性胃炎虽见胃阴不足而用滋阴药物时，当选补而不腻，凉而不寒之品为宜，同时亦当佐以佛手、川朴花、绿萼梅、香橼等质轻味淡之品，以轻灵流通，畅调气机，不可施用大苦大寒或刚燥之品，用则克伐，终必伤其胃阴，损其胃气，于病显然不利。

医案：焦某，男，52岁，干部。反复胃痛6年，加重2月余，缘于6年前因饮酒过多始胃部疼痛，某医院诊断为"慢性胃炎"，经间服普鲁本辛、乐得胃、猴头菌片等药治疗，症状缓解。近两月来，因加班过累胃部经常灼痛不适，时嗳气呃逆，食纳减少，口干思冷饮，大便偏干，舌红津少，脉细稍数。高师辨证为脾胃阴虚之候，治当养脾滋胃，酸甘化阴之法。药用沙参10克，麦冬10克，玉竹10克，白芍15克，石斛10克，佛手8克，法夏10克，竹茹10

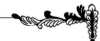

克，焦山楂10克，甘草5克。6剂药后，胃痛趋缓，继以原方加火麻仁，每日1剂，服药40余剂，诸症悉除，未再复发。

四、瘀阻胃络者，行之逐之

高师认为，病延日久，气血失和，营气痹窒，而必瘀于胃脘，或因胃阴不足，阴液不敷，胃失濡养，络脉瘀阻而致痛。诚如《类证治裁》所述："久痛则血络亦痹"。临床多见胃脘刺痛或持续隐痛，痛处固定，夜间为甚，拒按，或触及包块，或见呕血、便血，舌质紫暗或有瘀斑，脉弦涩，或口干欲冷饮，舌暗红少苔等。慢性萎缩性胃炎，亦常见此类型，若久治不愈可向胃癌转化，必须高度警惕。高师治以丹参饮合失笑散、芍药甘草汤加味。常用丹参、檀香、砂仁、炒五灵脂、蒲黄、延胡、白芍、桃仁、炙甘草等药，丹参养血和血；五灵脂、蒲黄、桃仁活血化瘀，通络止痛；檀香、砂仁、延胡理气和胃而止痛；白芍、甘草柔肝缓急。高师认为，慢性胃炎之瘀血类型者，法宜祛瘀，祛瘀即所以生新，具有"以通为补"之意。化瘀法治胃，当用性缓之活血药物，或温或凉，当随症而定，不可操之过急，以达胃络渐通，瘀阻缓化为之目的。临证慎用攻破之品，以免劫伐胃气。若见中虚胃弱，纳差便溏者，当去五灵脂、桃仁，加黄芪、太子参、白术以益气健脾，活血化瘀；兼见胃阴亏乏，口干喜冷饮，舌红暗苔少者，加沙参、麦冬、生地、玉竹之类，以益阴祛瘀；若见呕血、便血者，系瘀伤血络，可酌加地榆炭、白及粉、三七粉、仙鹤草以求化瘀止血。

医案：胡某，男，65岁，退休干部。主因剑突下疼痛10余年，加重1月余，曾先后到当地市医院和北京某医院行胃镜检查，诊断为"慢性萎缩性胃炎"，病理活检提示：

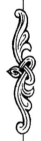

"慢性萎缩性胃炎伴中度肠上皮化生。"经用中西药治疗未见明显好转。近1月来，胃脘疼痛频发加重，持续不已，时有堵闷，按之痛甚，口干欲饮，胃呆纳少，大便偏干，舌红暗，苔少欠津，脉弦细涩，高师辨证为胃阴亏乏，脉络瘀阻之候，治当滋养胃阴，调气活血之法。药用沙参10克，麦冬10克，玉竹10克，生地10克，丹参10克，砂仁6克，桃仁10克，檀香5克，白芍10克，蒲黄10克，延胡10克，甘草5克。服药14剂，胃痛渐缓，口干、堵闷亦减，唯纳谷不馨，大便偏干。原方去檀香、蒲黄，加生山楂15克，谷麦芽各10克，生地改为15克，递进30余剂，症状消失。胃镜复查示："轻度萎缩性胃炎"。

溃疡病

一、探源流求有无，鉴别诊断

溃疡病的主要症状是胃脘痛，所以对于溃疡病的认识和治疗应从胃脘痛中去探讨。胃脘痛是一个很古老的诊断，临床应用历史悠久。《素问·五常政大论》云："心痛胃脘痛，厥逆鬲不通。"《灵枢·经脉》云："食则呕，胃脘痛，心下急痛。"均为胃脘痛的早期记述。

由于《灵枢·经脉》之"胃心痛"，《素问·至真要大论》谓"胃脘当心而痛"，从而影响后世将胃脘痛亦称为心痛，历代医籍中将心与胃作为同义之处颇多。如："心下痞""心下满""心下痛""心中懊恼"等，概指胃而言。《素问·至真要大论》云："谨守病机，各司其属，有者求之，无者求之。"高师认为胃脘痛的命名是以定位定性为依据，定位在胃脘，定性为痛，故称为胃脘痛，但胃脘痛不能皆责于胃。"求有"是说要有诊断胃脘痛的依据，"求无"是说

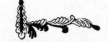

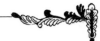

要有否定胃脘痛的依据。虽然溃疡病主要表现为胃脘痛，但胃脘部疼痛并非都是溃疡病。"有者求之，无者求之"具有鉴别诊断之意。古人将胃脘痛亦称为心痛。高师认为心痛与胃脘痛是两种不同的疾病，临床见症，其病因病机、治则方药各不相同，故在从胃脘痛探讨治疗溃疡病中应加以区别诊断。

1. 真心痛：《灵枢·厥论》云："真心痛，手足青至节，心痛甚，旦发夕死，夕发旦死。"高师认为胃脘痛虽古人亦称为心痛，但要与真心痛严加鉴别，其临床症状与预后截然不同。古人所称之真心痛是一种急重症，相当于西医学之冠心病、心绞痛、心肌梗死。

2. 虫心痛：《伤寒论》厥阴篇云："蛔厥者，其人当吐蛔。今病者静，而复时烦者，此为脏寒。蛔上入其膈，故烦，须臾复止，得食而呕，又烦者，蛔闻食臭出。其人常自吐蛔。蛔厥者，乌梅丸主之。"高师认为虫心痛即西医学之"胆道蛔虫症"，虽然也有胃脘痛，但其症迥异，应按蛔厥论治。

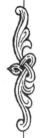

3. 脾心痛：《灵枢·厥论》云："腹胀胸满，心尤痛甚，胃心痛也……痛如锥针刺其心，心痛者脾心痛也。"高师认为胃心痛、脾心痛中所指的"心"仍是指胃而言，其疼痛部位也在胃脘，但疼痛程度较重，突然发作，持续疼痛以致厥逆，可伴有发热、腹胀、恶心呕吐等症。这就不是单纯胃脘痛，似可归属于胰腺病变。

4. 厥心痛：《素问·至真要大论》云："厥心痛，汗发呕吐，饮食不入，入而复出，筋骨掉眩，清厥，甚则入脾，食痹而吐，冲阳绝，死不治。""厥心痛，色苍苍如死状，终日不得太息。"《灵枢·厥论》从其神色称之为"肝心痛。"

高师认为胃脘痛如此危笃，颇似溃疡病之急性穿孔，应注意鉴别，以免耽误治疗时机。

综上而言，从胃脘痛探讨溃疡病的诊治，一定要精审辨证，求其有无，分清混淆，鉴别诊断后才能恰当施治。

二、析因机抓共性，调补脾胃

溃疡病是一个慢性病过程，主要表现是胃脘痛。通常认为"诸痛为实，痛无补法"。高师认为这种看法，未免有些偏颇，溃疡病与一般胃脘痛有所不同，从病因病机分析，溃疡病的发生发展过程中，虽原因多种，病机复杂，但其共性是脾胃虚弱。

1. 寒邪犯胃：《素问·举痛论篇》云："寒邪客于肠胃之间，膜原之下，血不得散，小络引急，故痛。"胃为阳腑，寒为阴邪，高师认为，虚在脾胃，寒邪内袭，故因虚而生寒，致胃脘痛。

2. 饮食失节：《医学正传·胃脘痛》云："致病之因，多由纵恣口腹，喜好辛酸，恣饮热酒煎熬，复餐食寒凉生冷，朝食暮损，日积月深……故胃脘痛。"脾胃为仓廪之官，主受纳和运化水谷。高师认为禀赋不足，脾胃素虚，若饮食失节，饥饱无常，食伤脾胃致脾胃失和，胃脘疼痛。

3. 肝气犯胃：《沈氏尊生书·胃痛》云："胃痛，邪下胃脘病也…唯肝气相乘为尤甚，以木性暴，且正克也。"病在脾胃，受肝之累而加重病情。高师认为，由于脾胃本虚，加之七情不和，忧思过度，肝邪乘之而致胃脘痛。

总之，高师认为溃疡病的发生发展的本质是脾胃虚弱，是共性，是主要矛盾。因此溃疡病的治疗若一味以"痛无补法"而通之，将犯虚虚实实之诫，而使脾胃更虚，治得其反。故高师在治疗溃疡病过程中，始终贯穿"痛有补法"，

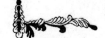

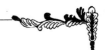

以调补脾胃为基本治疗原则。

三、分证型辨个性，治有侧重

近年来对溃疡病的辨证分型，见仁见智，各有建树，繁简不一，少则分 2 型，多则分为 20 余型。高师根据长期的临床观察，体会到脾胃虚弱是各型溃疡病的共性，而临床上常表现有寒、热、湿、瘀等不同的区别是溃疡病的个性。故在治疗上主张在调补脾胃共性的基础上，辨别个性，将共性和个性有机结合，临床上常分以下 5 型有针对性地侧重治疗，效果显著。

1. 虚寒胃痛型：虚在脾胃，因虚而生寒，本型在溃疡病中占大多数。其临床特点为胃脘隐痛，喜按喜温，神倦乏力，纳少便溏，舌淡苔白滑，脉沉细等。治宜补虚温中，建中理中，轻者用黄芪建中汤，虚寒重者再加理中汤加减，所谓奇之不去则偶之。但选方用药应注意补而不壅，温而不燥。

医案 1：李某，男，57 岁。胃脘隐痛 15 年，近一月来加重，空腹尤甚，痛喜温按，得食可缓，倦怠乏力，食少便溏，舌淡苔白滑，脉沉弦。胃镜检查确诊为十二指肠球部活动性溃疡。高师辨为虚寒胃痛型，治以补虚温中，用黄芪建中汤合理中汤加延胡治疗一月，症状消失，饮食如常。上消化道钡餐复查：十二指肠球部溃疡愈合。

医案 2：张某，男，20 岁，警卫战士。1991 年 10 月 14 日就诊。反复胃脘隐痛 3 年，加重 5 天，饭前为甚，食后痛减，喜暖喜按，时有腹胀，泛酸欲呕，不思纳食，神疲易乏，大便偏溏，纤维胃镜检查示："十二指肠球部溃疡，慢性胃炎"。经用胃复安、甲氰咪呱片等药物治疗，症状不减，遂来求治。观舌淡红，苔薄白，诊其脉细弦。证属中焦虚

寒，脾胃失和，治宜变通理中汤加减。服上方 6 剂，胃脘疼痛减轻，后守方稍加出入，调治月余，诸症若失，胃镜复查"十二指肠球部溃疡已愈合"。随访一年病未复发。

2. 肝胃气痛型：由于脾胃本虚，肝邪乘之而致肝胃不和。其临床特点为胃脘部胀痛连及两胁，或胃痛彻背，嗳气不舒，恶心欲呕，或吞酸嘈杂，大便不爽，舌红苔黄白相兼，脉弦等。治宜健脾疏肝，方用异功散合四逆散加减，痛甚者配金铃子散，嗳酸重者配左金丸。但选方用药应注意补而不滞，疏而不泛。

医案：王某，男，46 岁。胃脘痛已 3 年，加重 3 个月，食后胃脘胀痛并涉及两胁，食少便干，小腿酸楚，乏力，吞酸烧心，嗳气，舌质红，苔前白根黄腻，脉弦。胃镜检查确诊为胃小弯部溃疡活动期。高师辨为肝胃气痛，治以健脾疏肝，方用异功散合四逆散加金铃子散再加乌贼骨治疗一月余，症状消失。复查胃镜：胃小弯部溃疡无活动性。

3. 中焦湿热型：脾胃虚弱，运化失职，湿浊中生，郁而化热。其临床特点为胃脘部灼痛，肢体倦怠，胸闷口黏腻，厌油腻，脉沉弦滑等。治宜健脾利湿，佐以清热，方用四君子汤合藿朴夏苓汤加减。但选方用药应注意祛湿立足于健脾，清热勿过于苦寒。

医案：杨某，女，36 岁。胃脘部疼痛 4 年余，近半月来加重，自感胃脘灼痛，得食则缓，心烦胸闷，口干黏腻不欲饮，食少纳差，大便偏干，小便黄，舌红，苔黄腻。胃镜检查确诊为十二指肠球部溃疡。高师辨为中州湿热，治以健脾利湿佐以清热，方用四君子汤合藿朴夏苓汤加连翘、黑栀子。治疗 6 周，诸症消失。复查胃镜十二指肠球部溃疡基本愈合。

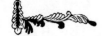

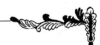

4. 瘀血胃痛型：久病致虚，久痛伤络，络伤停瘀。其临床特点为胃脘部疼痛如锥刺，痛有定处，夜间尤甚，头晕乏力，食少纳差，大便时有褐色或偶有呕血，舌质暗，边有瘀斑，脉弦涩等。治宜益气健脾，活血止痛，方用参苓白术散合丹参饮或失笑散加减。但选方用药应注意健脾不忘理气，活血不可破血。

医案：黄某，女，50岁。胃脘部隐痛18年，近一月来加剧，痛有定处，头晕乏力，大便偶有漆黑，舌暗淡，边有瘀斑，脉细弦涩。胃镜检查确诊为十二指肠球部活动性溃疡。高师辨为瘀血胃痛，治以益气健脾，理气活血，方用参苓白术散加失笑散、丹参饮加减，治疗8周，症状消失。胃镜复查十二指肠球部溃疡基本愈合。

5. 气阴两虚型：溃疡病的本质是脾胃虚弱，故常阳虚于前，阴虚于后。其临床特点为胃脘部隐隐灼痛，腹胀纳呆，喜温而恶寒，口干且思饮，倦怠乏力，大便时干时溏，舌胖质红少苔，脉沉细数等。治宜健脾益气，滋阴养胃，方选生脉散合一贯煎加减。但选方用药应注意补而不燥，滋而不腻。

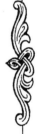

医案：郭某，男，56岁。胃脘部疼痛10余年，近三月来加重，终日隐痛不休，食冷热均感不适，腹胀纳少，时有吞酸，疲乏无力，口干唇燥，大便时干时溏，舌胖质红，苔白少津，脉沉细弦。胃镜检查确诊为活动性胃及十二指肠溃疡。高师辨为气阴两虚，治以生脉散合一贯煎加减。治疗一月，症状基本消失。复查胃镜胃及十二指肠溃疡无活动。

综上所述，高师诊治溃疡病的探源流求有无，鉴别诊断；析因机抓共性，调补脾胃；分证型辨个性，治有侧重的宝贵经验与独特见解，颇富启发意义，值得我们认真继承和进一步研索。

急性乙型肝炎

医案:"湿热"(急性乙型肝炎):男,40 岁。近 2 周来发热,头痛如裹,体温 37.6～38.2℃,腹胀胁痛,不思饮食,厌油腻,大便不成形,小便黄,化验检查:澳抗阳性,谷丙转氨酶 86.0IU/L,舌红苔白腻微黄,脉细弦数。高师辨为湿热阻于中焦,治以清湿热,调脾胃,疏肝胆,方用甘露消毒丹加减:茵陈 15 克、黄芩、连翘、茯苓、滑石、栀子、白蔻仁、枳壳、豆卷各 10 克,通草 3 克。药服 14 剂后体温正常,诸症减轻,食欲好转,苔仍白腻,脉转弦缓。仍调肝脾,清湿热,方用藿朴夏苓汤加减:厚朴、白术、茯苓、茵陈、泽泻、麦芽、猪苓各 10 克,半夏、白蔻仁各 6 克,生薏苡仁 15 克。共服 18 剂,复查谷丙转氨酶正常。后又服调理脾胃中药 12 剂,诸症消失,临床治愈。

【按】本案因脾胃失调,湿聚热郁,以致肝失疏泄。病始湿热并重,故用微苦辛淡宣透之甘露消毒丹加减辨治;病有转机,湿重于热,又取辛淡微温芳化之藿朴夏苓汤加减辨治。但治疗过程中始终不忘调脾胃、疏肝胆。由此案可窥知高师将中医"审因论治""标本同治""治病求本"之辨治精华,融于临证之中,堪为后学楷模。

肝硬化

医案:崔某,男,56 岁,干部。1991 年 11 月 13 日就诊。患者肝病 9 年余,发现腹胀尿少 4 个月,曾在东北某医院诊为肝硬化轻度腹水,经用中西药物治疗,症状有所好转。近因过劳,症状反复加重,遂来京诊治。诊见面色灰黯,形体消瘦,腹部膨隆,腹壁静脉隐隐可见,叩之有移动

性浊音，腹水（++ ~ +++），神疲易倦，纳差无味，下肢轻度浮肿，小便少，舌淡暗，苔白，脉沉弱。此为肝病传脾，脾虚不能制水，水湿内停，肝脾同病，湿与瘀结之候，治宜健脾护肝汤化裁，并控制钠盐，饮食清淡。药用太子参10克，连皮茯苓15克，白术10克，陈皮8克，薏苡仁10克，厚朴10克，车前子10克，建曲10克，枳实10克，丹参15克，莪术10克，炙甘草5克，每日1剂，早、晚空服。进药7剂，腹胀稍缓，小便较前增多，但午后下肢仍肿，神疲气短，苔薄白，脉细弱，原方去炙甘草、枳实，加川附子6克，大腹皮10克，冬瓜皮10克，再进7剂，诸症减轻。患者要求带方回家继服，前后共服46剂药，家属告知，病人腹胀已消，腹部变软，腹水征（-），小便正常，饮食转好，体力亦有恢复，病情稳定。

【按】肝硬化多由湿热邪毒或虫蛊、酒毒为害日久所致，乃本虚标实之证。本例为肝病传脾，脾虚失运，湿与瘀互结所致。高师遵仲景"见肝之病，知肝传脾，当先实脾"之旨，自拟健脾护肝汤，具有健脾养肝，消癥化瘀之功效，乃取土厚木安之意。

重症亚急性肝炎

医案：男，29 岁。因急性黄疸住某医院。发热，体温39℃以上，身目俱黄，黄色晦黯，无力，腹胀纳差，尿如浓茶，大便溏。血小板下降，胆碱酯酶降低，凝血酶原时间延长，血清白球蛋白倒置，肝功能异常，血总胆红质增高。西医诊断：重症亚急性肝炎。应用多种保肝药及对症治疗。某中医会诊辨为湿热瘀滞之阳黄，采用中药"去黄灵"静滴，口服清热解毒之汤剂。中西医结合治疗20余天无效，病情

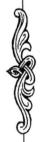

进一步恶化。请高师会诊时已报病危，症见：神志昏迷，面色晦黯，大便泄泻，身目俱黄，色如烟熏，舌质暗淡，苔白腻而厚，脉细濡无力。高师曰：此非阳黄，乃阴黄也。急予温阳健脾，益肝除黄。以附子理中汤加味：吉林参、白术、白芍各 10 克，茵陈 15 克，川附子、炮干姜各 8 克，炙甘草 5 克，每日 1 剂，水煎 300 毫升，分二次鼻饲。三日后，病情见转机，体温略降，大便日二三次，意识渐复，继服 10 剂后，体温正常，黄疸明显消退，腹泻止，神志清楚，已能纳食。守方又服 10 剂，黄疸退尽，各项化验指标基本正常。改服健脾益肝中药 10 剂后出院，门诊随证调治半载，完全康复。

【按】本案前医只观其急性黄疸与高热之象，无视黄色如烟熏，脉细濡无力等症，错将阴黄辨为阳黄，用清热解毒利湿之中药制剂"去黄灵"静滴，又口服清热解毒之苦寒中药，实乃以水济水，药不对证而误治，致病情增剧。高师详审病情，认证准确，用附子理中汤加味，温阳以制阴毒，方药得法，次第有方，力挽重危，化险为夷。

伪膜性肠炎

"阳虚发热（伪膜性肠炎）"案例：男，80 岁，先患感冒合并肺炎，经中西医结合治疗，基本控制，但因用大量抗生素，致菌群失调，又致发热，体温 39.5℃，腹泻不止，大便如水样，日行 30 余次，腹痛恶心，食欲不振，肢体倦怠，手足不温，便培养有难辨梭状芽胞杆菌生长，被迫停用一切抗生素。某中医认为属里热结实伤津之证，要用苦寒散热法，幸因高师长期为该患者诊治，指出此系真假不辨，未用此法，免致偾事。高师辨为阳虚发热，治以温补脾肾，引火归原，用附子汤加味：人参 3 克，白术 12 克，附子、干姜各 8 克，白芍 10 克，茯苓 15 克，炙甘草 5 克。服药 10 剂，体温降至 37.8℃，大便日行 10 余次，其他诸症减轻。又继服 7 剂，体温正常，便培养难辨梭状芽胞杆菌消失，诸症消失而愈。

【按】如此纷繁复杂危殆之疾，高师去伪存真，抓住本质，以热治寒，即热因热用引火归原，完全治愈，其辨证论治功柢与胆略，昭然若揭，无愧当代名医。

糖 尿 病

近年来越来越多的研究表明，糖尿病是一种复合病因的综合征。高辉远老师精研医理，融古贯今，勤于实践，勇于探索，对糖尿病的认识及防治，独有见地，颇具特色。

一、究因机重气阴，颇具新识

中医对糖尿病的认识及防治历史悠久，早在《内经》中就有了对本病的详细记载，称之为"消渴"或"消瘅"。后世历代医家在《内经》的基础上，对本病认识又不断进展。如《金匮要略》立消渴专篇，提出三消症状及治疗方药。《外台秘要》谓消渴病"每发小便至甜"，这个发现较西医要早几百年。《诸病源候论》说："其病变多发痈疽"。《河间六书》说："消渴一证，可变为雀目或内障"。说明古代医家对糖尿病的并发症，早已有比较深刻的认识。宋代以后又将本病依三多症状之轻重不同，分为上、中、下三消，来更好地指导临床治疗。高师认为古代医家治疗糖尿病已积累了两千多年的经验，应努力继承发扬。

中医对糖尿病病因病机的认识，历代医家说法不一。有认为过食膏腴体肥而致病，如《素问·奇病论篇》说："此

人必数食甘美而多肥也，肥者令人内热，甘者令人中满，故其气上溢，转为消渴。"有认为嗜酒可致病，如《千金方》说："凡积久饮酒，未有不成消渴者。"也有认为精神因素导致发病，如《儒门事亲·河间三消论》说："消渴者……耗乱精神，过违其度……之所成也。"有认为劳欲过度致发病，如《外台秘要·消渴消中》篇说："房室过度，致令肾气虚耗，下焦生热，热则肾燥，肾燥则渴。"综观各家学说，古代医家认为素体阴虚，饮食不节，情志失调，劳欲过度是糖尿病发生的原因，阴津亏耗，燥热偏盛是基本病机。

高师学古人善悟，临证中精思，通过长期的临床实践认为糖尿病的内因是禀赋不足，气阴两虚，而饮食不节，过食肥甘；精神刺激，情志失调；形体肥胖，化学毒物；外感六淫或伤邪毒；劳欲过度，损伤阴精等均是外因。基本的病机是气阴两虚。气阴虚则可化燥生热，燥热甚又可伤气耗阴，互为因果，导致糖尿病诸多症状的发生。如气虚津液精微不能随气上承于肺，阴虚则肺津亏液枯，致肺燥津亏而引水自救，故口干多饮；气虚不能为胃行其阴津，阴虚胃中津液不足，致胃化燥生热，故多食善饥，烦渴多饮；气虚不能固摄，水谷精微不能为机体所用而从小便排出，阴虚使阴成形过程减弱，膏汁下流故小便频多混浊而尿糖；气虚不能敷布精微于四肢肌肉，阴虚不能濡养全身肌肉筋骨，故四肢倦怠，酸软乏力，形体消瘦。高师把气阴两虚做为糖尿病重要病因病机的观点，较古人阴虚为本，燥热为标的认识有了进步的发展，颇具新识。

二、师古人创新方，疗效确著

古今医家治糖尿病之方，数以百计，丰富多彩，各有千秋，但多从肾阴亏虚为本，肺胃燥热为标，来进行辨证施

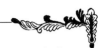

治。高师认为这种阴虚燥热，肾虚为本的观点，至今对临床治疗糖尿病仍具有重要指导意义。高师通过多年临床实践的体会，认为气阴两虚是糖尿病的重要病理基础，治疗上强调气阴同治。他借鉴前贤之立方之法，博众家之长，又结合自己的经验，创拟一新方名曰："滋脬降糖饮"。本方取《医学衷中参西录》之玉液汤、《千金方》中黄连生地汤、《沈氏尊生书》的玉泉丸之意，合三方为一体，变通化裁而成。全方组成：生黄芪15克，生地20克，山药10克，石斛10克，葛根10克，花粉10克，黄连10克，黄柏8克。方中黄芪、山药益气生津固肾，生地、石斛、葛根滋阴生津，花粉、黄连、黄柏养阴清热泻火。诸药合用共奏益气生津，滋阴清热之效。可谓师古人不泥于古，创新方又有新识。临床应用多年，疗效确著，目前已制成水丸名为高氏降糖丸，广泛用于临床系统观察，已收到了较好的社会效益和经济效益。

三、参西医辨兼证，灵活施治

糖尿病并发症，中医称为消渴病兼证。由于糖尿病大血管及微血管病变的机理尚未完全阐明，因而在此基础上产生的并发症，至今仍缺乏有效的防治措施。高师认为糖尿病因气阴两伤，阴阳俱虚，阴虚燥热，可兼证百出。他在临床上常参照西医对并发症的诊断，辨病与辨兼证结合，在治疗糖尿病的基础上，灵活选药治疗兼证。

糖尿病肾病：糖尿病肾病是糖尿病多种慢性并发症中较复杂，预后为进行性加重的一种潜在危险性重病，一旦发展到肾功能衰竭，则很难治疗。临床表现为浮肿，少尿，蛋白尿，肾功能减退等。高师常按脾肾两虚辨治，多选加太子参、茯苓、白术、猪苓、肉苁蓉、仙灵脾等药。

糖尿病性脑血管病：糖尿病可导致高血糖、高血脂、高

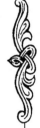

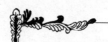

血凝，是促发脑动脉硬化，并发脑血管病的危险因素，大量研究表明糖尿病脑血管病具有特征性的微血管病变。临床表现为头晕、头痛、口眼歪斜、语言障碍、肢体偏瘫等症。高师常按阴虚阳亢，风痰内动辨治，多选加枸杞、元参、胆星、丹参、钩藤、珍珠母等药。

糖尿病周围神经病变：可能由于胰岛素绝对或相对不足，患者长期处于高血糖状态下，导致神经细胞及神经髓鞘中山梨醇堆积，肌醇含量减少，加之血液黏稠度增高，血小板功能异常及营养神经干的微血管病变，导致节段性脱髓鞘变性而发病。起病隐匿，进展缓慢，治疗困难，西医认为早期可治，晚期不可逆。临床表现为四肢麻木、疼痛，感觉障碍，下肢痿软无力等症。高师常按气虚血瘀辨治，多选加太子参、赤芍、鸡血藤、木瓜、黄精、牛膝等药。

糖尿病性腹泻：糖尿病久病后，可能因植物神经功能紊乱而出现顽固性腹泻，西药治疗基本无效。临床表现为便溏滑泻，完谷不化，或五更腹痛，泻下清水，神疲畏寒，乏力气短等症。高师常按脾肾阳虚辨治，多选加太子参、炒白术、炮姜、肉豆蔻、补骨脂、仙灵脾等药。

糖尿病视网膜病变：可能由于糖尿病所致视网膜血管病变，可出现眼底微血管的出血及栓塞。临床表现为视物不清，或视物如蒙，视力下降，耳鸣耳聋等症。高师常按气阴两虚，痰瘀阻络辨治，多选加太子参、元参、枸杞、菊花、蒺藜、三七、川芎等药。

四、调心理节饮食，慎勿轻视

《儒门事亲》说："不减滋味，不戒嗜欲，不节喜怒，病之而复发，能从此三者，消渴亦不足忧矣。"至今对防治糖尿病仍具有现实意义，糖尿病是一种终身性疾病，长期以

来医者、患者大多只注意应用药物治疗，忽视在与发病因素有密切关系方面采取防治措施。高师认为心理调整和节制饮食在糖尿病的防治上具有重要意义，不可轻视。

心理调整：早在千余年前，中医学就认识到情绪活动与糖尿病有关。近年来随着心身医学的进展，已越来越重视心理因素和社会因素对糖尿病的影响。研究结果表明，情绪活动可影响胰岛素的分泌，血糖的高低。情绪紧张，孤独忧郁可致胰岛素分泌减少，血糖升高；情绪稳定，心情舒畅，胰岛素分泌增加，血糖下降。高师在临床治疗糖尿病过程中，尤重心理调整，强调患者应调摄精神，情绪安定，心胸开阔，乐观向上，以利康复。

节制饮食：《养老奉亲书》说："凡老人有患，宜先以食治，食治不愈，然后命药。"高师治疗糖尿病倡导食疗重于药疗，特别重视节制饮食，强调患者控制甜食，限制碳水化合物摄入，忌食辛辣、肥甘油腻，多食富含粗纤维的新鲜蔬菜及豆类、乳类、蛋类、水产品及畜禽瘦肉等。他说："若不能节制饮食，用药亦无良效，若饮食有节，常可自然疗能，不药愈病"。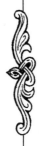

医案：闫某，男，16岁。1992年7月入院。西医诊断：糖尿病Ⅰ型。多饮、多食3年，加重半个月，口干口渴，多饮多尿，疲乏无力，心慌自汗消瘦，体重下降5kg，舌质暗淡，苔白，脉沉弦数。查尿糖（++++），24小时尿糖定量36.27g，空腹血糖18.89mmol/L，餐后2小时血糖33.8mmol/L，糖化血红蛋白14.9%。口服滋脬降糖饮，配合应用小量胰岛素，治疗1月，复查尿糖阴性，空腹血糖6.32mmol/L，糖化血红蛋白11.56%，诸症基本消失，体重增加5kg。停用胰岛素，口服小量降糖西药，又治2个月，

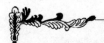

复查尿糖阴性，空腹及餐后 2 小时血糖正常，糖化血红蛋白5.76%，糖尿病基本控制，病情稳定，患者带药出院继续治疗。

慢性肾炎

慢性肾炎多属中医"水肿""肾虚""脾肾两虚"等范畴。高辉远教授通过 60 年的医疗实践，积累了丰富的临床经验，对慢性肾炎的辨治，颇具特色，且有诸多独到之处。

一、扶正固本，健脾益肾为纲

《内经》云"肾病者，腹大胫肿"。又谓"诸湿肿满，皆属于脾"。明确指出了水肿与脾肾关系密切。高师认为慢性肾炎发病的内在基础与正虚密切相关，而以脾肾两虚最为重要，是病之根本。肾为先天之本，主蛰藏，受五脏六腑之精而藏之，主水，职司二便，为水之根。肾虚则失其闭藏，精关不固，精气外泄，气化失常，水湿内停，故临床上常出现小便不利，下肢水肿，蛋白尿，腰酸膝软等症。脾为后天之本，主升摄，为气血生化之源，主运化水湿，为水之制。脾虚升摄失司，精微下陷，生化乏源，运化失常，水湿外泛，故临床上常出现全身浮肿，蛋白尿，疲乏无力等症。

高师通过长期的临床实践体会到，以扶正固本，健脾益肾为纲是治疗慢性肾炎取得疗效的关键，应贯穿整个治疗过程中，然后兼顾其他，即使邪实标急，在治标时，仍不忘顾护脾肾。临床上用药常掌握温而不燥，补而不腻，补不碍邪的原则。补肾药常选用肉苁蓉、仙灵脾、菟丝子、山萸肉、枸杞子、冬虫夏草等。补脾药多选用太子参、生黄芪、山药、白术、茯苓、薏苡仁等。

医案 1：郑某，男，39 岁。患慢性肾炎 4 年，时轻时

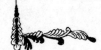

重，迁延不愈。高师会诊时症见：腰酸膝软，乏力纳差，小便不利，双下肢浮肿，舌质淡，苔白，脉细滑。尿检：蛋白（＋＋＋），颗粒管型 2～3/HP，红细胞 6－8/HP，白细胞 2～3/HP。血红蛋白 100g/L，血沉 50mm/h，血尿素氮 8.2mmol/L，肌酐 176mmol/L。高师析为脾肾两虚，肾失闭藏，生化乏源，精微下泄，水湿外泛。治疗以扶正固本、健脾益肾为纲。处方：太子参、白术、仙灵脾、泽泻、茯苓连皮、肉苁蓉各 10 克，生黄芪、白花蛇舌草、山药各 15 克，陈皮 8 克，炒谷麦芽各 20 克，大枣 5 枚。守上方治疗 4 周，双下肢浮肿消失，复查尿蛋白（＋）。后又继用原方加赤芍 10 克，治疗 2 个月，复查血红蛋白 120g/L，血沉 10mm/h，血尿素氮 4.6mmol/L，肌酐 98mmol/L，尿蛋白偶有，诸症消失。后随访半年，正常上班工作。

二、祛邪治标，化湿解毒为目

《素问·阴阳应象大论》云："热胜则肿。"《医学入门》云："脾病则水流为湿，火炎为热。久则湿热郁滞经络，尽皆浊腐之气，津液与血亦化为水。"指出了湿热毒邪亦是产生水肿的原因之一。高师认为虽脾肾两虚是慢性肾炎发病的内在基础，但大部分患者在整个病程中都有不同程度的邪实症状存在，其中以湿热毒邪最为常见。慢性肾炎因脏腑亏损，正气不足，抵抗力低下，邪自外入，乘虚而蕴结于肾。所谓"卫外之气不固，外邪得而凑之。"故临床上常表现为易于感冒，致反复感染，而呈急性发作，出现浮肿加重，尿蛋白、管型、红白细胞增多。若病邪不解，又可损伤脾肾，形成恶性循环。其次湿热之邪亦可由体内自生，即脾肾两虚，水无所主，水湿潴留，郁而化热，蕴而成毒，湿热毒邪不祛，内攻于肾，加重肾脏损害，久则可发展到脾肾衰败，

77

湿毒内蕴之肾功能衰竭。

高师在治疗慢性肾炎过程中，十分重视湿热毒邪，不论在疾病的各个阶段，都不忘以祛邪治标、化湿解毒为目，他认为这也是提高疗效的关键之一。特别注意"祛邪不伤正"的原则，根据湿热毒邪的轻重，选药组方。清热解毒药常选白花蛇舌草、连翘、蒲公英、黄柏、车前草、栀子等。化湿利水药多选用猪苓、茯苓连皮、车前子、萆薢、白茅根等。

医案2：贾某，女，46岁。患慢性肾炎一年余，每因受凉感冒而复发。近一月来又因感冒后而出现颜面及双下肢浮肿，面色㿠白，常自汗出，纳差乏力，腰酸痛，偶有尿频、尿急、尿痛，小便黄少，舌质淡红，苔白，脉细滑数。尿检：蛋白（＋＋＋），红细胞3～5/HP，白细胞4～10/HP，高师会诊判为脾肾两虚，湿热内蕴。治用健脾益肾，化湿解毒。处方：生黄芪、茯苓连皮、白茅根各15克，黄柏、车前草、赤芍、猪苓、建曲各10克，白花蛇舌草20克，肉苁蓉12克，冬虫夏草3克（单服），大枣5枚。服药18剂，浮肿消失，复查尿蛋白（＋），白细胞0～1/HP，余无异常。后仍以原方去黄柏加仙灵脾10克，继服2个月，复查尿蛋白阴性，诸症尽除而愈。后随访一年，未复发。

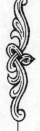

三、通补并施，活血化瘀为佐

《内经》云："菀陈则除之者，出恶血也。"《医林改错》云："元气既虚，必不能达于血管，血管无气，必停留而瘀。"《血证论》云："须知痰水之壅，由瘀血使然，但祛瘀血则痰水自消。"活血化瘀是理血法中的一部分，是中医有其独特之处的一种治疗经验与理论，不同于西医的抗凝疗法，不能混为一谈。高师认为慢性肾炎由于脾肾两虚，水湿停聚，而使气血运行不畅，渐致肾脏瘀阻络伤。瘀血阻滞又

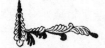

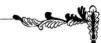

可加重水液代谢障碍而加重水肿，造成恶性循环。因此瘀阻络伤不仅是慢性肾炎的病理产物，又是病理因素之一，临床上不可忽视。

高师在治疗慢性肾炎过程中，善治瘀血，常在健脾益肾的基础上，通补兼施，以活血化瘀为佐，常收到较好的效果。但应注意"活血化瘀"药物要用之得当，不能滥用，且用量不宜过大。临床上活血化瘀药常选用赤芍、丹参、当归、三七、泽兰、茜草等。

医案3：苏某，男，40岁。患慢性肾炎二年，反复发作。高师会诊时症见：腰酸痛不适，神疲乏力，腹胀便溏，小便不利，双下肢浮肿，舌质暗淡、边尖有瘀点，苔白，脉细涩。尿检：蛋白（＋＋＋），红细胞3～6/HP。高师断为脾肾阳虚，水湿内停，瘀血阻滞。治用温肾健脾，佐以活血化瘀。处方：太子参、仙灵脾、肉苁蓉、白术、丹参、赤芍各10克，生黄芪、白花蛇舌草各15克，茯苓连皮20克，冬虫夏草、三七粉各3克（单服），焦三仙各10克，大枣5枚。服药24剂，浮肿消失，复查尿蛋白（＋），红细胞0～1/HP。后仍守上方随症略有化裁，治疗三个月，尿检阴性，诸症消失而愈。

四、合理用药，不可妄投为戒

《素问》中有"大毒治病，十去其六；常毒治病，十去其七；小毒治病，十去其八；无毒治病，十去其九"的记述。本草书籍中，亦常在每一味药的性味之下，标明"有毒"或"无毒"等字样。都说明在临床上认识区别药物的有毒、无毒、大毒、小毒至关重要，可以帮助我们理解其作用之峻利或和缓，俾能根据病体虚实、疾病深浅来合理选药和确定剂量，以保证用药安全。

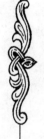

　　古人用药十分考究，有诸多精辟论述，如"用药如用兵……运用之妙，在乎心领神会，尤以临机应变最为重要。""水能浮舟，亦可覆舟，药能治病，亦可致病。""药必对症，用必适量。""行欲方而智欲圆，胆欲大而心欲小。"这些都是中医用药的至理名言。高师临证，治病用药，法度谨严，精雕细琢，从不妄用。其"辨证要准，立法要稳，选方要精，用药要轻"之十六字，是他数十年来合理用药的经验总结。

　　高师除继承发扬前贤合理用药的理论和经验外，还不断吸收运用现代科学技术研究中草药的新认识、新观点，熟悉其植化成分、药理作用，掌握药物的毒副反应。他告诫后学在治疗慢性肾炎过程中，对近代报道致肾脏损害的中草药应慎用或禁用，以免用得其反。如"木通"，《本草纲目》云："木通无毒。"近代研究发现木通（尤其是关木通）有肾毒性作用，自20世纪60年代至今屡有报道。应指出"木通"常用量为3～6克，超量运用是造成肾损伤的主要因素。又如"益母草"含益母草碱、水苏碱等多种生物碱，中医常用于治疗妇科病和肾脏病，不能以为毒性很低，就用量过大。又如多种中西医杂志报道中草药如雷公藤、草乌、苍耳子、苦楝皮、天花粉、牵牛子、金樱根、土贝母、马兜铃、土荆芥、巴豆、芦荟、使君子、铁脚威灵仙、大风子、斑蝥、蜈蚣以及中药三黄片、中华跌打丸等均可致肾脏损害，部分有中毒死亡的报道。综上所述，高师在治疗慢性肾炎过程中，倡导合理用药，不可妄投为戒的道理，不言自明，寓意深邃。

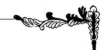

肾病综合征

医案1：李某，男，20岁，内科住院病人。西医诊断：肾病综合征伴高热，应用强的松等西药治疗一月后突然高热伴血小板降低，曾用抗生素等治疗仍高热不退，血小板在 $(29 \sim 63) \times 10^9/L$ 之间。请高师会诊，症见高热一周未退，胸满烦闷，口渴，便秘，两下肢皮肤红斑，苔黄腻而干，脉虚细而数。高师析为正气虚亏，客邪乘虚而入，邪热亢盛，炽于气分，灼伤阴津，且有入营之势，治宜扶正清热化邪，佐以凉血以杜传变之法，用人参白虎汤加减：太子参、知母、银花、连翘、芦根、赤芍、丹皮、川牛膝各10克，生石膏15克。服药3剂，高热得平。内科医师认为效果显著，又续服3剂。一周后再邀高师会诊时，见患者嗜睡懒言，面色萎黄，汗出较多，口渴胁痛，血压偏低，舌质红中裂，苔根腻，脉细数重按无力。高师脉证合参判定，此由过服寒凉之剂，加之邪伤气阴，阳气受损，有虚阳外越之兆，邪热未彻，已有内传少阴之虞。急予益气养阴，佐彻余邪。药用太子参、白芍、牡蛎、银花、连翘、石斛、生地各10克，黄芪15克，柴胡6克，炙甘草5克。服上方共6剂，诸症皆除，热病告愈，复查血小板上升至 $300 \times 10^9/L$。

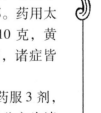

【按】观本案，高师以人参白虎汤扶正清气，药服3剂，高热得平。内科医师不识以寒治热应量其证，误以此方为清热妙剂，续服3剂而过于寒凉，致使阳气受损，邪热未彻，内传少阴，虚阳外越。高师知常达变，救治得法，终使热病得愈。从本案治疗及救误过程，足见高师贯通"伤寒""温病"，兼收并蓄，融为己见，先宗温病，后法伤寒，不拘一格，立法用药，防病于未患的学术特色。同时告诫我们大抵

清凉之剂，中病即止，若本体不足，必慎于微，宜少少与之，宁可不足，不可过量，免使致误，临证时宜熟思之。

医案2：韩某，男，42岁。1991年6月入院，西医诊断：肾病综合征Ⅰ型。患者腰酸乏力，面部及双下肢浮肿，气短自汗，小便不利，食纳不佳，便溏，舌质淡胖，苔白，脉沉细弦两尺弱。入院后查尿蛋白（++++），24小时尿蛋白定量7g。血总蛋白40g，白蛋白28g/L，球蛋白12g/L，胆固醇11.84mmol/L。经口服强的松每日40mg等药物治疗2月，复查尿蛋白（+++），24小时尿蛋白定量4.5g，胆固醇7.89mmol/L，血浆蛋白30g/L，球蛋白22g/L。证属脾肾阳虚，气化不利，治拟益气温阳，补肾健脾，化气行水。药用太子参10克，黄芪15克，茯苓10克，猪苓10克，泽泻10克，白术10克，桂枝8克，川附子8克，熟地黄15克。守方连用36剂后，强的松减至20mg/d，查尿蛋白（+），24小时尿蛋白定量为0.6g，血浆白蛋白45g/L，球蛋白26g/L。继服50剂后，强的松已减至5mg/d，尿蛋白（-），血浆白蛋白、球蛋白、血胆固醇均正常，浮肿等诸症消失，体健纳佳，临床治愈出院。

【按】高师认为肾病综合征，其病机要点是本虚标实，对此虚实夹杂之病，主张以肾之阴阳为本，益肾健脾则开阖有度，水邪有制而肿可自消的学术观点，并创拟了"新加春泽汤"，即春泽汤加川附子、熟地、生黄芪。临床应用10余年，疗效确著。

医案3：张某，男，28岁。患肾病综合征已一年余。因长期服用强的松及免疫抑制剂等药，疗效不著而遂请高师会诊，且要求纯服中药而拒用西药。患者症见颜面及双足浮肿，畏寒肢冷，面色㿠白，恶心纳差，小便量少。舌质暗

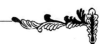

紫，苔白腻，脉沉细。实验室检查：胆固醇 315mg/dl，白球蛋白比值（3.1～3.7）:1.6，尿蛋白持续在（++～+++），24 小时尿蛋白定量 3g，尿素氮 32mg/dl。高师曰，此乃脾肾阳虚，化气行水无权，水逆犯胃也。治宜温阳健脾，化气行水，兼和胃降逆。方选新加春泽汤：茯苓（连皮）20 克，猪苓、泽泻、白术、川牛膝、川附子、枳实、竹茹、焦山楂各 10 克，桂枝 8 克，车前草、薏苡仁、黄芪、党参各 15 克。服药 12 剂后，患者浮肿减轻，尿量增多，恶心纳差大减。但遂见口干欲饮、咽痛不适等伤阴之证。舌质转红，苔少有裂纹，脉沉弦细。水逆犯胃之症已平缓，但桂附伤阴虚热之象为著见。故上方减枳实、焦山楂、竹茹，桂枝、附子各减半量；加生地、玄参各 12 克，黄柏 8 克。患者又继续服药 2 个月，诸症已平，唯有轻度腰膝酸软，尿蛋白（±），24 小时尿蛋白定量 0.14g，胆固醇 218mg/dl，尿素氮正常。根据中医效不更方之则，仍以新加春泽汤为主，酌加狗脊、草薢、川膝等药；又继续调治三个月，病员已无不适之症，全部实验室检查恢复正常，其中尿蛋白复查连续三次均为阴性。一年后随访，未复发。

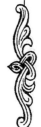

【按】本案高师仍投新加春泽汤以益气健脾，温阳化气，利水消肿。盖肾病本虚标实，错综复杂，用药切忌孟浪，骤进大剂滋填，唯以通补兼施为最宜。师自拟该方恰合病机。

医案 4：男，40 岁。病近一年，自感心慌气短，动作喘促，疲乏无力，食少纳差，腰膝酸软，腹胀，手足心热，口渴，双下肢浮肿。肝功能异常，乙肝五项均阳性，尿蛋白（++～+++），血浆白蛋白 26g/L。西医诊断：乙型肝炎，免疫复合物肾炎，肾病综合征。应用保肝及肾上腺皮质激素已久，效果不满意。前中医辨为肝肾阴虚，用六味地黄汤加

减治疗二月，开始自感口渴、手足心热等症稍减，久服渐腹
胀更甚，食欲全无，精神体力极差。故前来求治于高师，前
症俱在，舌质淡，苔白腻，脉沉细。高师改弦易辙，用健脾
益气，养胃生津之法。方用生黄芪、茯苓连皮各 15 克，太
子参、鸡内金、石斛、建曲各 10 克，陈皮 8 克，炙甘草 5
克，生姜 3 片，大枣 5 枚。服 12 剂后，自感腹胀减轻。守
方继服 18 剂后，诸症基本消失，饮食倍增，复查尿蛋白
（±），肝功能正常，乙肝五项中只 HBsAg（+），余均转
阴，血浆白蛋白 46g/L。后随证继续调治二月而愈。

【按】本案属中医虚劳范畴，病证复杂难治，既有肝肾
阴虚之候，又有心脾肺气虚之证。前医只着眼于阴虚，久用
六味地黄汤，结果使本来虚弱之脾胃又受阴药遏制，则更难
以运化水谷之精微，所以用后反使病情更甚。高师审证求
因，取"上下交虚治其中"的原则，应用健脾益气，养胃生
津之法，以助其生化功能，施治得法，终使疑难之证得瘳。

【临诊笔录】

业师高辉远教授执医 60 年，学识渊博，医术精湛。经
长年潜心研究，自拟新加春泽汤治疗肾病综合征，疗效显
著，佳案迭出。现归纳整理，介绍如下。

高师认为肾病综合征是一种虚中夹实、本虚标实、错综
复杂的难治疾病。正虚多指肺、脾、肾、肝等脏虚损，其中
以脾肾阳虚为著。邪实多指外邪、湿浊、内风、湿热、血瘀
等发病诱因，其中以湿浊、湿热毒邪、血瘀为主。其治疗大
法为：温阳化气，通利三焦。自拟新加春泽汤，以春泽汤
（明代王肯堂《证治准绳》方）加川附子、生黄芪、熟地黄
而成。方中泽泻味咸入肾，为培水之本；猪苓色黑入肾，以
利水之用；白术味甘归脾，为制水之逆流；茯苓色白入肺，

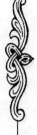

为清水之源委；桂枝宣肺解表，以逐水之泛；相佐附子宣通阳气，蒸化三焦以行水；党参、黄芪益气健脾、化气行水；熟地滋阴益肾而利水。以上诸药配合，共奏益气健脾、温阳化气、利水消肿之效。

在临床应用过程中，高师以本方为主，据证变通，随证加减。

以症而言，若见腰痛属肾阳不足，湿阻络脉，原方加狗脊、萆薢。若见颜面浮肿较重、尿少，兼见咽痛、畏寒发热等，属外邪袭表，肺失宣降，不能通调水道下输膀胱，先以麻黄连翘赤小豆汤为主调治，再以本方善后。若见下肢浮肿较重，属肾阳不足，温阳化气无权，原方可适当加川牛膝、车前子、生薏苡仁、防己、滑石、甘草等药。若兼见口干渴，五心烦热，属肾阴不足，津伤虚损者，加玄参、黄柏、薏苡仁。若兼大便溏薄，属脾肾阳虚，加山药、炮姜。血瘀较重加丹参、益母草、当归等活血类药物。若血脂高，原方加荷叶、山楂、决明子。

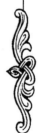

以合并症而言，若合并高血压，见头晕、目眩等症，属肝阳上亢、肝风内动者，原方减附子、黄芪、党参，加菊花、白蒺藜、荷叶，重则加龙、牡、牛膝等药。若合并心衰者，症见心悸怔忡、冷汗淋漓、肤色青紫、肢冷烦躁、尿少等，首选附子汤、四逆汤、苓桂术甘汤及生脉散等方，善后用本方调治；若同时兼脉率不整，与桂枝甘草汤或炙甘草汤合用。若合并尿毒症，在西医对症治疗基础上，辨证用药，如症见浮肿、尿少、纳差、呕恶等，属湿毒久蕴，三焦不利，上逆犯胃者，原方加枳实、半夏、竹茹，或与温胆汤化裁。

本病属于难治疾患。新加春泽汤中黄芪、白术、茯苓、

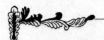

猪苓、泽泻等，既能益气利尿，又能提高免疫力，减轻免疫抑制剂对免疫力的抑制作用。桂枝、附子、生熟地与淡渗利尿之药配合，具有提高肾上腺皮质功能作用。临床应用该方能使激素逐渐减量，或者全部撤掉时而病情不复发，且日趋好转直至痊愈，从而避免了因激素减量或停用出现的病情加重的副作用。

类风湿性关节炎

类风湿性关节炎（简称类风关）是一种以关节病变为主的慢性全身性自身免疫性疾病，属于中医学中"痹证""历节病"等范畴。著名老中医高辉远，业医六十载，博览医籍，尊古不泥，合参中西医理，穷源竟委，勇于创新，对类风关的治疗经验丰富，颇具特色。

一、强调内因，扶正是根本

高师认为，类风关的发病与整体防御机能密切相关，外邪必须在正虚的情况下才能致人于病。正如《内经》云"正气存内，邪不可干"，"邪之所凑，其气必虚"。机体抵抗力降低，营卫气血失调，肌表经络遭受风寒湿热等邪的侵袭，气血经络为病邪闭阻而引起经脉、肌肤、关节、筋骨疼痛、酸楚、麻木、重着，屈伸不利，关节肿大、僵直、畸形、肌肉萎缩，活动障碍，严重者可影响脏腑，是类风关发病的内因之根本。故高师通过多年的临床实践体会，在治疗类风关的过程中，扶正乃是治病之根本，应贯穿始终。

1. 调补气血：类风关患者经常有面白唇淡，神倦无力，自汗心悸，食少纳差，头晕目眩，舌淡苔腻，脉细等气血两虚的表现。故治疗时补益气血至关重要，但又不能过于峻补，以防温多化热，气壅血滞之弊，应根据病情的需要，以

86

调补为宜，常用药如太子参、黄芪、白术、当归、白芍、红枣等。

2. 滋养肝肾：肝肾不足亦是类风关之根，临床上常表现为烦躁易怒，筋惕肉瞤，失眠多梦，腰膝酸软，男子遗精，妇女月经失调，舌红少苔，脉细弦等症。故高师认为及时应用滋养肝肾之品也乃治本之法。但不宜专于滋补，应在滋补之中佐以温阳、清热、消导之药，以免滋多恋邪、碍胃。常用药如生地、女贞子、旱莲草、五味子、鹿角胶、仙灵脾等。

3. 强筋壮骨：类风关与一般痹证不同，属于顽痹，病程长，病位深，日久不愈，邪留筋骨。临床常见关节肿胀，僵直畸形，屈伸不利，筋膜拘挛，肌肤麻木不仁，不能行走，舌暗淡，苔白，脉沉细等症。高师认为强筋壮骨是治疗类风关的一环。但临证时必须细审正邪之盛衰，要邪正兼顾，分别祛邪扶正或扶正祛邪，才能真正发挥强筋壮骨的作用。常用药如狗脊、续断、骨碎补、龟板、千年健、虎骨等。

二、重视外因，祛邪有偏重

《内经》云："风寒湿三气杂至合而为痹也"。宋代严用和以及明代李梴又有发展，提出毒邪的外因。张子和则阐明了风寒湿入侵机体的条件是："濒水之地，劳力之人，辛苦失度，触冒风雨，寝处津湿"。高师认为类风关是外邪引动内邪，内外合邪而发病。虽外因通过内因起作用，但风寒湿热等外邪确是致病的重要条件，不可轻视。但临床上风寒湿诸邪并不是等量致病的，因某一种病邪在合邪中所占比重不同，故高师强调祛邪要有偏重。

1. 祛风散寒：外感风寒之邪由表及里，邪入日深，阻滞

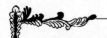

经络之风寒偏胜者，关节游走性疼痛较剧，关节肿胀，屈伸不利，得热痛减，遇寒痛增，苔薄白，脉弦紧。常用药如防风、麻黄、蕲蛇、制川乌、制草乌、桂枝等。

2. 清热利湿：外感风热或寒湿不解，郁而化热，湿热交蒸，浸淫于皮肉筋脉、经络、关节之湿热偏胜者，关节红肿热痛，有沉重感，活动障碍，口渴喜饮，小便黄浑，舌红苔黄，脉弦滑数。应湿热两清，分消其势，才能湿去热解，若只清热则湿不退，只祛湿则热愈炽。常用药如银花、连翘、黄柏、知母、薏苡仁、萆薢等。

3. 化痰软坚：外受风寒湿热诸邪，内因运化失司，水湿不化，凝聚生痰，随气升降，滞于经络关节之痰结者，关节肿胀疼痛，关节或关节周围出现增生、结节，屈伸不利，伴呕恶纳呆，舌质淡暗，苔白黏腻，脉弦滑。应软坚散结，燥湿化痰并施。常用药物如夏枯草、穿山甲、白芥子、法夏、茯苓、陈皮等。

三、尤重治瘀，活血且温经

《内经》虽无血瘀之名，但有"恶血""留血"等名称，其内容与血瘀相同。《素问》云："孙络外溢，则有留血"。又说："寒独留，则血凝泣，凝则脉不通"。关于血瘀的治疗原则，《素问·至真要大论》说："疏其气血，令其条达，而致和平"。高师认为风寒湿热等邪侵蚀筋骨，流注经络，着而成瘀，是形成类风关活动的病理关键。故在治疗上注重祛瘀并且采用由浅入深，先温经活血通络，后益气活血化瘀的方法，使经脉流通，气血周流，筋骨强健。

1. 温经活血通络：邪客经络，留而不行，阻滞气血不通则痛，即所谓"久痛入络"。常见关节疼痛呈刺痛样，伴麻木不仁，得热则舒，遇寒加重，舌质暗淡，苔白，脉

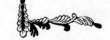

弦紧。常用药如桂枝、细辛、川附片、当归、鸡血藤、桑枝等。

2. 益气活血化瘀：类风关是一种久病顽症，"久病多瘀""久瘀多虚"，互为影响。常见关节疼痛，痛有定处，固定不移，兼见肌肤甲错，口渴不欲饮，神疲乏力，舌质紫暗或有瘀斑，脉细涩等。常用药如太子参、黄芪、赤芍、丹参、桃仁、红花等。

四、合参中西，治疗应分期

高师认为古人为类风关的治疗提供了丰富的经验，创造了多种方法。如针灸、熨热法、丸剂、汤剂、酒剂等，并留下了不少有价值的医案，有待我们进一步继承发扬，整理提高。但当前还要摒弃因循守旧的门户之见，大胆运用现代科学技术手段，借鉴西医学实验室检查的指标，从症状、化验、舌象、脉象等诸多方面探讨本病的规范化及疗效的"量化指标"，才能使临床治疗研究类风关更严谨、更科学、更具有可重复性。类风关是一种慢性而又顽固的疾病，病程长，治疗时间长，疾病过程中临床表现迥然有别，故不主张守一法一方来治疗，倡导根据临床表现、实验室检查等诸多方面的不同，分型分期辨治。

1. 湿热毒瘀旺盛型（急性发作期）：高师认为，此期多因湿热化毒，蕴于筋脉，气血瘀阻，流注关节，故临床常表现为关节红肿热痛，如刀割虎啮，夜重昼轻，僵硬，晨起明显，活动受阻，伴发热，汗出不解，烦躁不安，口渴喜饮，小便黄赤，大便干，舌质红，苔黄，脉弦滑数等。化验检查可见血色素偏低，多为红细胞血色素性贫血，白细胞轻度增高，血沉较快，血清 γ 球蛋白增高，免疫球蛋白 IgG、IgA、IgM 增高，血清黏蛋白增高，类风湿因子阳性且效价较高。

治宜清热解毒，祛瘀通络，消肿止痛之法。药用银花藤、知母、栀子、桂枝、防风、赤芍、桑枝、威灵仙、木瓜、甘草。

若热盛加生石膏、土茯苓，湿重加生薏苡仁、萆薢，血瘀明显加丹参、桃仁，病久气阴两虚加太子参、生地。

2. 寒湿瘀热错杂型（慢性活动期）：高师认为，此期常因寒湿热瘀交错，经络阻滞，关节失利，临床上多表现症状错综复杂，病程长短不一，关节肿痛，或有畸形，可有低热，或周身怕冷或下肢发凉，病情反复，变化无常，舌质红或边绛，苔白或薄黄，脉弦数或弦滑。化验检查可见血沉偏快，白细胞正常，免疫球蛋白 IgG、IgA、IgM 略高，血清 γ 球蛋白偏高，血清黏蛋白略增高，类风湿因子阳性但效价不高。治宜寒热并用，清热祛湿，温经化瘀，药用连翘、桂枝、白芥子、赤芍、鹿角霜、薏苡仁、桑枝、延胡、鸡血藤等。

若热象明显加银花藤、丹皮，寒象明显加细辛、麻黄，湿象明显加萆薢、木瓜，血瘀明显加地龙、红花。

3. 阴阳虚损夹瘀型（稳定缓解期）：高师认为此期多为久病多虚，久痛入络，气血阴阳俱损，临床上表现病情相对稳定，关节无明显红肿痛，或稍痛不肿或稍肿不痛，但可有关节畸形，无明显发热，但可有畏寒，自汗或手足心热，腰膝酸软，舌质淡，苔白，脉缓或沉细等症。实验室检查：血沉，血清黏蛋白，免疫球蛋白 IgG、IgA、IgM，血清 γ 球蛋白均可正常，类风湿因子可阳性亦可阴性。治宜调补气血，滋养肝肾，活血通络。药用黄芪、赤芍、防风、苡米、桂枝、炙甘草、桑枝、骨碎补、木瓜、大枣等。

若偏气虚加太子参、白术，偏血虚加当归、首乌，偏阴

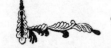

虚加生地、枸杞，偏阳虚加仙灵脾、肉苁蓉，兼瘀加鸡血藤、延胡，兼痰湿加薏苡仁、白芥子。

类风关的特点是反复发作，时止时休，以上三期可互相转化，交替出现。高师通过临床实践，辨证与辨病相结合，总结出的扶正是根本，祛邪有偏重，温经且活血，治疗应分期的辨证思路及有效方药，值得我们学习效法和验证。

系统性红斑狼疮

红斑狼疮西医认为是一种原因不明的慢性炎性疾病，可以侵犯多种器官。其临床表现多种多样，包括发烧，红斑性皮疹，多关节痛和关节炎、多浆膜炎，贫血、血小板减少以及肾脏、神经系统和心脏异常。中医文献中无确切的同义病名，但皮损型则形象地命名为日晒疮、马缨丹、红蝴蝶疮、鬼脸疮等；内脏损害则随症命名为水肿、惊悸、咳嗽、胸胁痛、虚劳等。著名老中医高辉远对本病颇有认识，治疗经验丰富，兹探析如下。

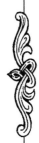

一、深究病因病机，判明标本

关于红斑狼疮的病因病机，目前正处于探讨之中，观点尚不一致。《素问·标本病传论》云："知标本者，万举万当，不知标本者，是为妄行。"《医学真传》云："治病必求其本，必知其源，知其源，治之不远矣。"高师数十年来穷究经旨，学参诸家，深思熟虑，勤于实践，审证求因，标本分明，深切的体会到红斑狼疮的病因病机主要是先天肾之不足，邪毒内热亢盛。

高师认为先天不足，体质虚弱，是红斑狼疮发生的主要原因。肾为先天之本，藏五脏六腑之精，肝肾同源，先天不足，肝肾阴虚，水不制火，邪火内生，又进一步灼伤阴津，造成恶性循环，加之后天失养，七情内伤，劳倦过度等，致阴阳失调，气血失和，外则肌肉毛发，内则五脏六腑，皆可受损，故临床症状多种多样，极为复杂。高师治疗本病，始终不忘滋养先天，调补肝肾，以治病之本。而邪毒内热亢盛，是红斑狼疮之标。主要由于先天不足，肝肾阴虚，内生邪火，久之热毒日盛，阴津更亏，互为因果；其次是因先天不足，抗病能力低下，易感风、寒、暑、湿、燥、火六淫之邪，皆可化热久缠。故高师治疗时又常"急则治其标，缓则治其本"，或标本兼顾，采用养阴清热，解毒凉血之法。但治标实为应急状况下的权宜之策，治本才是针对疾病本身的根本意图。

二、辨证辨病结合，分型治疗

红斑狼疮证候复杂多变，缓解与恶化交替出现，目前临床分型不一，尚无成熟一致之规律。高师认为有病始有证，辨证方能识病，治病后方可施治，辨证与辨病是不可分割之统一体。临床上应辨证与辨病相结合，执简驭繁，常将红斑狼疮分为三型，进行治疗。

1. 热毒炽盛型（急性发作期）：主要表现为突然高热，或高烧持续不退，面、胸、手等处红斑色艳，关节肌肉酸痛，口渴喜饮，大便干燥，甚则昏迷谵妄，四肢抽搐，吐、衄、便、尿血，月经量多不止，舌质红绛少津，苔黄腻或光剥，脉细弦数。此乃热毒炽盛，内燔营血，迫血妄行，元神被扰。治急宜清营凉血，解毒护阴。

基本方：水牛角30克（先煎），生地、白茅根各15克，赤芍、丹皮、栀子、元参、知母、石斛、菖蒲各10克，大黄3克，合成牛黄1.5克（吞服）。

2. 阴虚内热型（慢性活动期）：主要表现为长时间低热

或间歇性低热，盗汗，面部及双手等处红斑隐隐，腰膝酸软，口干唇燥，头昏目眩，四肢关节、肌肉疼痛，头发脱落，女子月经不调，舌质红，苔少或薄黄，脉细数。此乃热毒耗阴伤气，高热虽退，余热未尽。治宜调补肝肾，养阴清热。

基本方：生熟地、山萸肉、山药、丹皮、茯苓、泽泻、首乌、太子参、栀子各10克，合成牛黄1.5克（吞服）。

3. 脾肾两虚型（缓解迁延期）：主要表现为腰膝酸软，头晕耳鸣，关节、足根酸痛，心烦气短，疲乏无力，腹胀纳差，舌质暗淡，苔白，脉沉细。此乃热毒虽敛，先天之阴亏不复及阳，又损后天之脾。治宜滋肾养阴，健脾益气。

基本方：太子参、白术、山萸肉、枸杞、山药、菟丝子、仙灵脾、茯苓、旱莲草、赤芍各10克，生黄芪15克，合成牛黄1.5克（吞服）。

由于红斑狼疮临床症状变化多端，并非一成不变，可互相转化，不应拘泥基本方药，应随病情变化而灵活加减化裁，不可失辨证施治之本旨。

三、预防保健得宜，自然疗能

《王氏医存》："古云'三分医治七分调养，'信然。凡病未愈，忽添内外杂证，或旧疾复发，皆不善调养所致。"红斑狼疮病程较长，病情反复发作，是当今难治病之一。病人苦不堪言，精神紧张，甚或悲观失望，痛不欲生。高师认为本病不能单靠药物治疗，更应注意预防保健，自然疗能，防治并重。一是生活调理，即"四时合序，起居有时，饮食有节，劳逸适度"；二是调摄精神，即"力戒嗔怒，使志安定，恬愉为务，自得为功"；三是防保有方，即"避晒太阳，禁忌妊娠，坚持治疗，定期复查"。

此外本病临床用药十分繁杂,合理用药亦不可忽视。一些可诱发红斑狼疮的西药如肼苯哒嗪、苯妥英钠、氯丙嗪、雷米封、口服避孕药等应避免使用。有些吸收紫外线的伞形科中草药如白芷、前胡、补骨脂等也应注意少用或不用为宜。

医案1:王某,女,32岁。1985年确诊为系统性红斑狼疮,口服强的松每日10~20mg等西药治疗已6年,病情尚稳定。但近半年来病情逐渐加重,强的松已增至每日30mg,病情仍无改善。高师会诊时病人高热,体温38.7℃,面部及双手掌红斑色艳,关节酸痛,大便干,小便黄赤,舌质红,苔黄腻,脉细弦数,实验室检查血常规:血色素86g/L、白细胞9×10^9/L、血小板70×10^9/L,尿常规:蛋白(++)、红细胞8~10,血沉92mm/h,蛋白电泳γ球蛋白32%,免疫球蛋白:IgG 25g/L、IgA 3.6g/L、IgM 2.2g/L,补体C3 55mg/dl,抗核抗体阳性1:60,抗双链DNA阳性。高师辨为肝肾阴虚,毒火炽盛,治疗以养阴清热,解毒凉血。处方:水牛角30克(先煎)、生地、赤芍、白茅根各15克,丹皮、栀子、元参、知母、黄柏、石斛各10克,合成牛黄1.5克(吞服),服药24剂,高热已退,偶有低热,体温37.6℃,面部及双手红斑渐退,盗汗,关节酸痛,舌质红,苔白,脉细滑数。高师析为阴虚内热,治以调补肝肾,养阴清热。处方:生地、忍冬藤各15克,山萸肉、山药、丹皮、太子参、茯苓、泽泻、白术、栀子各10克,合成牛黄1.5克(吞服),大枣5枚。服药36剂后,症状基本消失,强的松已减至每日20mg,自感乏力,纳差,舌质暗淡,苔白,脉沉细。复查:血色素110g/L、白细胞5×10^9/L,血小板110×10^9/L,尿常规阴性,血沉18mm/h,γ球蛋白21%,免疫球蛋白Ig-

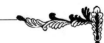

Gl 5g/L、IgA 4g/L、IgM 1.8g/L，补体 C3 75mg/dl，抗核抗体、抗 DNA 抗体均阴性，病情稳定。出院时高师嘱其预防保健得宜，带补肾健脾处方：太子参、白术、菟丝子、仙灵脾、茯苓、枸杞、旱莲草、赤芍各 10 克，生黄芪 15 克，合成牛黄 1.5 克（吞服），大枣 5 枚。服药 3 月后门诊随诊，强的松减至每日口服 10mg，仍病情稳定，临床缓解。

医案 2：陈某，女，58 岁，北京市某单位干部。1988 年 2 月 24 日初诊。因反复发烧，双膝关节疼痛，乏力，面部蝶形红斑，四肢及躯干红色皮疹，光敏感，口腔溃疡，查尿蛋白（+++），抗核抗体阳性，为斑点型，滴度 1:160，抗 DNA 抗体阳性，7 年前在北京某医院确诊为"系统性红斑狼疮"。就诊前曾服强的松治疗 4 年余，最大量每日 40g，就诊时仍服强的松每日 20mg，虽部分症状有所改善，但仍可见面部蝶形红斑，低热，体温 37.8℃，尿蛋白（+ ~ ++），抗核抗体阳性，滴度 1:80，抗 DNA 抗体阳性。腰酸膝软，全身极度乏力，食少纳差，头晕，口干，舌质淡红，苔白微黄，脉沉细数。高师辨证为阴虚火旺，治宜滋阴降火之法。处方：生地 15 克，山药 10 克，茯苓 10 克，山萸肉 8 克，泽泻 10 克，知母 10 克，黄柏 6 克，丹皮 8 克，忍冬藤 15 克，连翘 10 克，炙甘草 5 克，荷叶 10 克，萆薢 10 克。守上方加减。服半年，强的松逐渐减量至停用，患者体温正常，面部红斑消退，尿蛋白（± ~ +），抗核抗体阴性，抗 DNA 抗体阴性，其余症状明显减轻。舌质暗淡，苔白腻，脉沉细。高师认为此时证属脾肾两虚，当以健脾补肾为治。处方：生黄芪 15 克，山药 10 克，茯苓 10 克，狗脊 10 克，炙甘草 5 克，白术 10 克，山萸肉 10 克，生地 10 克，仙灵脾 10 克，杜仲 10 克，萆薢 10 克，忍冬藤 15 克，太子参 10 克。守上方加

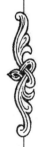

减治疗一年余，多次复查尿蛋白阴性，抗核抗体阴性，抗DNA 抗体阴性，自感症状基本消失，经北京某医院鉴定已临床治愈。嘱患者每 3 日服上方加减 1 剂，后病情未见反复。

【按】高师认为脾肾两虚是系统性红斑狼疮的本质，而阴虚火旺症状，乃是因为应用肾上腺皮质激素后，致使体内阴阳失调的表现，为系统性红斑狼疮之标象，随着激素的减量，脾肾两虚之证会逐渐显露。基于这一认识，高师根据阴阳相互依存、相互消长的观点，先以滋阴降火治其标，后再健脾补肾治其本，先后有次，标本有别，使阴平阳秘而达到治疗目的。

综上述验案，高师诊治疑难病证，临证审时度势，治病求本；遣方用药，权衡缓急，善进善守，尊古而不泥，圆机活法，力挽重疴，诚不愧为一代名医。

强直性脊椎炎

医案：李某，女，40 岁，河北某银行会计。1991 年 8 月 20 日就诊。患强直性脊椎炎 3 年余，曾用肾上腺皮质激素半年，因疗效不佳停用。1 年前曾用雷公藤片及布洛芬、消炎痛等抗风湿药物治疗 5 个月，症状有所缓解，因胃肠道反应较重而停用。近 3 个月来病情反复，自感腰背僵硬疼痛，双髋关节疼痛较重，翻身、行走均困难，舌质暗淡，苔白腻，脉细弦。查"4"字试验阳性；RF 阴性，HLAB27 阳性，血沉 54mm/h，X 光摄片示：双侧骶髂关节骨质疏松，关节面模糊变窄，有虫蚀样破坏。高师辨证为气阴两虚，寒湿阻络，治宜益气养阴，活血利湿。处方：生黄芪 15 克，赤芍 10 克，防风 8 克，桂枝 8 克，炙甘草 5 克，桑枝 10 克，

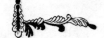

川膝 10 克，薏苡仁 15 克，元胡 10 克，当归 10 克，生地 15 克，木瓜 10 克。服上方 14 剂药后，自感症状明显减轻，服至一个月后诸症日渐消失。复查"4"字试验（±），血沉 20mm/h，临床治愈，患者正常上班工作。嘱患者守上方继服 2 月巩固治疗。

【按】痹证属于比较顽固，缠绵难愈之疾患，尤以顽痹（强直性脊椎炎）更为棘手。高师治痹，既不拘于《内经》"风寒湿三气杂至，合而为痹"，亦不限于吴鞠通"痹之因寒者固多，因乎热者亦复不少"的论述，而是综合病人整体情况进行灵活施治，方中重用黄芪、炙甘草、生地、木瓜益气养阴以扶其正，更配当归、赤芍、元胡、川膝、桂枝、桑枝、薏苡仁活血渗湿以祛其邪，相辅相成，活血渗湿不伤阴，益气滋阴不恋邪，确有独到之处。

白塞综合征

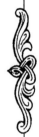

白塞氏综合征临床表现复杂多样，缠绵反复，治疗比较困难。著名老中医高辉远老师，潜心医道 60 载，诊治本病颇具特色，不落窠臼，独辟蹊径，创立新法新方，疗效显著，兹探讨如下。

一、从脾乖违，探讨病因病机

《金匮要略》百合狐惑阴阳毒脉证篇记载"狐惑之为病，状如伤寒，默默欲眠，目不得闭，卧起不安；蚀于喉为惑，蚀于阴为狐，不欲饮食，恶闻食臭，其面目乍赤乍黑乍白，蚀于上部则声喝，甘草泻心汤主之。蚀于下部则咽干，苦参汤洗之。蚀于肛者，雄黄熏之。"又有"病者脉数，无热，微烦，默默但欲卧，汗出；初得三四日目赤如鸠眼；七八日目四眦黑；若能食者，脓已成也，赤小豆当归散主之。"

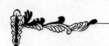

说明我国古代医学家对此有过卓越的贡献。

关于白塞氏综合征的病因，西医尚未完全阐明，中医历代医家虽认识不完全一致，但多均遵循仲景，认为是湿热所致。高师认为本病临床具有湿热为患的特征，其证候表现多种多样，变动不居，病位甚广，可累及上下内外，为害多端。湿热上犯则表现口舌糜烂，目赤等症；下趋则可累及前后二阴，表现龟头、阴唇、阴道、直肠溃疡等症；浸淫肌肤经脉则可表现为血痹、脉痹，皮肤结节红斑等症；流注关节则表现为关节红肿热痛；侵及脏腑，则可导致相应脏腑的病变。高师认为湿热主要分为外源性与内源性两大类，外源性湿热，只是诱因，通过内因才可致病，内源性湿热，乃是疾病的中间产物，不是病之根源。在长期的诊疗实践中高师体会到，湿热合邪，以湿为主，热因湿生，湿郁化热，故高师认为白塞氏综合征的发生多由脾土不健，运化失司，水湿内停，湿郁不解化热，而致湿热蕴结，所以脾土虚弱是本病发生的根源。

高师这种不拘泥于古，溯本究源，从脾乖违着眼探析白塞氏综合征病因病机的见解，颇具突破创新的风格，实为后学典范。

二、补土伏火，创立新法新方

古今医家治疗白塞氏综合征，多从湿热着手，或以清热为主，利湿为辅或以利湿为主，清热为辅，应用仲景之甘草泻心汤或赤小豆当归散为主治疗，但高师临床体会对本病则治多不应，疗效并不显著。

高师通过多年的临床实践认为治疗本病，应以治湿为要，因湿为热之窠，湿去则热孤，治湿要杜其来源，故当以补土伏火为主，以治其根本。著名中医学家蒲辅周先生曾用

《卫生宝鉴》之三才封髓丹治疗顽固性口腔溃疡，效果比较满意。高老受先师蒲老启发，在此方基础上恰当配伍，名曰新加三才封髓汤，临床上治疗白塞氏综合征，其效常得心应手。新加三才封髓汤组成：太子参10克，生地黄15克，天门冬10克，盐黄柏10克，西砂仁6克，炙甘草3克，肥知母10克，去皮桂枝6克，赤芍药10克，大红枣5枚。方中太子参、炙甘草、砂仁、大枣补土行滞，黄柏、知母、生地、麦冬养阴泻火，赤芍、桂枝活血通络。全方补土伏火、补虚不碍邪，泻火不伤阴，活血且通络。临床用之，常屡获良效。

高师独辟蹊径，创补土伏火法，拟新加三才封髓汤，为临床治疗白塞氏综合征另立一大法门，开辟了一条新的治疗途径。

三、知常达变，据证有加有减

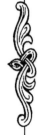

常与变是相对的概念，常具有普遍性，变具有特殊性，而特殊性蕴于普遍性之中，所谓变实际上不超乎规矩之外，而恰恰在规矩之中，变是对常的补充。

高师认为，新加三才封髓汤虽然符合白塞氏综合征病因病机的中心环节，但由于患者体质差异较大，病程新久有别，病情轻重不同，症状变化多端，缠绵反复，因此在具体应用时亦不能胶柱鼓瑟，刻舟求剑，应根据病情变化，灵活加减化裁，使药证契合。如若湿热毒邪亢盛者去桂枝加栀子、合成牛黄；低热不退者加淡豆豉、丹皮；咽喉肿痛、口舌溃疡者加莲子心、淡竹叶；眼色素膜炎、角膜溃疡者加桑叶、晚蚕砂；龟头、阴唇、阴道、直肠溃疡明显者加土茯苓、苍术；关节肿痛者加苡米、桑枝；四肢皮肤红斑结节者加紫草、泽兰；恶心呕吐者去知母加姜半夏、竹茹；食欲不

振者加建曲、炒谷麦芽；气血两虚者加生黄芪、白芍。总之高师临证处常应变，补偏救弊，据证变通，治疗用药，灵活化裁，有的放矢，这也是他治疗白塞氏综合征屡收良效的关键所在。

高师用唯物辩证法思想，把疾病的普遍性和特殊性区别开来，把治疗的原则性和灵活性统一起来，使我们深得治法本旨，颇富教益。

医案 1：于某，女，50 岁。口腔及外阴部溃疡反复发作长达 19 年之久，某医院确诊为白塞氏综合征，中西医多种治疗，始终不愈，痛苦异常，反复住院治疗。经人举荐求治于高师，症见面色㿠白无华，四肢关节疼痛，视物模糊，眼科诊为虹膜睫状体炎，胃痛纳差，形体消瘦，精神萎靡，疲惫不堪，舌质淡，苔白，脉沉细滑无力，血红蛋白 70g/L，血小板 60×10^9/L，血沉 110mm/h。高师辨为狐惑病，治用补土伏火，给予新加三才封髓汤治疗。太子参、天门冬、黄柏、知母、赤芍各 10 克，生地 15 克，去皮桂枝、砂仁各 6 克，炙甘草 3 克，大枣 5 枚。药服 12 剂后，口腔及阴部溃疡面见小，视物清楚，精神好转，血红蛋白上升至 120g/L，舌质已不淡，苔白，脉沉细微滑。效不更方，又服 85 剂后，阴部溃疡消失，口腔溃疡亦大部消失，仅有两处小溃疡，复查血沉 35mm/h，食欲好转，舌苔薄白有裂纹，脉沉细。原方加莲子心 6 克，又服 30 剂后，诸症消失，临床治愈。后随访三年，白塞氏综合征未再复发，正常工作。

【按】观此案可知，患者近 20 年之痼疾，仅治疗 3 月余，即获痊愈，足征新加三才封髓汤治疗白塞氏综合征，疗效比较肯定。实乃千方容易得，一效实难求，深值我们进一步细加研索。

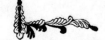

医案2：王某，男，42岁，干部。1992年6月26日诊。反复发作口疮15年，每于过劳或失眠时加重，服用各种抗生素、维生素B_2、牛黄解毒片等药及局部敷口腔溃疡膜未见大效。5年前发现注射、针灸后针眼部出现水泡，周围红肿，左下肢游走性肿痛。4年前出现一次阴茎龟头部黄豆大之溃疡，以后自愈。1990年曾在解放军某医院诊为"白塞氏综合征"。给予口服强的松15mg/日治疗至今。入院查体：体温37.4℃，面部及胸背部可见红色散在痤疮。咽红，舌及口腔颊黏膜有三个绿豆、黄豆大小不等之溃疡面，周围稍红。左小腿结节性红斑。化验血白细胞$126 \times 10^9/L$，中性0.81，血小板$98 \times 10^9/L$，血沉86mm/h，蛋白电泳β12.4%。给予激素、环磷酰胺，左旋咪唑、阿斯匹林等治疗，虽症状有所减轻，但口腔溃疡仍易复发难愈，故特邀高师会诊。症见低热（T37.4℃），口糜疼痛，口干纳差，精神萎顿，周身疲乏，心慌失眠，左下肢关节疼痛，大便偏干，舌红，苔薄黄，脉细滑数。方用新加三才封髓汤加减：太子参10克，生地黄15克，天门冬10克，盐黄柏10克，西砂仁6克，炙甘草3克，肥知母10克，去皮桂枝6克，赤芍10克，大枣5枚。连服上方20余剂，精神好转，口腔溃疡面逐渐愈合，疼痛明显减轻，心悸失眠改善，左下肢关节疼缓，但仍低热（T37.3℃），颜面及胸背部丘疹、下肢结节性红斑未消尽，舌红，苔薄黄，脉弦细。继守原方去桂枝、赤芍，加紫草10克，地骨皮10克。守前方计服70余剂，面色红润，体温正常，口腔溃疡未见复发，纳食增进，颜面及胸背部红色丘疹，下肢结节性红斑亦皆消退，强的松已停用。复查血常规、蛋白电泳β均正常，血沉10mm/h，E玫瑰花结形成率39%。后改投六君、六味地黄丸，调理收功。

随访 1 年病未复发，病情平稳。

【按】白塞氏综合征，属中医"狐惑病"范畴，其症情复杂，缠绵难愈，治颇棘手。高师治此病时，选用古方三才封髓丹加知母、赤芍、桂枝、大枣，名为新加三才封髓汤。本方具有益气养阴，补土伏火之功效。

干燥综合征

"阴虚发热（干燥综合征）"案例：女，48 岁，反复发烧 5 年余，西医确诊为干燥综合征，服养阴生津中药效果不佳。高师诊时仍低热，体温 37.8℃左右，口干咽燥，五心烦热，头昏倦怠，气短自汗，纳少便溏，关节酸痛，血沉在 30mm/h，舌红少苔，脉细数。高师辨为阴虚发热，治以益气养阴，生津清热，方用生脉散加味：太子参、麦冬、白术、茯苓、石斛、葛根、木瓜、赤白芍各 10 克，五味子、炙甘草各 5 克，生地、山药各 15 克，鳖甲、丹皮各 12 克。服药 18 剂，体温正常，诸症明显好转。后去鳖甲、丹皮加黄芪 15 克。继服 1 个月，诸症基本消失，血沉正常。

【按】干燥综合征以"燥热"之象为主要特征，但患者服养阴清热之剂效果难彰。高师则非见燥热论燥热，以益气生津，养阴清热奏功。犹如风助浪行，水到渠成，而使阴津自充，燥热自解，其探索创新的精神，堪为后学师范。

成人 Still 病

"气虚发热（Still 病）"案例：女，45 岁，高热体温 39℃，西医确诊为 Still 病，应用强的松每日 30mg 及硫唑嘌呤每日 50mg 口服，静滴抗生素及口服清热解毒中药等治疗近 1 月，仍无好转。高师会诊时，仍发热，以上午为甚，体

温 38.7℃，倦怠懒言，虽发热而欲近衣被，用手触之手心热甚，且愈来愈热，纳食呆滞，面色萎黄，脉细数无力，苔白，舌质淡，高师辨为气虚发热，阳火上乘。治以甘温除热法，方用补中益气汤加味：炙黄芪 15 克，西洋参 6 克，陈皮 8 克，当归、川芎、白术各 10 克，柴胡、甘草各 5 克，升麻 3 克，生姜 3 片，大枣 5 枚。服药 6 剂，体温降至 37.5℃，食欲好转，脉虚缓。二诊效不更方，继服 6 剂，体温正常，余症大减。

【按】内伤气虚发热与外感发热，途殊治异，本案为自身免疫性疾病，从外感治疗无效，以甘温除热获功，很有见地，值得后学效法研索。

结节性红斑

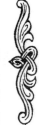

肌衄（结节性红斑）医案：贺某，女，38 岁，某医院医生。1991 年 8 月 6 日就诊。症见患者全身散在稍隆起皮肤的结节红斑，色若葡萄，大小不等，对称发生，四肢多于躯干，发痒，舌质淡，苔白，脉沉细，病程已 2 月余，某医院诊断为"结节性红斑。"曾服用肾上腺皮质激素、扑尔敏等西药近 3 周及清热血利湿之中药 20 余剂罔效。经人举荐而求治于高师，综上辨证为寒湿凝滞肌肤之候，治宜辛温宣通，祛寒开凝，用麻黄汤加味。处方：麻黄茸 5 克，杏仁 10 克，桂枝 6 克，炙甘草 5 克，忍冬藤 10 克，连翘 10 克，赤芍 10 克，栀子皮 10 克，白鲜皮 10 克，滑石 15 克，蒲黄炭 10 克。服药 3 剂后，红斑见暗，痒止，7 剂后大部红斑消退，连投 18 剂病获痊愈，随访 1 月未见复发。

【按】西医认为本病是一种免疫生物学的反应性炎症症候群，皮下组织及真皮内小血管受累，病因较复杂。中医属

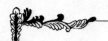

于"肌衄"范畴，传统中医认为"衄家"禁用麻黄汤，故一般医者不敢用之。高师尊古而不拘泥于古，应用麻黄汤加味治疗而获奇效。由此可见，高师断病辨证，独具卓识，经方活用，颇多新意。

老 年 病

一、老年病诊治经验掇要

我们有幸从师于高辉远教授，亲聆教诲，受益匪浅。高师家学渊源，历享盛名，其杏林生涯 60 载，临床经验甚为丰富。他长期从事老年医疗保健工作，对老年病的诊治颇有特色。

1. 掌握老年心理，首要舒畅情志

高师认为，随着年龄的增长，老年人不仅生理功能衰退，而且心理上极易产生抑郁悲观的情绪，所以要注意发病的情志因素。如有的因子女分居或不孝顺而气忿；有的因丧偶而致极度痛苦悲伤；有的因离、退休后生活环境因素的变化，而产生悲凉、寂寞等不良心理；有的缺乏自信，兴趣狭窄，不爱活动，消沉孤独，自感精神衰退，体力不支，若再患有慢性病，情绪就更为消沉，寡言少语，闷闷不乐；有的过分担心自己的健康而惧怕生命不测；等，形形色色，不而足。高师认为，人若长期处于这种状态，就易致病。因此，他在诊治老年人疾病时，重视问诊，必细询病情，详加分析。根据久病之人思想悲观，新病之人常常情绪急躁的心理变化特点，临床辨证处方时，属实证诸郁者，喜用丹溪越鞠丸或合温胆汤变通；虚证肝郁者，善化裁逍遥散，心肝失调者则用甘麦大枣汤加郁金、佛手、夜交藤、合欢皮、白芍等药；虚实夹杂之郁证者则又以越鞠丸合甘麦大枣汤加减治

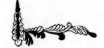

之，同时注意语言上的开导和顾虑之解除，大多收到满意的效果。

如治孙某，男，66岁，干部。于1991年9月18日初诊。素性抑郁，善思虑，形体丰腴，旧有高血压、冠心病史。3年以来，经常因血压偏高、心绞痛屡发住院。近因家事不顺，情志不遂，又感胸膈痞闷，心前区不适，头晕目眩，血压波动，口干且苦，脘胀纳少，嗳气恶心，舌红稍暗，苔薄黄腻，脉弦滑。高师辨为忧郁不解、痰热内阻所致，遂告诫切勿激动，治以理气解郁，化痰清热之法。药用苍术10克，香附10克，栀子8克，川芎8克，建曲10克，法夏10克，茯苓10克，陈皮8克，枳实10克，竹茹10克，佛手10克，菊花10克，珍珠母15克。服6剂药后，精神好转，诸症减轻，又投12剂，嘱其家属多方开导，心境逐开，诸症悉除。此例症状的缓解，说明情志病除舒畅情志外，随时注意调气开郁，重视肝气的疏泄，脾胃之升降的重要性。

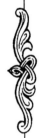

2. 病多虚实夹杂，着眼攻补兼施

高师认为，老年之疾，不外虚实两端，虚多气血阴阳之不足，实多责之气湿痰瘀之有余。老人脏器机能衰退，虚证固属不少，但因抗病力减弱，机体调节之适应性锐减，常易受邪而产生种种邪实之证。如肺虚失于宣肃，脾虚水湿失运而渐生痰湿，心气鼓动无力、肝气疏泄失畅而致血脉瘀滞等，这种"因虚致实"的病理机制在老年病中较为普遍，故病每多寒热虚实夹杂之证。此时，祛邪恐伤正，扶正又虑恋邪，处理不当，常致"实实虚虚"之弊，不能治病，反而添疾。所以高师在老年病施治中，强调临证应遵蒲辅周老先生"汗而毋伤，下而毋损，温而毋燥，寒而毋凝，消而毋伐，

补而毋滞，和而毋泛，吐而毋缓"之训。若攻邪太猛，易伤伐正气，则立致不虞；补虚太过，易邪恋于内，则变生他证。故高师主张攻邪应攻而不伤，"衰其大半而止"，补正则应补中有泻，疏补共进，扶正祛邪以标本兼顾。

张某，男，62 岁，干部。于 1992 年 3 月 27 日初诊。因阵发性心前区疼痛 10 月，加重 3 月入院。患者自去年 7 月始出现心前区疼痛，当时含硝酸甘油片后缓解，但未介意，至 12 月 30 日突然加剧，频繁前胸后背疼痛，持续约 5 小时，当地医院心电图示："急性下壁心肌梗死"，经抢救治疗后好转。此后每于晨起和活动后即心绞痛发作，每次持续 3～5 分钟，放散至左肩背、手臂，虽含服硝酸甘油、消心痛可减轻，但病情始终不能稳定，而收入院，诊为冠心病心绞痛，急性下壁心梗恢复期。遂请高师会诊，见精神紧张，气憋胸闷，心前区隐痛，痛甚彻背，神疲易倦，心悸气短，舌淡暗，苔薄白，脉细弦。证属心气不足，血脉瘀阻，不通则痛，治宜益气养心，安神定志，调气活血之法。药用太子参 10 克，茯苓 10 克，菖蒲 10 克，远志 10 克，小麦 10 克，延胡 10 克，佛手 10 克，葛根 10 克，丝瓜络 10 克，赤芍 10 克，丹参 10 克，炙甘草 5 克，大枣 5 枚。以前方为基础，其间稍加出入，共服 42 剂药后，精神转佳，体力恢复，症状消失，心痛未发，病情稳定而出院。高师用《千金方》定志丸意，益气养心，合《金匮》甘麦大枣汤，甘缓宁心，以治其本；加丹参、赤芍、延胡、佛手、葛根等药，行气活血，以治其标。群药相合，可收通中有补，补中有攻，标本兼顾，攻补并施之效。所谓"知标本者，万举万当"是也。

3. 虚为脏器痿瘁，注重顾护胃气

高师认为，老年人的生理特点是脏腑痿瘁。《养老奉亲

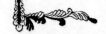

书》云："年老之人，痿瘁为常。"痿瘁乃衰弱、颓败、老化、萎缩之意。衰老是人体脏腑组织、四肢百骸功能衰退的综合表现。所以老年人体虚一般是全身性多脏器的，往往以某一脏腑病变为主，一脏患病，常波及他脏。高师认为，老年之人诸脏虚，脾胃尤虚，其居中焦，受他脏之累，亦受百药之毒。因而高师教人对于老年沉疴重疾应重视胃气。《内经》云："有胃气则生，无胃气则死"。盖脾胃乃后天之本，气血生化之源，脾胃健和则五脏六腑、整个机体强健，而不易成病，既成病后，调其脾胃则病易愈。倘若胃气受戕，则内伤难复。故上损及胃，下损及中，皆在难治之列。高师认为五脏无论何脏之虚，关于胃者，必从胃治；不关于胃者，亦当时刻不忘胃气这个根本。俾后天资生有源，中气翰旋得创复，顽疾始有转机。故高师对不少老年病证，多从脾胃立法，时时顾护已衰之胃气，成为稳定促进病情好转的关键。

　　徐某，女，73 岁，干部。于 1989 年 6 月 6 日初诊。旧有冠心病、高血压病、脑萎缩等病，现乳腺癌术后 2 年余，因发现淋巴结和骨转移入院，特邀高师会诊。患者多次住院行间歇化疗，已精神疲惫，体力不支，面色少华，头晕恶心，腹胀纳差，下肢轻度浮肿。双侧颈部有多发的淋巴结肿大，腋下淋巴结肿大，右腋下可触及一个 $4cm \times 5cm$ 质硬粘连。胸片显示为"多发性骨转移癌。"血沉 46mm/h，血色素 95g/L，白细胞 $35 \times 10^9/L$，中性 0.60，淋巴 0.26。舌质淡暗，苔薄黄，脉细弦无力。高师辨证为元气大亏，脾胃不和之候，治以益气扶正，健脾和胃，佐以解毒软坚之法。药用生芪 15 克，太子参 15 克，白术 10 克，茯苓 10 克，山药 10 克，法夏 10 克，香附 10 克，菟丝子 10 克，当归 10 克，白花蛇舌草 15 克，夏枯草 15 克，生薏苡仁 15 克，建曲 10

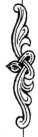

克。以本方为基础连服 156 剂药后，自感精神转好，食纳知馨，气力增强，诸症改善。复查颈部、腋下淋巴结明显缩小，血象正常，血沉 21mm/h，病情稳定出院。晚期癌症患者，其存活的长短往往取决于正气衰败的程度，故高师强调对老年病人有些身患绝症而又元气大虚者，不可贸然攻病。因病致极地，邪少虚多，随时有虚脱的可能。此时只能顾护胃气，扶正以固本元，非谓不治其病，实为延其寿命也。

4. 耄年阴阳失调，施宜刚柔既济

高师认为，五脏皆衰，阴精已竭，久病阳气亦惫，是老年病的特点。因此，年高之人，或阴虚阳盛，或阳虚阴盛或阴阳失和，或阴阳两虚等，均可致体内阴阳失调，所谓阳虚者阴无不损，阴耗者阳无不残，故高师在调理阴阳时，十分注意两者的依存关系，补阳必兼济阴，滋阴必兼顾阳，务使阳得阴助，阴借阳运，刚柔既济，则阳生阴长，阳化阴藏，以达阴阳平衡，恢复身体健康，冀其带病延年。

如治顾某，男，74 岁。于 1991 年 9 月 18 日初诊。反复尿急尿频，伴淋沥不畅已 10 余年，曾在北京某医院外科镜检尿液阴性，作肛门指诊发现前列腺肿大，中央沟消失，表面光滑、质软，诊为前列腺增生症。曾间断服用乙蒗酚、前列康片等药物治疗，未见明显效果。遂由家人搀扶来院求治于高师，症见排尿不畅，余沥难尽，常感尿急尿痛，尿频量少，夜间尤甚，影响睡眠，伴腰脊酸痛，口干欲饮不多，下肢有冷感，两足稍肿，舌暗红，苔薄白，脉沉细弦。证属年老肾虚，命门火衰，气化不行，久病阳损及阴，治宜阴中求阳，刚柔相济，药用熟地 10 克，山萸肉 10 克，泽泻 10 克，山药 10 克，茯苓连皮 10 克，丹皮 10 克，川膝 10 克，车前子 10 克（包），炮附子 10 克，肉桂 3 克，知母 10 克，白茅

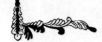

根 15 克。连投 12 剂药后，尿痛尿急消失，小便通畅，夜尿由原来七八次减至二三次，余症改善。嘱原方去知母、茅根，加女贞子 15 克，益智仁 10 克，再进 6 剂，病情基本控制。后改投金匮肾气丸以巩固疗效。此为老年癃闭之患者，高师选用六味地黄汤滋补肾阴，车前、茅根、知母、女贞子清热滋阴利尿，牛膝引药下行直达病所，与车前相配以导窍与蒸化利水两得其妙。桂、附引火归原，以鼓舞肾气，使气化功能正常。全方刚柔相济，阳得阴助，而生化无穷，故其病收效显著。

二、老年病治疗用药经验之研讨

老年疾病，证情复杂，治疗用药颇难。故临证掌握好其辨证立法、选方用药的规律至关重要。高辉远老师擅长此道，对老年病的见解经验独特。在辨证立法之后，尤精于遣方用药，常常与众不同而收奇效。

1. 祛邪勿忘扶正，慎施戕伐

高师认为，大凡老年之人，诸脏腑功能多为脆弱，机体调节之适应性锐减，正虚不能胜邪，虚实夹杂，无论邪实之疾或成于体衰之前，或生于正虚之后，实因不足之体最易招致诸邪，"两虚相搏"之机遇甚多，邪结不祛则正气难复，故邪实之患不可不治，其疗治之法又不可与年青体壮之人同日而语。高师强调，此时治疗上尤重视正气为本，主张驱邪勿伤正气，扶正亦能逐邪。老年之正气，皆刻刻固护，因损之极易，培补甚难，邪实宜除，但不可过。如治老年外感，理当解表发散，以驱除表邪。然老年患者，因卫阳虚弱，腠理疏松，稍一不慎，恐有不测之变。故高师临证常喜用玉屏风散，或用再造散，或用加减葳蕤汤等扶正的方剂变通治之。解表药不宜过重，以免损伤卫阳。这样既能祛邪于外，

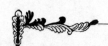

又固正于内，可避引邪入里之弊。外感病如此，内伤杂病亦不可不慎。如老年便秘，归纳有气虚、血虚、阴津枯竭等，亦有因热所致者。由于其病机属虚者多，故治疗不宜专用通下，应通补兼施。如果便结较重而气虚不显且有热象者，以调胃承气汤减半治之为佳。调胃承气汤为缓下之剂，再减其半力量轻微，既能通其下，又不伤正气。若气虚明显者，可取黄龙汤攻补兼施之法；若兼有阴津亏虚，可取新加黄龙汤滋阴通下之法；若身体极虚，肠腑推动无力者，可用麻子仁丸润其肠道，兼以补气行气之品，助其传导之力。

总之，老年患病每多邪盛正虚，不但贼邪多不受驱，且强行驱之反能戕伤正气，故高师谓蒲老先生"汗而毋伤，下而毋损，温而毋燥，寒而毋凝，消而毋伐，补而毋滞，和而毋泛，吐而毋缓"的治疗原则，在指导老年病的立法用药方面，尤有重要意义，值得我们师法。

2. 凡病皆重胃气，善护宜养

高师深领《灵枢·五味》所谓："五脏六腑皆禀气于胃"之旨意，认为胃气乃人的生命之本，胃气的盛衰有无，关系人体健康与否及生命的存亡，故有"有胃气则生，无胃气则死"之说。盖脾胃为后天之本，胃气强，则运化功能亦强，机体气血生化有源；胃气弱，则脾胃的运化功能亦弱，机体的气血生化乏源。因此，凡病之发生和转归莫不与脾胃关系密切。故善察病者，必察其脾胃之强弱，治病者，必先顾其脾胃之盛衰。如果脾胃生气受戕，则损怯难复，所以，高师把保护胃气作为临床治疗老年病的前提，他的保胃气观点是：体壮实者，祛邪即是保胃气，邪气除胃气自然通畅，胃气虚，则宜补养，俾后天资生有源，中气斡旋得复，疾病始有转机。五脏中不论何脏之虚，凡涉及胃者必从胃治，与

胃不相关者，亦当时刻不忘胃气为本，以胃为养。如中气虚者，常用参、术、芪、草、枣之味以补之，佐建曲、焦山楂、陈皮类使补而勿壅；中焦虚寒，老人体肥，运化不足者，用干姜甚或桂、附以温之，佐玉竹、山药以防刚燥伤胃；湿盛者，用薏苡仁、茯苓、苍术以燥之，湿除脾健则已；清阳下陷者，用升、柴、荷叶以升之，量不宜重，不使药过病所；中脘气滞者，用朴、砂、蔻、木香以理之，滞去则已，小量悦脾化湿、醒胃理气，大量便会燥胃耗气，故又宜用佛手、绿萼梅、香橼皮，理气不伤胃阴。若脾阳不亏，胃阴虚有热者，用沙参、斛、知母以清之；热去而胃燥液干者，用玄参、二冬、茅根、玉竹以润之，亦可以微酸之品如白芍、乌梅、木瓜、五味子以敛肝，抑制其胜我者，则胃津自充。可见，治病顾护胃气，实为高师治疗老年病立法用药的指导思想。

3. 气血宜当调和，贵在疏通

人届暮年，精力日疲，积年因病或久病后血气衰少，或者因多思远虑，过伤七情，导致气机郁结，气血凝涩，郁滞不畅之证，正如《素问·痹论》云："病久入深，营卫之行涩，经络时疏，故不通。"高师认为，老年人纯实不虚者少，虚实相兼者多，因虚而致实，因虚而致瘀是老年病的特点之一。故临证气虚兼滞，血虚有瘀者屡见不鲜，气虚有瘀，血虚气滞者也不少见。如中风、胸痛、腹满、小便不利、癃闭、胁痛等，其原因多由脏腑气虚，不能运行气血，以致气虚而滞，血行缓慢而瘀阻。其治之法，高师极力主张"气以通为补，血以和为用"的原则，选方择药之时，既忌壅塞黏滞，呆板蛮补，又要避免重用或久用逐瘀搜剔攻伐，或芳香辛热走窜之剂，以防耗气伤血，而贵在气血流通，冲和活

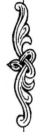

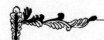

泼，则虚者得补，损者受益。高师于临床能灵活运用在补虚中调气血，在补虚中解郁积。如他在治疗虚损诸疾中，运用补益气血之剂，务使脾健运，肺有治节，心使君令，肝气条达，或少伍辛香流动之品辅佐其间，则益气补血之品无滞膈之弊。如参、芪、术、草得陈皮、木香，则气可补而不滞，地、芍、胶、首乌、杞伍红花、桂枝则血行益而能运。治疗缺血性脑血管疾患，如中风，多用补阳还五汤合黄芪赤风汤加减，以达补气活血、化瘀通络之效，使元气畅旺，瘀消络通，诸症可愈。治疗老年内伤郁证兼夹者，极喜用丹溪越鞠丸合甘麦大枣汤化裁，以行气解郁为主，认为气行则血行，气畅则痰、火、血、湿、气、食等郁滞自解。他对冠心病心绞痛的治疗，尤有心得。认为冠心病心绞痛，乃本虚标实之为病。本虚则为心气不足、心阳虚损、心阴失养、心志不宁；标实则为气滞血瘀、痰饮阻滞。对此他不主张单纯或长期重用"活血化瘀"之剂，而是主张补益心气，以气帅血，最为得当。故自创"养心定志汤"方，本方以定志丸补心强志，桂枝甘草汤温通心阳，生脉散益气养阴，加丹参、川芎、延胡理气活血。全方气血阴阳兼顾，补而不腻，静中有动，用于临床多年，颇多效验。凡此种种，足见高师治血重在气，不独皆活血，而是"疏其血气，令其条达"，俾能"气血冲和，百病不生"。这是在老年病用药施治中不可忽略的一环。

4. 临证遣方用药，精简轻灵

用药慎重而精炼，圆融活变，轻灵而平稳，是高师的一大特色，对于老年病的用药意义尤为重大。老年人由于正气不足，脏腑亏虚，生理功能减退，对药物耐受性差。所以，高师主张遣方用药贵在约，用药喜以味少而胜多，最忌广络

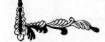

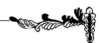

原野，以求幸中的做法。并认为药物本为补偏救弊之用，药宜适量，贵在中病辄止。须知药物可以治病，亦可以致病，如"水能浮舟，亦能覆舟"。错用滥用，无病用药，均为扰乱，对人体反为不利。高师谓，目前，在某些患者，甚至个别医生中，仍存有"药味多，用量大，花钱多，疗效作用就强"之偏见，实际上临床之疗效，并不与药味之多寡、用量之大小、花钱之多少成正比例。他认为中医七方中，大、小、缓、急、奇、偶、复，其中急方中药味甚少，而作用最强且速，如独参汤只一味，参附汤、当归补血汤只二味，生脉散、四逆汤皆三味药。即便是复方也不是韩信将兵，多多益善，而是有君、臣、佐、使的有制之师。治不中病，片面加大用量也不行，必须注意老年之体不任重剂，药量力求适中，既要避免杯水车薪，药不胜病，也不能药过病所，诛伐无过。如玉屏风散是防治老年人或卫虚易感者感冒的方剂，蒲老临证曾仅用粗末 9～15 克，煎服疗效满意。而有位医者用大量治疗，患者服三剂则胸满不适，因芪、术乃补中之品，用之过量，有中满腻膈之嫌。后改小剂煮散服亦效，且无胸满之弊。高师认为老年病证愈复杂，疏方遣药越要精，凡病情复杂或有几种病，必须抓住主要矛盾，击中要害，出奇制胜。但有些老年慢性病也不可急于求功，认准后贵在守方，切忌变法变方过频。年迈之体，用药宜精，药量宜轻，处方宜小不宜大，宁可再剂，不可重剂，何况只要辨证精准，对症下药，多可起力拨千斤的作用。所以，他临证组方，药物少而精，除做丸、散、膏、丹的处方外，一般是 6～10 味药，其用量为 5～10 克，最大量也很少超过 15 克，就是质重难溶的龙牡磁石之类，一般也只用 12～15 克。处方主次分明，重点突出，充分体现了他"辨证要

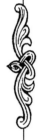

准，立法要稳，选方要精，用药要轻”的治疗老年病的学术思想。

高师不但组方严谨，而且在遣方用药上，皆能立足实践，从不墨守成规，胶柱鼓瑟，而是师古不泥，唯善是从，不拘经方、时方、验方、单方，能广为博采，方智圆神，灵活运用。他善于借经方之精炼，时方之轻灵，创立了许多新方。如治疗眩晕的"蒺藜定眩汤"，治疗冠心病的"养心定志汤"，治疗慢性支气管炎的"751糖浆"，治疗慢性肾病的"新加春泽汤"，以及治疗糖尿病的"滋脺降糖饮"等。由此可见，高师遣方用药，匠心独运，自树一格，诚不愧为一代中医老年保健专家和临床家。

痛　经

痛经是一种自觉症状，在妇科临床上是最常见的病证。主要以行经前后或行经期出现腹痛，伴有腰酸、下腹坠胀为其特点。高辉远老师，治妇人痛经，辨证确切，善于把握虚实病机，遣方用药，灵活自如。我们在侍师应诊中，颇得教益。现就其痛经治疗经验体会介绍如下。

一、寒凝阻滞，温经散寒以止痛

高师认为，此型多因经期冒雨受寒湿，或进食生冷，内伤脾胃，寒湿互结，客于冲任胞中，致经血凝滞不畅。或素体阳虚，阴寒内盛，冲任虚寒，行经迟滞，内留胞中均可发为痛经。临床可见经期或月经前后期小腹冷痛，喜按，得热则舒，遇寒加重，经量血少。经色黯紫，或腰腿酸软，或呕吐清水，畏寒肢冷，舌淡、苔薄白而腻，脉沉紧或弦紧。高师治以温经散寒，暖宫止痛，使胞宫复煦，寒湿得除，经血通畅，冲任自调。方选大温经汤加减。药用吴茱萸、桂枝、

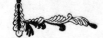

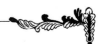

人参、法夏、阿胶、白芍、甘草、当归、川芎、丹皮等。方中吴茱萸、桂枝温经散寒、通脉止痛；人参性甘、温，大补元气，与当归、川芎合用，能益气活血以止痛；白芍、甘草调和营卫，缓急止痛；半夏辛温，燥湿健脾止呕降逆；丹皮性寒清热化瘀，阿胶补血兼滋阴；五味子性涩收敛，与丹皮、阿胶相配又能制约吴茱萸、桂枝、半夏之辛燥。若寒凝冲任，小腹冷痛较甚，畏寒肢冷，可加乌药、制附子温肾暖宫，散寒止痛，并去丹皮、五味子之寒凉药物；若经血受寒，瘀阻不下，见有经血暗黑，成块涩难排出，腹痛较甚者，可去人参，加失笑散化瘀行血以止痛。

医案1：张某，女，25 岁，工人。1992 年 11 月 19 日初诊。因经期受寒着凉，痛经 3 月余。每次经行小腹冷痛，经血紫黯夹有血块。曾到某医院妇科就诊，诊断痛经并给消炎痛治疗，但效果欠佳。因本次月经来潮时腹痛加重，特来求治。症见经行腹痛，喜暖喜按，经血黯红有血块，畏寒肢冷，面色㿠白。舌质暗红苔白，脉沉弦紧。此属寒湿内客胞宫，气血受阻，"不通则痛"。治宜温经散寒，暖宫止痛。方选大温经汤加味。处方：吴茱萸 6 克，乌药 10 克，制附子 10 克，艾叶 10 克，官桂 10 克，法夏 8 克，白芍 10 克，当归 10 克，川芎 10 克，炒五灵脂 10 克，甘草 5 克。连进 7 剂后，腹痛消失，经血转红无块。高师嘱咐，下次月经来潮时宜提前 1 周再服上方 7 剂。半年后病员应邀复诊云：病愈已 4 个月，未见任何不适之感。

二、肝热扰冲，清肝固冲以止痛

高师认为，忿怒伤肝，肝郁气滞，郁久化热，热扰血室，气血受耗，瘀阻胞宫，致冲任失调可发痛经。临床可见经前或经期潮至，腰腹疼痛，腹痛拒按。经血量多，色紫有

块。经期多短或有发热，口渴喜冷饮，心烦易怒，小溲短赤，舌红苔黄燥，脉弦数。治宜清肝热调冲任。唯有热去则冲任自调，痛经自止。高师方选丹栀逍遥散加减。药用柴胡、白芍、当归、茯苓、白术、甘草、薄荷、丹皮、山栀。方中柴胡疏肝解郁，薄荷助柴胡透郁轻散；丹皮、山栀助柴胡清肝热又凉血化瘀；当归、白芍柔肝养血兼化瘀；茯苓、白术、甘草益中健脾；甘草与白芍相配又能调和营卫，缓急止痛。若肝郁气滞，冲任不畅，见有胸胁小腹胀痛，口苦咽干者，轻者加香附解郁止痛；重者可改投宣郁通经汤，使肝热与肝郁两分消，若肝热化火，耗伤津液，见有口渴喜饮，苔净者，可加石斛、麦冬养阴生津；若肝热伤阴，阴虚火旺，见有五心烦热，潮热盗汗，舌红少津者，可与知柏地黄丸化裁。

医案2：章某，女性，18岁，学生，1992年4月初诊。痛经4月余。每次经行提前来潮5～7天，量多、色红有血块。曾到当地医院妇科门诊，按"痛经"治疗，遵医嘱于每次经行期口服氟灭酸药物，服之则痛缓，停之则复发，疗效不稳定。近1个月，上述症状加重，经他人推荐，求治于高师。症见经行小腹疼痛，量多色黯紫红，质稠有血块。兼见心烦口渴，舌质红绛，苔黄而腻，脉弦数。高师辨为肝郁化热，冲任受扰。治宜清肝解郁，固冲止痛。方选丹栀逍遥散加味。处方：柴胡8克，当归6克，赤芍10克，茯苓6克，丹皮10克，山栀10克，甘草3克，元胡10克，五灵脂10克。药进5剂，腹痛明显减轻，余症亦有改善。宗守前方，减五灵脂、元胡，加益母草又继服10剂，次月经至时，上述诸症悉除。

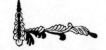

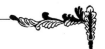

三、气滞血瘀，行气活血以止痛

高师认为，气郁日久，则气机不畅，气病及血，致血瘀不化，故有"气行则血行，气滞则血瘀"之说。气血瘀滞，内阻冲任，血海气机不利，经血运行不畅而发痛经。临床可见每于经前 1～2 日，胸胁乳房胀痛，经期小腹胀痛拒按或经血量少或行经不畅，经色紫黯，血块大而多，排出则腹痛减轻，经净则疼痛消失。舌紫黯或有瘀点，脉弦涩或弦滑。若痛重于胀，疼痛部位固定，多属血瘀，宜祛瘀为先。瘀血化则冲任畅，痛经止。方选琥珀散加减。药用三棱、莪术、赤芍、当归、刘寄奴、丹皮、熟地、官桂、乌药、元胡等。方中三棱、莪术破血祛瘀，行气止痛；官桂、乌药温经通脉，行气止痛，刘寄奴破血通经，散瘀止痛；元胡化瘀止痛；当归、赤芍活血散瘀合熟地养血又滋阴；赤芍、熟地甘寒能润他药之辛燥。若血瘀内阻，见腹痛甚而血块大者，可加五灵脂化瘀止痛。若仅有经血不畅，夹有血块，腹痛稍轻者，可选桃红四物汤加桂枝。若腹胀重于痛，多属气滞，当行气导滞为主，气行则瘀血祛，"通则不痛"。方选逍遥散加香附、郁金。若腹痛较甚，加乌药温经散寒、行气止痛。

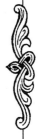

医案 3：韦某，女，32 岁，干部。1991 年 11 月 2 日初诊。经期腹痛有血块半年余。曾在部队某院妇科就诊，确诊为痛经。遵医生所言，每逢经行 1 周前服安宫黄体酮，但效果不著。后慕名来院求治于高师。症见经期小腹刺痛，部位固定，疼痛拒按，经量少，经期后延，经色黯红，有血块，血块大而多，排下腹痛骤减。脉弦紧有力。高师曰，此乃瘀血内阻，冲任不畅而致。治宜化瘀止痛为主。处方：当归 10克，官桂 10 克，川芎 5 克，白芍 5 克，三棱 10 克，莪术 10克，元胡 10 克，丹皮 10 克。药进 6 剂，腹痛大减，血块消

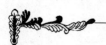

失。效不更方，高师嘱咐，每次经行提前1周，再服上方7剂。用药2个月后，痛经已消，诸症悉除。一年后患者复诊，痛经始终未发，能坚持正常工作。

四、气血虚弱，补气养血以止痛

高师认为，气血虚弱引起痛经，多因脾胃素弱，化源不足，或大病久病，气血俱虚，冲任不足，血海空虚，失于濡养所致。临床可见经期或经后1～2日，小腹隐隐作痛，或下腹空坠，喜揉喜按。月经量少，色淡质薄，或神疲乏力，气短懒言，唇甲淡白少色。舌质多淡，脉细弱无力。气虚者宜补气为主，气足则血生。方选黄芪建中汤加减。药用炙黄芪、肉桂、白术、茯苓、炙甘草、白术、生姜、大枣。以黄芪、白术、茯苓、甘草为主药补气益中；肉桂助之温阳运行鼓舞气血生长；白芍、甘草互协，调和营卫又缓急止痛；生姜、大枣调营卫又和中。血虚者宜补血为主，血盛则濡养胞脉，血海充盈。方选当归建中汤与四物汤化裁。药用当归、白芍、熟地、肉桂、炙甘草、生姜、大枣等。方中当归、白芍、熟地补血养血；佐少量肉桂温阳运气助血生长，又能除熟地之滋腻；生姜、大枣调和营卫，大枣又补血养血。炙甘草与白芍合用，调营卫又缓急止痛。若气血俱虚宜补气与养血兼施，方选十全大补汤加减。药用太子参、熟地、炙黄芪、白术、茯苓、当归、川芎、白芍、炙甘草、陈皮等药。方中四君子加黄芪补气益中；四物补血养血；肉桂鼓舞气血生长，陈皮健脾理气，使补而无滞。

医案4：李某，女，42岁，教师。1991年9月10日初诊。经期腹痛已8个月，每次经行腹部绵绵作痛。经量少色淡，身倦乏力。曾自服乌鸡白凤丸、归鹿补血精等药，效果欠佳，故遂请高师会诊。症见经行腹痛绵绵不休，喜按喜

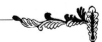

揉。经量少色淡红，气短懒言，唇甲色少华，舌淡苔薄，脉缓无力。证属气血不足，胞脉失养。治宜益气补血。予十全大补丸化裁。药用太子参10克，黄芪10克，陈皮8克，白术10克，当归10克，白芍10克，川芎6克，茯苓10克，炙甘草6克，肉桂6克，元胡10克。连服18剂后，上述诸症改善。为巩固疗效，又嘱患者继续服用十全大补丸近半个月。后再改投八珍益母丸20余天。一年后随访病人，身体健康，无痛经复发。

<h2 style="text-align:center">妊娠呕吐</h2>

妊娠呕吐是妇科常见病、多发病之一。临床以恶心呕吐，或食入即吐，头晕，厌食等为主要症状。本病中医名称颇多，有"恶阻""子病""病儿""阻病"等。高辉远老师治疗本病效果显著，我们体会尤深，现将其临证经验简介如下。

一、健脾和胃以止呕

脾为后天之本，气血生化之源，主运化升清降浊。胃主受纳，以降为顺，二者升降有序，运化自如。高师认为若平素脾胃虚弱，妊娠后血又多盛于下以养胎元，由于经血不泻致使冲脉之气较盛，上逆犯胃而使胃失和降，脾失健运，则脾胃虚弱更甚而发恶阻。症见妊娠后，恶心呕吐或呕吐清涎，口淡少食或脘闷便溏，神疲嗜寐，舌淡苔白润，脉缓或小滑。高师主张健脾和胃，脾以运为首，脾得健则运化正常，脾胃升降有序，恶阻可止。方选香砂六君子汤加减。药用太子参、白术、茯苓、陈皮、半夏、木香、砂仁、生姜、大枣等。他常言道，本方药味平和，温而不燥，补而不腻，既能降逆止呕，又能增强脾胃运化功能，使气血化源充足，

孕妇及胎儿身体健壮。若脾虚兼痰饮，则见脘闷胸满，呕吐痰涎，舌苔白腻或白厚腻，脉滑等，原方减党参、甘草、大枣之补中之品，以达健脾燥湿，化痰止呕之效。高师曰，以上药性多偏温燥，久服易伤阴液，故病中药止。若脾胃虚弱兼寒湿，症见腹痛喜暖喜按、四肢寒冷等，高师改投干姜人参半夏丸加减，以温脾降逆，使中阳复振，寒湿得除，胃逆得降。

医案1：李某，女，26岁，干部，1991年8月12日就诊。病员妊娠已有2个月，近半个月来恶心呕吐，呕吐物为胃内容物，且有加重趋势，病程中曾服维生素 B_6 等药，效果欠佳，故请高师会诊。症见恶心呕吐较重，进食水即吐，脘闷肢倦，神疲懒言，舌淡苔白，脉虚无力。高师辨证属脾虚湿盛，胃失和降。治以健脾和胃止呕。方选香砂六君子汤加味：太子参10克，白术6克，茯苓10克，陈皮8克，半夏10克，木香6克，砂仁6克，甘草5克，生姜3片，大枣5枚。六剂后，恶心呕吐明显减轻，能进少量食水，精神转佳，语言有力。高师继守原方，并将半夏减至6克，加神曲10克，再调治10余天，患者诸症消失，纳食如常，病愈停药。

二、疏肝和胃以止呕

肝主疏泄，性喜条达，高师认为若平素脾胃皆虚，妊娠后阴血聚下养胎，使肝血不足，肝阳偏旺或因郁怒伤肝，致肝旺侮胃，胃失和降，导致脾胃功能更为虚弱，而发恶阻。其症可见妊娠初起，呕吐酸水或苦水，胸满胁痛，头晕目眩，舌质淡红，苔微黄，脉弦滑等。治疗时高师疏肝解郁与和胃降逆并举。使肝郁、胃逆两分消，促使脾运复常，恶阻自除。方选左金丸加味，药用吴茱萸、黄连、紫苏、陈皮、

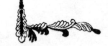

香附、竹茹、乌梅、半夏、甘草等。若呕甚伤津，舌红口干者，去香附、紫苏，加沙参、石斛养胃生津。

医案2：房某，女，24岁，工人。1992年3月15日就诊。患者平日脾胃虚弱，妊娠后间断呕吐1个月，每逢恼怒或情绪不稳定则呕吐加剧，近1周因呕吐频繁而求诊于高师。症见呕吐频繁，与情绪波动有关。呕吐物为当餐食物或苦水，胸胁满痛，善太息，兼头晕目眩。舌淡苔薄，脉弦。高师认为此属平素脾胃虚弱，妊娠后又因恼怒伤肝，肝旺侮胃，肝胃失和之象。治宜疏肝与和胃同施。药用：黄连10克，吴茱萸10克，陈皮10克，香附10克，紫苏10克，竹茹4克，乌梅10克。上方出入10余剂，呕吐消失，情绪稳定，胸胁转舒，胃纳复常，精神爽利。

三、调补气血以止呕

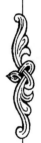

气血充足，五脏得养，脾运胃和。高师认为，若妊娠呕吐日久，伤脾损胃，使脾失健运，胃受纳失职，二者俱虚，无力化气生血，气血虚弱，又可使脾胃功能更加虚弱，如此恶性循环，可见呕吐日久，缠绵不愈，临床还可兼见脘闷纳少，神疲肢倦，气短懒言，头晕目眩，面色不华，舌淡苔白脉缓等症。对其治疗，高师强调治本培中，以补益气血为主，参调脾胃，使气血旺盛，能濡养五脏及冲任二脉，脾胃功能复常，诸症平悉。但用药时应注意补气药中宜少佐理气之品，使之补而勿滞，养血药中可少酌活血药，使之补而勿腻，方选顺肝益气汤加减。药用太子参、当归、苏子、白术、茯苓、熟地、白芍、麦冬、陈皮、砂仁、神曲等。若症见畏寒肢冷，面色㿠白偏虚寒者，去麦冬、熟地，加桂枝、干姜温经散寒。

医案3：刘某，女，27岁，教师。1992年4月15日门

诊。患者于元月妊娠后，呕吐不止，时轻时重，反复发作，身体日渐消瘦。遵医嘱口服维生素 B₆ 等已月余，疗效不著。经他人推荐而遂请高师会诊。症见面色㿠白无华，神疲肢倦，脘闷纳少，呕吐恶心，心悸少寐，气短懒言，舌淡苔白，脉缓弱。高师治以补养气血，参佐和胃健脾。药用太子参 10 克，当归 10 克，白术 10 克，苏子 10 克，茯苓 10 克，熟地 10 克，白芍 10 克，陈皮 10 克，砂仁 6 克，神曲 10 克，连服 12 剂后，呕吐消失，面色转红，纳增神佳，仍有心悸少寐等气血虚弱之征象。高师宗守原方，减苏子，加远志以养心安神，又继续调治半月余，病员症情大平，呕吐未发，体重增加，精力充沛。

自然流产

自然流产包括先兆流产与习惯性流产，属于中医学中"胎漏""胎动不安"及"滑胎"等范畴。高辉远老师辨治本病，审证求因，不拘经方、时方，灵活施治。兹将其经验归纳整理，简介如下。

一、先兆流产

多发生在妊娠初期。症见间歇性或持续性腹痛、腰酸或疼痛。阴道流血量少或初起量少，以后逐渐增多，还可兼见厌食、恶心、呕吐、头晕、身倦乏力等症，或面有黑斑，脉滑数等，治则以安胎为主。如肾气不足者宜补肾安胎，方选保孕丸；脾虚身弱，湿热扰胎者宜健脾养血，清热安胎，方选当归散或安胎散；气血双亏，肾气不足引起胎动不安，腹痛下血者，宜气血双补，强肾安胎，方选圣愈汤加杜仲、续断；孕妇闪跌引起的胎动下血腹痛者，宜补血养血，行瘀安胎，方选胶艾四物汤。后二者常见于较轻的先兆性流产。

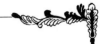

（一）补肾安胎

保孕丸《千金方》是治疗肾气不足，胎气不固的安胎方剂。本方由杜仲（糯米炒）240 克，续断（酒炒）180 克组成。共为细末。用怀山药 120 克煮糊为丸，每服 10 克，开水送下。

（二）养血健脾，清热安胎

当归散（《金匮要略》）是治疗脾虚血弱，湿热扰胎的安胎方剂。方由当归、黄芩、芍药、川芎各 480 克，白术 240 克组成。共研细末，每服 6 克，每日 2 次，温酒送下。安胎散（《济阴纲目》）功能主治与当归散基本相同，但药性较为平和。本方由白术、黄芩各 4.5 克，甘草 1.5 克组成，水煎分服。

（三）补肾养血，强肾安胎

圣愈汤（《兰室秘藏》）加杜仲、续断是一个治疗气血两虚，兼肾气不足而引起的胎动腹痛不下血者的安胎方剂。本方由熟地、生地、黄芪、人参各 6 克，当归、川芎各 3 克，杜仲、续断各 6 克组成，水煎分服。

（四）补血养血，祛瘀安胎

胶艾芎归汤（《金匮要略》）是治疗闪跌外伤引起的腹痛胎动下血的安胎方剂。本方由熟地黄、白芍各 3 克，当归、艾叶各 2 克，阿胶、川芎、炙甘草各 1.5 克组成。水煎分服。

（五）调和气血以安胎

保产无忧散（《郑氏家传女科金方》）是调和气血，保产安胎的方剂。妊娠期间服之可安胎，分娩时服之可顺产。本方由厚朴（姜汁炒）、蕲艾（醋炒）各 2 克，当归（酒炒）、川芎各 1.5 克，生黄芪、荆芥穗各 2.4 克，川贝母

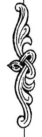

（去心）、菟丝子各 3 克，川羌活、生甘草各 1.5 克，枳壳
（麸炒）2 克，白芍 4.5 克（冬日可用 3 克）组成。用姜 3
片，水煎分服。如果孕妇身体虚弱，可加人参 1 克。

（六）益气壮肾以安胎

安胎寄生汤（《外台秘要》）亦是药性平和，益气强肾
的安胎方剂。本方由桑寄生、白术各 36 克，茯苓 30 克，甘
草 7.5 克组成。水煎分服。

二、习惯性流产

孕妇有流产史，平素多有腰膝酸软或腰痛史。流产时腰
酸或疼痛加重，间歇或持续性腹痛，阴道流血、量多，脉
滑，治则与先兆性流产相同。先天不足，肾气虚衰者，宜补
肾安胎。肾阴虚选左归丸；肾阳虚选右归丸加减；中气下
陷，系胎无力者宜升阳补中，方选补中益气汤；若肝郁气
滞，善忧易怒宜疏肝解郁，养血安胎，方选逍遥散加栀子、
郁金、夏枯草；脾肾俱虚者宜健脾益肾以安胎，方选所以载
丸；气血双虚者宜气血双补，方选泰山磐石散。

（一）补肾养精以安胎

左归丸（《景岳全书》）由熟地 240 克，山茱萸、枸杞
子、鹿角胶敲碎（炒珠）、菟丝子、山药、龟板胶切碎（炒
珠）各 120 克，牛膝（酒蒸）、茯苓各 90 克组成，共研成细
粉，炼蜜为丸，每服 9 克，开水送下。

右归丸（《景岳全书》）由熟地 240 克，肉桂、川附子
（制）各 60 克，山茱萸、怀山药（炒）、川杜仲（姜汁炒）、
枸杞子（盐水炒）、菟丝子（制）各 120 克，鹿角胶（炒
珠）、全当归（酒炒）各 9 克组成，共研成细粉，炼蜜为丸，
每服 9 克，开水送下。

左归丸、右归丸均有补肾固胎之效。但左归丸偏于滋肾

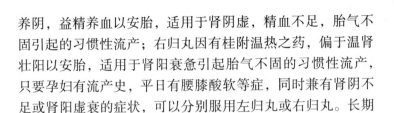

养阴，益精养血以安胎，适用于肾阴虚，精血不足，胎气不固引起的习惯性流产；右归丸因有桂附温热之药，偏于温肾壮阳以安胎，适用于肾阳衰惫引起胎气不固的习惯性流产，只要孕妇有流产史，平日有腰膝酸软等症，同时兼有肾阴不足或肾阳虚衰的症状，可以分别服用左归丸或右归丸。长期服用既能治疗流产，又能确保妊娠不中断。

（二）补中升阳以安胎

补中益气汤（《脾胃论》）是治疗中气下陷，系胎无权的方剂，亦是流产补法中的重要方剂。由炙黄芪4.5克，人参、炙甘草、白术各3克，陈皮、当归身各1.5克，升麻、柴胡各1克组成。加生姜、大枣水煎分服。

（三）健脾强肾以安胎

所以载丸（陈修园方），是治疗脾肾俱虚，胎气不固的方剂。本方由白术500克，人参240克，桑寄生180克，云茯苓180克，杜仲240克组成，共为细末，用大枣300克，熬汁为丸，早晚各服9克。诸药合用具有健脾益中，强肾安胎之效。

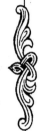

（四）补气养血以安胎

泰山磐石散（《古今医统》）是治疗妇人气血两虚，素有堕胎的良方。本方由党参、黄芪、当归、续断、黄芩各3克，熟地、川芎、白芍各2.5克，白术6克，炙甘草、砂仁各1.5克，糯米1撮组成。水煎分服。后纳糯米，俟米熟后即可。每3~5天服一剂。

产道感染

医案：某女，29岁，当地医院引产后回家第三天，发热，体温38.4℃，头晕目眩，皮肤干燥，口干不欲饮，胃纳

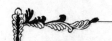

呆钝欲吐，舌质淡边略紫，尖有瘀点，苔薄白，脉细涩。经用抗生素等治疗体温有所下降，但持续在 37.6℃ 左右，诸症反复不已，乃求治于高师。高师判为血瘀发热，治以活血化瘀清热，方用当归、赤芍、桃仁、红花、泽兰、焦山楂、淡豆豉各 10 克，大黄 3 克，益母草 15 克，甘草 5 克。服药 6 剂瘀下热解，体温正常，诸症大减，继以调补气血方药 5 剂善后，诸症消失，病遂告愈。

【按】此案产后发热，属恶露未净，瘀血内停之例，高师不泥"以寒治热"之法，未用清热解毒之品，以活血化瘀为主，而收卓效。可见审因论治辨证准确，至关重要。

席汉综合征

医案：刘某，女，27 岁，1972 年 8 月 18 日诊。患者自诉于 1971 年生产时大出血，昏迷 24 小时，经住某医院抢救脱险。出院后经常头晕，神疲乏力，无乳。产后 3 月发现腋毛、阴毛脱落，1 年后月经未来，每月用黄体酮后始来少量月经，屡经中西药调治无效。1972 年 8 月来京，经解放军某医院诊断为席汉氏综合征，并建议服中药治疗，遂请高师诊治。

症见患者精神萎靡，面色㿠白，经常头晕乏力，畏寒，舌淡苔白，脉沉细缓。辨为肝肾两亏，冲任失调，治宜补肝肾，调冲任，四物汤加味：生地 12 克，赤芍 9 克，川芎 3 克，当归 6 克，鸡血藤 9 克，丹皮 3 克，潼蒺藜 6 克，刘寄奴 6 克，川膝 9 克，川萆薢 6 克，香附 6 克，炮狗脊 6 克。连服 14 剂药后，乏力、头晕明显好转，精神亦可，舌淡，苔薄白，脉沉细。再投 14 剂症状日渐改善，以后守方继续治疗月余，上述诸症基本消失，自诉腋毛、阴毛重新生出。

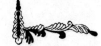

调治 3 月后月经恢复正常,1976 年年底顺产一女婴,现母女身体健康。

【按】席汉氏综合征又称垂体功能减退综合征,多因产后大出血、休克引起垂体缺血、坏死,以致卵巢功能减退,子宫萎缩,继发闭经,伴有毛发脱落、性欲减退、全身乏力等一系列极度衰弱的综合症状,属中医"血枯经闭""虚劳"之范畴。西医学对其治疗用高营养或激素替代方法,往往难以收到满意疗效。本例产后大出血以致休克,经抢救脱险后,逐渐出现典型的席汉氏综合征症状,曾使用中西药治疗,症状未改善。高师对此重点突出补肝肾、调冲任,投以四物汤加味治之,确为恰中病机,用药得法,故能立起沉疴。其独到之处,颇值后学借鉴。

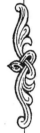

带 下 病

高师认为,带下病主要发病机理是脾虚失运,湿邪内盛,多因忧思伤脾,饮食不节或外感湿邪,使任带两脉失约,带脉失约,任脉不固,湿邪下注为患。若湿邪郁久化热,湿热互结,或湿与热毒并结,宜化湿与清热同治,或祛湿与解毒同施。使湿与热,湿与热毒皆分消,以达邪祛病除之目的。由于本病临床多表现虚实相兼,寒热错杂,故高师指出,治疗中务必要辨证精确,立法严谨,选方精炼,用药轻灵,突出健脾祛湿的治疗原则,且灵活变通,随症加减,如此才能取得满意疗效。

一、脾虚湿盛带下,健之燥之

高师认为,带下病,多以脾虚为本,湿邪为标,标本同兼,此乃为本病特点。脾属土,喜燥恶湿,主运化水湿,其气宜升。若因饮食不节,劳倦或忧思伤脾,使脾虚失运,水

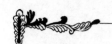

湿不化，升降失调，湿随气陷，任带两脉受损而发本病。临床症见带下色白或淡黄，绵绵不断，质稠无味，面色㿠白，神疲乏力，脘闷纳少，或面足肿胀。舌质淡舌体胖大有齿痕，苔白滑或白腻，脉多沉缓无力。治疗时高师用益气升阳、健脾祛湿法，以扶正祛邪，使正气足邪气祛，脾健运则湿邪除。方选完带汤化裁。药用太子参、白术、苍术、山药、陈皮、柴胡、白芍、车前子、黑芥穗、甘草等，方中重用白术、山药甘温入脾，健脾止带，太子参、甘草酌佐两药，补中益气，使脾健运湿邪去；苍术性温能健脾燥湿；车前子引湿下行而利尿；柴胡、陈皮升阳理中；白芍佐使柴胡柔肝养血；黑芥穗入血分祛湿又散风。合而用之，使脾健运，湿邪除。扶正而不留邪，邪祛而不伤正。若湿邪寒化，腹痛畏寒加香附、艾叶祛寒止痛；中阳不振，便溏肢冷加炮附子、炮姜温阳散寒；脾肾阳气俱衰，带下量多滑脱不止加补骨脂、益智仁、芡实、金樱子等药温肾敛带。

二、湿热带下，清之利之

高师认为，湿热带下皆因脾虚湿盛，郁久化热，任带两脉受损而致，追溯其因，多与行经产后，胞脉空虚，摄生不洁，或久居阴湿之地等因素有关。临床症见带下量多，常为黄脓性白带，或呈白色稠状豆腐渣状，味多腥臭，外阴瘙痒，小溲涩痛及小腹胀痛，口黏而渴，脘闷食少，舌质红苔黄腻或薄黄少津，脉滑或濡数，对其治疗，高师强调清热与利湿法并举，并指出，只清热则湿不退，只祛湿则火愈炽。唯有分消其势，才能湿去热解。方用易黄汤加减：黄柏、黄芩、茯苓、芡实、山药、车前子、白果、牛膝等。方取黄芩、黄柏之苦寒，清热燥湿，泻火解毒；山药、茯苓、车前子甘淡微寒入脾肾，渗湿利尿，健脾止带；芡实、白果性涩

敛带又祛湿，合而用之，湿热并除，带下自止。若郁怒伤肝，郁久化热，肝胆湿热下注则见黄色脓性带下，量多味臭，阴痒尿痛，兼头昏目眩，口苦咽干，烦躁易怒。高师方选丹栀逍遥散与龙胆泻肝汤化裁，清肝解毒，利湿止带。因龙胆草苦寒泻实火易伤阴，高师常弃之不用。若阴虚内热，症见五心烦热，口渴不欲多饮等，可加知母、黄柏、石斛等药养阴清热，生津止渴。

三、湿毒带下，化之解之

高师指出，湿毒带下多系脾虚湿盛，日久化热，热极成毒，湿与热毒互结成瘀，损伤任带两脉，气血逆乱而致，症见带下量多，常呈赤、黄、绿、黑、白五色夹杂，质稠味臭，阴部肿痛，小腹疼痛拒按，小便涩痛淋漓不畅，兼口干便秘等，舌红暗苔黄薄少津，脉数或弦滑。高师主张清热解毒利湿为主，化瘀为辅，只有热毒与湿邪并除，瘀毒自解，而使任带两脉复元，则带下病愈，高师习用《傅青主女科》利火汤加减。药有黄连、栀子、石膏、知母、大黄、白术、茯苓、车前子、刘寄奴、王不留行等。方中白术、茯苓健脾渗湿以止带；车前子利湿从小便走；黄连、栀子清热泻火，解毒燥湿；石膏、知母酌使上药，既增强解毒泻火之效，又能养阴生津；大黄泻火解毒兼通便；王不留行、刘寄奴活血通经又散瘀。由于该方以清热解毒，祛湿除邪为主，故达邪气去正气存内之目的。

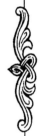

百 日 咳

百日咳是一种由百日咳杆菌引起的小儿急性呼吸道传染病。临床以咳嗽逐渐加重，呈典型的阵发性痉挛性咳嗽，在阵咳终末出现深长的鸡啼样吸气性吼声为其主要特征。病程

可长达 2 ~ 3 个月，重者可并发肺炎和脑病。本病多属于中医的"顿呛""顿嗽"或"鹭鸶咳"等范畴。高辉远老师临床经验丰富，其中对小儿百日咳的辨治亦颇具特色。

一、初咳新感疫疠，宣肺止咳当先

肺为娇脏，居于上焦，为五脏六腑之华盖。高师认为，小儿外感疫疠之邪，肺卫被束，不得宣透，肺失清肃而发病。症见畏寒发热，鼻塞流涕，咳嗽日渐增剧，入夜加重，痰白稀少或黏稠不易咯出，舌红苔多薄白或薄黄。高师认为，此期多历经一周左右，以肺卫表证为主。故治疗时应以疏风解表，宣肺止咳为首务，但用药之时，切忌见咳即止咳，过早用寒凉收涩之品，以防闭塞肺窍，关门留寇。高师常用止嗽散加减，施以桔梗、荆芥、百部、白前、陈皮、甘草等药。若见咳嗽较重，呕吐痰涎及乳食，脘闷纳少等，此为肺气上逆，胃失和降，肺胃同病，是初咳期最常见兼证，高师治以宣肺化痰为主，降逆和胃为辅，使肺胃之气同降，以达祛痰止呕之目的，方选参苏饮化裁治之。

二、痉咳痰热壅盛，泻肺涤痰兼施

高师认为，痉咳期发病皆由初咳期发展而来。因肺卫之邪未除，入里化热，痰热互结，深伏肺之气道，肺失清肃，气冲上逆则见痉咳不止，夜重昼轻，剧咳时伴深吸样鸡鸣声。若痰随气升，必待痰涎吐出后，气道通畅，咳嗽暂缓。痉咳发作，重则每日可达 40 ~ 50 次，轻者数次不等，或自发，或与进餐食物、哺乳喂汁、气味刺鼻及情绪激动有关。舌质多红暗，苔黄或白腻。持续 2 ~ 4 周才逐渐缓解。对其治疗，他主张泻肺与涤痰并施，只有肺热清，痰结去，才能使肺气通畅，邪去正存，此乃是治标存本之法。方用千金苇

茎汤合苏子降气汤化裁，施以鲜芦根、薏苡仁、桃仁、冬瓜仁、前胡、苏子、橘红、法夏、川朴、浙贝、百部、枇杷叶、甘草等药。高师在方中重用薏苡仁、桃仁、冬瓜仁，以增强祛痈排脓之效。若痰从热化，耗伤阴液，则见痰黄质稠，舌苔黄腻等症，可加桑白皮、瓜蒌、桔梗降肺祛痰；若痉咳逆喘不能平卧，可加旋覆花、葶苈子以泻肺平喘；若肺热伤阴，症见呛咳痰少，口渴，舌红苔净，去半夏、川朴、苏子等辛燥伤阴之品，加沙参、麦冬、玉竹以养阴润肺；若肺热灼伤肺胃之络，出现咳血、呕血或衄血，宜去桃仁、苏子、半夏、川朴，加鲜茅根、侧柏叶凉血止血；若热邪引动肝火上炎，症见双目眼角青紫等，减苏子、半夏、川朴，加山栀、丹皮清泄肝火。

三、病缓气阴俱虚，益气养肺固本

高师认为，恢复期病势已退，以肺之气阴俱虚为主要矛盾。若见咳嗽日渐减轻，2～3周后基本消失，治疗以饮食调养为主，不宜过多服药损伤胃气，忌进生冷厚味或油腻食物。若因痉咳期火热熏肺，日久肺之阴津耗损，肺气亦虚，形成肺之气阴两虚之证，临床可见干咳无痰，多汗肢倦，手足心热，口渴咽干，舌红苔净等症，高师治以益气养肺，扶正祛邪，此为治本之良策，气阴得补，余邪渐除。方选沙参麦冬汤加减，施以太子参、沙参、麦冬、五味子、玉竹、桑叶、花粉、桔梗、杏仁、甘草等药。若咽干口渴较甚，可加石斛、玄参以养阴生津；若痰稠不易咯出，大便干燥者，可加全瓜蒌化痰通便。倘若因痉咳期频频呕吐，纳食较差，使脾胃受损，无力化气生血，中气不足，临床可见咳声少而无力，面色萎黄，肢倦神疲，纳少便溏，舌淡苔薄，脉缓无力，高师以益中健脾为大法，扶正固本以杜生痰之源。方选六君子汤化裁调治。

总之，高师治疗百日咳根据本病发展的过程，从初咳期、痉咳期、恢复期三个阶段进行灵活的辨证论治，其选方精确，用药熨贴，加减有则，值得我们师法。

发　　热

一、外感发热治疗经验

高辉远老师，精研经典，师承蒲氏，擅治热病。我们随师临证，深感其治疗外感发热，详审病机，辨证细腻，有诸多学术见解，兹探析如下。

1. 风寒发热

恶寒发热，头身尽痛，无汗，舌淡苔白，脉浮紧等，为风寒之邪郁闭卫表的特征。高师对仲景学说褒扬备至，宗六经之太阳发热，治用辛温解表，但并非死守古方。轻证常用杏苏散复葱豉，发散风寒，疏表泄卫，通阳发汗，协同增效，功著而不伤津。重证则"有是证，用是法"，直投麻黄汤，取汗以开闭，但加减有则，每获捷效。高师反对一见发热即谓之"炎症"，就滥施苦寒清热解毒。警示后学切勿片面强调"热则寒之"，应深究辨证论治之真义，掌握严谨治疗之法度，以免铸成大错。

2. 风热发热

发热微恶寒或不恶寒，口渴，舌红，苔黄少津，脉浮数等，为风热之邪郁闭卫表之证。高师认为治疗首应辛凉芳淡，轻宣肺卫，开其郁闭以发之。慎误用辛温，若误用之，犹如以火济火，势必阴伤而热炽。至若夹有寒邪郁闭，亦可微辛微温发表，俟寒开热透后，则立即改用清凉，但勿太过。

"风温（上呼吸道感染）"案例：男，28岁。发热微恶寒，体温38.7℃，全身酸痛，口微渴，咳嗽，舌红，苔薄黄，脉浮数。曾服辛温之剂三日，不解，渴反增，自汗，咳嗽，热益升高。高师会诊认为乃风温之证，给予辛凉之平剂银翘散加减：银花、连翘、竹叶、花粉各10克，桔梗、杏仁、牛蒡子各6克，芦根15克，薄荷3克，甘草5克。连服2剂，热退渴止而愈。

【按】本案始宜辛凉平剂，轻宣肺卫，然反投温散，药不对证，其病反增。高师随证施治，因其经过温散，不须再用辛散，遂于银翘散中去芥穗、豆豉之辛散，加杏仁苦降、花粉之甘凉，药中病机，2剂顿奏其功。深谙方药特性，加减有则，曲尽其妙，观上案可知。

3. 往来寒热

恶寒与发热交替出现，口苦咽干，心烦喜呕，舌红苔黄，脉弦数等，为热郁少阳，枢机不利的表现。关于往来寒热，目前争论较大，有医者认为概念模糊。高师认为，寒热往来，即寒时不热，或热时不寒，往来一日数次发作，这种热型临床确实存在，实为仲景辨证之独具只眼处，治应和而解之，然表里双解、寒热并用、苦辛分消、平其亢厉、补泻合施等均属和解范围，故虽名和解，实寓有汗下清补之意，临证应条理井然，周悉赅备。

"热郁少阳（发热待查）"案例：男，36岁。往来寒热1周余，发热数小时后，汗出而退，恶寒，体温在37.8～38.5℃，胸胁苦闷，心中烦躁，乏力纳差，舌暗苔白腻，脉弦数。西医各种检查均正常，对症等治疗无效。高师会诊析为邪郁少阳，枢机不利，治用小柴胡汤化裁，施以柴胡、黄芩、太子参、苍术、赤芍、豆豉、建曲各10克，法

半夏 6 克，生薏苡仁 15 克，栀子 8 克，炙甘草 5 克。服药
3 剂遍身絷絷微汗出，体温正常，未再复寒热，诸症尽除
而愈。

【按】此案寒热往来，但既无明显表证，亦无明显里证，
故责于邪正相争于半表半里。高师运用小柴胡汤化裁，药服
3 剂，表里双解，往来寒热尽除。由此可见高师精研仲景学
说，成竹在胸，灵活运用经方，可师可法。

4. 壮热不寒

恶寒已解，发热较甚，壮热恶热，为热邪入里。热入气
分，高热烦渴，多汗，舌红苔黄，脉洪数；热入营血则高
热，神昏谵语，抽搐，或出血，皮肤瘀斑瘀点，舌绛苔黄，
脉细数。高师认为清凉透热为其治疗原则，但病有深浅，邪
有轻重，体有虚实，方有大小，临床实践中必须量其证，不
可拘泥。壮热之证，壮实之人，邪重病深，清凉之剂不可太
微，否则邪热不除；若本体不足，邪轻病浅，清凉之剂宜少
少与之，宁可不足，不可过量，必慎于微，临证时宜熟
思之。

"暑热（病毒性感冒）"案例：女，28 岁，产后适逢盛
暑，恶露刚尽，发热 5 日。前医以产后发热用生化汤合补血
汤加丹、地之类辨治。但病不解，反增剧。高时诊时，仍高
热，体温 39.2℃，口烦渴，汗出，头痛面赤，心烦，舌红
黄，小便黄，大便干，脉洪数。高师曰：此乃白虎汤证。治
以白虎汤加西洋参：西洋参 10 克，生石膏 20 克，知母 6
克，甘草 5 克，粳米 15 克。共服 3 剂，脉平热退，体温正
常，诸症悉解。

【按】观本案可知，高师不拘泥于产后宜温不宜凉，白
虎辛凉重剂，为产后所禁之说。症见白虎用之无需顾虑，犹

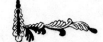

如大敌当前，若不迎头痛击，壮热灼蒸，恐津液枯竭，变证蜂起。唯产后加以西洋参扶正祛邪并行，更无所畏惧。足征高师有胆有识，当用清法，则径用之，其效立见，师表后学。

5. 日晡潮热

发热有如潮水或日晡加重，面目俱赤，烦渴引饮，腹满便闭，舌苔老黄或起刺，脉沉数等，为热结肠腑所致。治应通里泻热。高师认为热病不仅最怕表气郁闭，热不得越，更怕里气郁结，热闭于腑。虽有"温病忌下"之说，乃预防其直下伤阴之意，昔贤亦有"温病下不嫌早"及"急下以存阴"的卓见，全在用之当与不当。热病并非绝对禁用下法，当下则下，唯非下证而误下，酿成内陷则属非是。

6. 身热不扬

发热夹湿，身热稽留而热象不显，头重如裹，胸脘痞闷，不思饮食，舌苔白厚腻等，为湿中蕴热郁蒸之象。高师认为湿热相合，错综复杂，治应清热除湿，不可偏治，徒清热则湿不退，徒祛湿则热愈炽。善治者，贵在灵活，湿热并重，宜微苦辛淡清宣，湿重者宜辛淡微温芳化，热重者宜辛淡苦降清泄，以使湿开热透，气化湿行，同时应相其证，审其时，量其体，合宜而施，斯为善治。

二、内伤发热治疗经验

凡因脏腑功能失调或虚损所致的发热均可称为内伤发热。治疗方法不同于伤寒与温病。高辉远教授学贯诸家，知识渊博，学验俱富，临证治疗内伤发热，精思博稽，见微知著，察微知渺，颇具新识。

1. 气虚发热

多由饮食劳倦伤及脾胃，中气受损，致使虚热内生，治

宜甘温除热。如李东垣所云："脾胃虚，则火邪乘之而生大热"。高师备赞东垣所创"劳倦内伤说"和"甘温除大热论"，不愧为医学史上卓越的一页。高师参学东垣，继承蒲氏，将内伤与外感发热的鉴别赅括为：内伤发热，初用手试不觉热，久放愈来愈热，手心热手背不热，头痛时作时止，四肢沉困身倦怠，恶食；而外感发热，恶寒，得衣被不减，用手初试觉很热，久放反不觉热，手背热重，手心热轻，头痛至表解始止，身痛，四肢亦有时痛，不恶食。此鉴别要点，临床颇有实用价值。高师强调气虚发热，也似伤寒，有时有头痛，脉有时亦浮，但浮大而空，临证切勿误治，反伤其气。

2. 火郁发热

高师认为先是外感，由于治疗不当，人体的阳气为外邪所遏制而不能宣通，如过用苦寒，表邪不解，郁而化火，即火郁发热。临床上有不少长期发热不退的是火郁发热。这既不能照外感治也不能照内伤治，要用挥发郁热的方法才能解决，即"火郁发之"。有的医者往往当阴虚治，用青蒿鳖甲汤，乃瘥矣。高师效法蒲老应用丹溪之火郁汤治疗，并结合自己多年体会再加淡豆豉，以增加挥发郁热的作用，临证用之，常收殊效。

"火郁发热（高热待查）"案例：某男，12 岁，自兰州来京，高热已半年，经西医各项检查均未能明确诊断。应用多种西药及辛凉透邪、清热解毒中药等均无效。经人推荐来高师处就诊，仍高热，体温 40℃，头痛身倦有汗，口干作渴，舌淡苔白，脉细数无力。高师辨为湿遏热郁，治宜挥发郁热，方用火郁汤加淡豆豉：葛根、赤芍各 15 克，柴胡、防风、淡豆豉各 10 克，升麻 6 克，炙甘草 5 克。共服 24 剂，

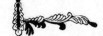

体温逐渐降至正常，诸症悉除，患者痊愈返回兰州。

【按】此案长期发热，应用多种中西药无效，高师妙用新定火郁汤而高屋建瓴，不到一月即愈。"挥发郁热"是否可称为治热之又一法门，后学可自行领悟参稽。

3. 血虚发热

由各种原因而致失血过多，或久病损伤心、脾、肝等，而致血虚，阴血不足则无以敛阳，因而引起发热。如《证治汇补·发热》云："血虚发热，一切吐衄便血，产后崩漏，血脱不能配阳，阳亢发热者，治宜养血。"高师认为虽然贫血也是血虚，但血虚不能单纯作贫血来看。血虚发热为内实不足，外似有余，有时状似白虎，发热口渴，烦躁，面红目赤，脉大而虚，按之无力。临证应细心辨认，深入分析，去伪存真，以免误诊误治，导致病情加重。

"血虚发热（产后感冒）"案例：女，27岁，难产后半月，忽作发热，微恶风，体温 38.7℃，心烦口渴，全身酸楚，食纳不佳，舌质淡红，苔白少津，脉浮数无力。前医曾以外感风寒郁而化热入气分，给予白虎加人参汤 2 剂，热不解，食欲更差。高师析为产后血虚阳浮发热，治以益气养血，应用八珍汤加味：黄芪、太子参、熟地各 15 克，当归、白芍、白术、茯苓各 10 克，川芎 6 克，炙甘草 5 克，生姜 3 片，大枣 5 枚。用药 3 剂，热退，诸症尽消，体温正常，病即旋愈。

【按】《沈氏女科辑要笺正》云："产后感冒者，必有表邪可辨，然不当妄事疏散。"傅氏亦云："新产之妇，风易入而亦易出。凡有外邪之感，俱不必祛风。"观上案可窥高师刻意于前贤，领悟其真谛，补气血顾本以逐邪，此治从权也。

4. 阳虚发热

阳虚一般不发热，但由于阴寒太盛，格阳于外或寒凉药攻伐太过，损伤阳气，或久病阳气衰弱，使阳虚外越，也可出现发热，治应引火归原。如《伤寒论》云："病人身大热，反欲得近衣者，热在皮肤，寒在骨髓也。"高师认为，阳虚发热具有真寒假热之基本属性，引火归原，以热治寒，乃属正治。但有医者亦称此为反治法，是因临证中证候并无固定模式，错综复杂，假寒、假热、假虚、假实之证随时可见，故从一定意义上讲，正确应用反治法，确乎为辨证论治之最高境界，仍具有重大的现实意义。

5. 血瘀发热

因各种原因所致的瘀血阻滞，经脉壅遏发热。如《灵枢·痈疽》篇所云："营卫稽留于经之中，则血泣而不行，不行则卫气从之而不通，壅遏而不得行，故热"。高师认为瘀血发热，以午后或夜间为甚，口燥咽干而不欲多饮水，舌质暗或有瘀斑、瘀点，脉涩。不可寒治，不可辛散，治宜活血化瘀清热。

6. 阴虚发热

温病后期邪热伤阴，或因久泻或因误汗、吐、下使阴液亏耗，或久病损阴等，致阴虚阳亢而发热，治以养阴清热。如《景岳全书》云："阴虚者能发热，此以真阴亏损，水不制火也。"高师认为养阴存津，至关重要，但又不可固执养阴之说，而灭其阳火。阴虚内热，滋阴清热为其常法，临证还须另辟蹊径，重视正气，保胃存津，使阴津自充，虚阳自降，阴阳调和，虚热自清。

三、老年外感高热治疗经验

外感高热是老年人的常见病之一。由于老年体质特点与

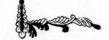

青壮年不同，对外感病邪的反应亦不同，因此在外感高热的发生、传变等病理过程及治疗上都具有特殊性。高辉远老师长期从事老年医疗保健工作，对老年外感高热的防治有独到经验与见识。现简介如下。

1. 耄耋风烛易感，防胜于治

衰老是生命现象中不可避免的自然规律。青壮年时期，形体壮实，气血充足，阴阳调和，脏腑功能旺盛，抗邪有力，因此不易感邪，即使感邪，康复也较迅速。高师认为老年人脏腑功能渐衰，气血阴阳不调，精血津液不足，机体防卫功能低下，所以对病邪的易感性较强。故老年外感高热的预防占有非常重要的地位。《内经》所讲的"不治已病治未病"，"虚邪贼风，避之有时"，"正气存内，邪不可干"等都是人与天地相参应，与四时合序，预防胜于治疗的思想。老年人不但要避免外在的致病因素侵犯本体，更重要的是保护正气，增强抗病能力，以防外邪侵入。高师在多年防治老年病的过程中，总结了四句话，即"四时有序，起居有时，饮食有节，运动有法"，认为是老年人防病保健的要旨，并临床运用玉屏风散加味进行药物防治，以增强老年人对外感病邪的抵抗力，在防治老年人外感高热方面取得了较满意效果。

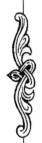

2. 既病善传多变，知微杜渐

年老体弱之体，外邪侵入后，因驱邪力薄，不能有效地阻止病邪深入，故又善于传变，若不及时治疗，外邪即可势如破竹，深入内陷，甚至出现"逆传心包"或深入下焦等险证。高师曾见一90岁高龄老人，虽素有一些慢性疾病，但仍精神健朗，只因偶食凉拌菜而致腹泻、低热，未予重视，很快出现高热，合并肺部感染，心、肾功能衰竭接踵而至，

不到两周即与世长辞。故高师强调老年外感高热，应知微杜渐，既病防变，及早治疗，这对阻邪深入，避免传变为险恶证情，提高临床疗效有重要意义。

医案（冠心病、糖尿病伴上感）：李某，男，80 岁。患冠心病、糖尿病 20 余年。因不慎起居，感凉受风，鼻塞流涕，头项强痛，恶寒发热，体温 39℃，肠鸣纳差，精神不振，舌淡苔白稍腻，脉微浮紧，两关弦、尺弱。急邀高师会诊，析为年迈加宿疾，卫阳不固，又感风寒，卫阳被郁。速投桂枝汤合二陈汤加太子参、黄芪。服药 2 剂，热退汗出，诸症若失。从本案可见老年外感高热，早期及时治疗，至关重要。

3. 本虚标实错综，攻补适宜

高师认为，老年外感高热时，多是老与病，宿疾与新感，虚与实交织，呈错综复杂的证候。临床上须根据体质、病邪性质、病程、症状等，分清表里、寒热、虚实与标本、主次、缓急，不能一概而论。对老年外感高热的治疗，自然离不开驱邪，但单纯驱邪则往往邪虽去而正更伤，甚或驱邪不成反致偾事，故只善驱邪，不善扶正，亦属缺憾。热病本不宜补，但对老年人补益之法又不可少，须随证而定，攻补应适宜，当补而不补不可，不当补而误补亦不可，当补而补之不得其法又不可，高师经数十年临床实践总结出四句治疗老年外感高热的原则，即"辨证要准，立法要稳，选方要精，用药要轻"。在临床屡获佳效。

医案（心肌梗死、肺部感染、伪膜性肠炎、心肝肾功能不全）：剑某，男，80 岁。患有心肌梗死，不慎外感后致肺部感染。西医应用多种大量抗生素治疗，某中医投以大剂苦寒清热之品，冀图速效。二月后患者出现便溏。高师指出不

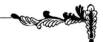

宜再用苦寒，否则恐将导致正愈伤而邪愈炽，一旦中阳溃败则救治不及。彼仍未采纳以为邪去正自安，然终导致五脏俱损。一致大脑失司，意识不清；二致心阳虚微，心力衰竭；三致肺源上绝，满肺炎变，呼吸衰竭；四致肝脏受损，出现黄疸；五致肾竭于下，尿少浮肿，尿蛋白（＋＋＋＋）；六致脾胃俱伤，上不受纳，下泄不止。患者高热不退，便培养为难辨梭状芽苞杆菌，被迫停用全部抗生素。中西医束手无策，患者危在旦夕。高师认为已处于正衰邪炽之时，若能令正气胜一分，则邪气可退一分；反之，正气再败一分，则邪气将进一寸。高师应用中医食疗，选用上等莲子、芡实、大米（炒黄）研成细粉为糊，少少鼻饲。又选用附子汤加茵陈，小剂缓缓救治。服药4日，初见效果。后偶加一二味药物，病情日渐改善，黄疸、浮肿消失，肺部感染吸收，心肝肾功能恢复，便培养难辨梭状菌转阴，胃已能纳，腹亦不泻。如此危重之候，用中药食疗、小剂附子汤加味缓缓施治，竟能转危为安，挽回生命，足见辨证准、立法稳、选方精、用药轻在治疗老年外感高热上具有重要意义。

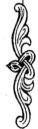

四、小儿高热治疗经验

高热是小儿常见的急症，研究掌握小儿高热病变过程和治疗特点，对提高临床疗效，维护儿童健康是十分重要的。著名老中医高辉远老师对小儿高热证治规律研究有素，临床经验颇为丰富。兹浅探如下。

1. 小儿的体质特点

高师认为小儿与成年人在体质上殊不相同，为稚阳稚阴之体，易虚、易实，易寒、易热。正如清代医家吴鞠通在《温病条辨·儿科总论》中所说："小儿稚阳未充，稚阴未长。"小儿正处于生长阶段，生机蓬勃，发育迅速，但尚未

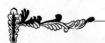

成熟，脏腑柔脆，气血未充，卫外功能不足；脾胃薄弱，运化功能尚未充足；并且寒暖不能自调，饮食不能自节，所以外易为六淫所侵，内易为饮食所伤。高师认为掌握小儿的体质特点，对认识小儿高热形成的内外诸因素及辨证施治寓意深邃，不应小觑。

2. 小儿高热的病理特点

由于小儿生理体质的特点与成年人不同，因此在高热症的发生、发展等病理过程中也有其特殊性。高师通过多年临床实践经验，深切地体会到小儿高热的病理特点主要有以下三个方面。

（1）善感外邪，易伤饮食

小儿形气未充，肌肤尚嫩，藩篱疏松，卫外力弱，更因寒暖不能自调，春可伤风，夏可伤暑，秋可伤燥，冬可伤寒，极易受外邪侵袭。

又由于脏腑娇嫩，发育未充，脾胃运化功能弱，加之饮食不能自节，故临床上多见胃肠积滞，不能运化之食积发热。正如《保赤新编》引张景岳论"小儿方术"中曾提到："小儿有病非外感风寒，即内伤饮食。"

（2）实热证多，虚寒证少

小儿热证多于寒证，实证多于虚证，临床上以寒从热化较为多见。由于小儿"阳常有余，阴常不足"，阳盛则发热，阴盛则发寒，故小儿最易发热而少发寒，容易见出汗或口渴引饮、高热惊掣、腹痛、便秘等实热证。虽然也有寒证、虚证，但相对来讲比热证、实证少，当然少不等于无，小儿的虚寒证及真寒假热等情况更应加以注意。

（3）迅即犯肺，热甚风动

小儿卫外功能薄弱，肺卫调节疏懈，六淫之邪肆虐，不

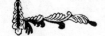

能调节应变，外邪乘袭时虽先伤皮毛，而皮毛者肺之合也，故可迅速入肺，而致肺失宣畅，化热生痰；又因肺居胸中，位于上焦，主呼吸，气道为出入升降的通路，喉为其系，开窍于鼻，所以外邪也可以从口鼻而入，肺卫首当其冲，感邪后很快出现上焦肺系症状，故临床上小儿高热时常喉间辘辘有声，咳嗽、痰喘之症极为普遍。

又因小儿脏腑未充，实热壅盛时或热扰心神，上攻神明，或热熏蒸阳明，火动风生，窜扰经络，致筋脉挛急，或热甚伤津，燔灼肝经，筋脉失养，均可导致热极生风。故临床上小儿高热不退引起神昏谵语、抽搐亦颇为多见。

3. 小儿高热的治疗特点

高师尝强调由于小儿在生理上具有特殊的体质，病理上具有特殊的变化，因此在治疗上就要针对这些有关因素施治，不能与成年人"一视同仁"。

（1）祛邪为先，急用表宣清透

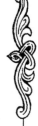

小儿高热，发病急，传变快，病程短，初始多属实热郁闭肺卫，强调表、宣、清、透四法，尽早驱邪外出，不可优柔寡断，贻误病机。表，即以汗祛邪，取辛凉发散为宜，使邪热以凉而解，从辛而散。小儿高热初起常肺卫始郁，故应兼施宣法，宣可祛壅，可得散发开郁，宣发气机之用。所谓透，就是透邪外出，并且不拘于表证，有邪郁即需透邪，使邪有外达之路，故小儿高热各个阶段均可应用透邪之法。邪郁化火，热者清之，但小儿高热宜轻清，不宜大剂苦寒，否则易冰伏外邪，变生他证。总之小儿高热在辨证论治的基础上，早期灵活运用表、宣、清、透四法，阻热深入，为邪热开设门路，常可获效，若桴鼓之应。

（2）消食撤热，重视和而兼通

临床上小儿食积发热较为多见，和外感发热极易混淆，应加以区别。高师谓，小儿伤食虽亦可引起发热、头痛等症状，但脉象不浮而是滑，无身痛，但有肠胃反应，并且伤食发热来势暴，常突然发热，故不同于外感。在论治小儿食积发热时高师重视调和脾胃，流通胃气，通利腑道，来达到消导宿食撤除实热的作用。但不可消通太过，反成克伐，中病即止。绝不可一见发热，即从"炎症"考虑，频投大剂苦寒，其不良后果当不难测知。

医案（中毒性消化不良）：杨某，女，1岁。发热不退已4天，曾屡用抗生素及退热剂，汗出较多，仍高热不退，体温40℃，时有惊惕，手足反凉，无咳嗽，亦不喘，食纳不佳，大便日两次，夹不消化物，尿少而短，渴不多饮，面黄，舌淡，苔中心秽，脉滑数，右大于左。高师断为食积发热，应用和而兼疏，消而兼通之法。处方：柴胡2.5克，白芍3克，炒枳实3克，炙甘草1.5克，竹茹3克，焦山楂3克，建曲4.5克，麦芽4.5克，莱菔子3克，淡豆豉9克，生姜3片。服上方2剂烧退，大便日为1次，消化好转，原方去豆豉、莱菔子续服2剂，诸症悉平而愈。

本案虽屡发汗，而热不解，徒伤其表。高师谙于小儿肠胃脆弱，易虚易实的特点，内伤外感泾渭分明，迨明食积而致发热，法取和兼通，而获捷效，充分体现了中医特色。

（3）开窍止痉，强调挫热三护

抽搐，俗称抽风。属中医"痉证""瘛疭"等范畴。小儿高热时常伴此危急证候。高师论治中强调杜其风动之源，以治其本，主张应用顿挫热势三护之法。邪热亢盛，其势甚烈，热极生风，必须审时度势，顿挫热势，热退则风自熄。

热盛煎熬津液成痰，痰热蒙蔽心包，上扰神明，而令神昏谵语，须清热开窍豁痰护脑。热邪伤津，耗液阴劫，累及肝肾，木劲动风，还应参入养阴生津之品护津。里热结实，大便秘结，神识不清，甚则抽搐，酌需逐秒通里而护肠。上述挫热三护之法，细腻引伸指示治疗，可师可法，多有殊效。

救误挽治佳案

一、救误挽治疑难危重案选萃

　　成功的案例固然可贵，误治之案及其救误回春之术，则尤堪深研，对提高临床诊疗水平，具有重要意义。现择选高辉远老师救误疑难危重案一则，剖析如次，以飨同道。

　　男，87岁。素罹多种老年疾病，突然发作胸痹，心痛彻背，2日后又高热，咳嗽，痰黄而稠，体温39℃，心电图示急性广泛前壁心肌梗死。西医诊断：急性广泛前壁心梗伴肺部感染。采用抗生素及扩冠药物治疗。某中医会诊辨证为肺热不宣，应用大剂清热解毒苦寒中药，冀图速效，但病情未见转机，大便由正常变溏。高师会诊后认为，患者年高病久已有"五虚"，治宜清热化痰以祛邪，益气养心以扶正，不应予大剂苦寒之品，一旦中阳溃败，恐将导致正愈伤而邪愈炽，阳欲脱，救治不及矣。彼仍不采纳，认为扶正无益；邪去正自安。3周后，果然患者正气大衰，脾胃中阳大伤，上不受纳，下又水泻不止，日十余次，冷汗出热不退，仍咳黄痰。西医诊断为菌群失调、伪膜性肠炎。大便培养为难辨梭状杆菌，迫不得以停用全部抗生素。中西医反复讨论，均感棘手，苦无良策。遂请高师会诊，认为患者目前已处于正衰邪炽阳欲脱，唯一办法，急扶正气，别无他途。予附子汤加味治疗：野山参、白术、赤芍各15克，茯苓连皮20克，川

附子 10 克，炙甘草 5 克。服药四剂，病情即有转机，冷汗止，日便次数减少。此时某中医针对病人的体温、血象较前略增高，提出附子汤不宜再用。高师曰：此乃正衰有复，正邪斗争增强之象。坚持继服上方一周，病情日见改善。守上方继服二周后，病人泄泻已止，食纳倍增，肺部感染完全吸收，血象、体温正常，大便培养难辨梭状杆菌转阴，诸症悉平转安。

【按】此案高师立足整体，洞察全貌，详审病机，明识患者有五虚：高龄体弱是一虚，素多疾病为二虚，病程较长属三虚，应用多种大量抗生素，耗其正气乃四虚，大剂苦寒伤及中阳致五虚。前中医误投大剂苦寒之品，且用之较久，致患者正衰邪炽阳欲脱之势，高师应用附子汤加味，令正气胜而邪自退。反之若正气再败一分，则邪气将进一寸。某中医只观其血象与体温较前略高，即认为附子汤不宜用，是只见病而不辨证，险些一误再误。高师掌握"有是证则用是药"的原则，药中病机，终使患者转危为安。

二、救治失误案赏析

按照中医学理论体系的自身规律，归真返璞地研讨名老中医的救误挽治之经验，对嘉惠后学，必将大有作用。现撷取高辉远老师救治失误案数则，浅析如次。

1. **伏暑夹湿误治热郁，清热利湿立见奇效**

医案：某男，年六十，于某年长夏避暑海滨，染受暑湿，至白露后，精神自感不适，体重减轻，脉搏增快，亦不发热。阅数日，渐有低热，用各种抗生素，体温反增，达 39℃ 以上。会诊时，患者出现呕吐，胸满，腹胀，大便溏泻色如酱状，每日六七行，小便亦频数，便时涩痛，舌质红，舌苔黄白夹杂而厚腻，扪其额热甚，并有微汗手足反凉，四

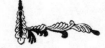

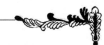

肢关节疼痛，脉两寸浮，右关沉数，左关弦数，两尺沉濡。综合脉证，属伏暑夹湿，热郁三焦，过夏而发，治宜清热利湿，苦辛淡渗之法，方用藿香6克，杏仁4.5克，香薷3克，连皮茯苓9克，黄芩4.5克，滑石9克，薏苡仁15克，防己4.5克，猪苓4.5克，白通草4.5克，竹叶4.5克，荷叶4.5克。服2剂，体温降至37.9℃，呕吐止，关节疼痛减轻，大便次数亦减，小便已不涩痛，惟胃纳仍差，身倦，舌苔同前，脉寸沉细，关沉滑，尺沉濡，此病势虽减，余热未净，胃气未复，仍于清热利湿之中兼和胃气。方用藿香梗6克，山茵陈6克，新会皮4.5克，连皮茯苓9克，厚朴3克，豆黄卷9克，白蔻仁3克，滑石块9克，扁豆皮9克，白通草3克，荷叶9克，薏苡仁12克，猪苓3克，炒稻芽6克。再服2剂，体温接近正常，周身埶埶汗出，胃纳仍差，饭后腹微胀，大便日二行，小便畅利，舌苔退，质淡红，六脉沉细微数，此余热初退，胃阴未复，拟以益胃法：玉竹6克，沙参6克，茯苓9克，石斛12克，新会皮12克，莲子肉（去心）12克，扁豆皮9克，炒稻芽6克，荷叶9克，桑寄生9克。连服3剂，食眠俱佳，无不适感，下床活动，脉亦缓和，遂嘱勿药，以饮食调理而愈。

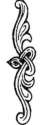

【按】是案始因长夏宿营于海滨之域，上热下湿尤胜，且人年六旬，体不甚强，人处气交之中，饮食起居稍有不慎，便易感受暑热邪气。叶天士谓"长夏湿令，暑必兼湿。"湿遏热伏，至秋新邪引动而发，其见关节疼痛，额热肢凉，是暑湿露于外，呕吐腹满，下利尿涩，是暑湿着于内之故，此三焦内外，湿困热郁，非若一般新感之证，故虽用各种抗生素，不但热势不解，反而增剧也。幸得救治及时，先以清热利湿，苦辛淡渗为主，继则和胃利湿，再以和胃养阴，用

药先后各有次第，因而收效甚捷。由此而悟，医者治病不但要结合时令特点，也应考虑患者体质因素乃为周详。

2. 产后病暑常法不应，急清阳明邪去正安

医案：向某内室，28岁，夏月产后，适逢盛暑，十月后恶露刚尽，感暑而病。阅数医，均以产后发热，头痛汗出，用生化汤与补血汤加丹、地之类为治。病不解，反而增剧，壮热大渴汗大出，午后尤甚，头痛面赤，心烦舌红，渴思凉饮，小便短赤，大便干燥，脉洪而滑。延师往诊，师曰：此白虎汤证也，但产后气血新伤，宜于白虎汤中加人参主之，扶正祛邪并行。病家粗知医，曰：白虎辛凉重剂，为产后所当禁。师曰：白虎诚宜慎用，今病暑热极，热灼阳明，肺津被劫，若不急清阳明以救化源，恐津液枯竭，变证蜂起，产后难任，有病则病受之，沃焦救焚，何惧之有，可小制其方，病家然之。乃用西洋参9克，生石膏18克，知母6克，甘草3克，粳米15克，日二服。是夜诸症渐减，能安睡。次日，再诊，见其热减渴止，汗息烦平，思粥食，病家甚为感谢。师候其脉，仍洪而滑，曰：证虽减退，脉尚未平，热犹未尽彻也，宜原方再进，否则热将复炽。病家见患者已不壮热烦渴，坚请去石膏，师曰不可，只宜再小其制，而病家仍惧石膏大寒，议用他药代之，师见坚决拒药，未便强拂其意，遂勉为用鲜苇根、石斛、荷叶、竹叶等，并告之曰：午后恐诸症再起。果于日晡壮热头痛，大烦大渴，汗出心烦，前症复作，一如师言。病家急延师至，乃再疏白虎加人参汤一剂，西洋参6克，生石膏12克，知母4.5克，粳米12克，一服知，二服已，再次日诊之，脉平热退，师曰：至此内热已解，只复胃津可也，用益胃汤加味，并继以养荣汤善其后而愈。

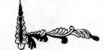

【按】此系产后恶露刚尽，感受暑热病邪之案。初医不明病因，遵产后常法生化汤与补血汤加丹、地之类为治，置暑邪于不顾，故投剂病不解，证势反增。盖芎、归、芪乃性温上升之药，丹、地、桃乃柔腻下降之品，均不宜于暑，故尔屡治罔效。今乃感暑而病，症见白虎，倘若常人，用白虎汤则无所顾虑，惟产后气血新伤，用此辛凉重剂，固宜慎重，然而暑热方炽，犹如大敌当前，若不迎头痛击，则新虚之体曷能当此壮热灼蒸，故白虎虽慓悍，实为救焚之良将，昔贤谓邪去则正安是也。幸赖断案详确，急以白虎汤加人参主之，病退脉未退，宜再进剂，病家虑疑不从，致使热邪复炽，再投始安，若无胆识，何可如此耶？说明当用清法则径用之，不必为"产后宜温"所束缚。因之，此案示人，医之临证，贵在辨证，证无定型，医无定法，法随证变，有是证则用是药，万勿迟疑以免贻误病机，证变难挽。

3. 湿温发痦用凉冰伏，通阳宣痹病竟霍然

医案：某女，12 岁，住某医院，初秋患病。开始发热，即见神识如蒙，并有手足抽动而不甚，经中西药治疗，手足抽动停止，但体温初则持续在 39℃ ~40℃，继则在 38℃ ~39℃，午后尤甚，神识如蒙，始终不见改善，能出声而不能言语。右肢若废，头汗时有，身汗不彻，小便、大便犹自行，白痦出现已十余日，舌白苔秽而腻，质不红，脉濡数，病程迄阅四旬，日服犀羚、白虎、安宫、至宝和各种抗生素之类，病势渐趋沉困。会诊后，议其脉证属湿温为病，凉遏冰伏，以致外则经络湿郁，内则三焦闭阻，遂以薏苡竹叶散加味，通阳宣痹，期其湿开热透。方用薏苡仁 12 克，竹叶 9 克，茯苓皮 9 克，滑石 9 克，茵陈蒿 9 克，白通草 3 克，大豆黄卷 9 克，晚蚕砂 9 克，防己 4.5 克，荷叶 6 克。嘱进二

剂，连服二日，亦停其他药物。归以告师，师曰：湿温之邪，黏滞稽留，通阳淡渗，最为要旨，故徒清热，则湿愈结而热愈伏，予疏方，颇中肯綮。第三日午前，来电话云：服前方二剂后，今晨已开始能讲话。午后其父再邀前往会诊，见患儿周身微汗续出，白㾦漫及下肢，体温有下降的趋势，询其思食否，则以颤动的低音回答，呈微笑表情，神志清晰，舌苔仍秽腻而厚，脉濡而不数，此证已趋湿开热透之象，清窍已通，仍以原法去豆卷、蚕沙加丝瓜络 6 克，稻芽 6 克，再进二剂，其后以益胃法调理之，痊愈出院。

【按】夫湿温一病，历来议论纷纷，后学几无成法可遵。有言温病复感乎湿者；有言素伤于湿，因而中暑，暑湿相搏者；有言长夏初秋，湿中生热，即暑病偏于湿者。临证之时，务必辨明湿与热孰轻孰重，然后方可对症下药，随机应策，则能收效焉。此案初秋患病，开始发热，神蒙不语，头汗时有，身汗不彻，白㾦出现已十余日，舌白苔秽而腻，质不红，脉濡数。湿邪酝酿成温，湿重于热明也，但前医失察，不用化湿透热之方，恣用犀羚、白虎、安宫、至宝等大寒清凉之药，以致湿遏蕴伏，病延四旬，留连难已，证势重笃。所幸高师辨证明晰，救误恰当，改投通阳宣痹之剂，其味淡，其性平，而湿始开，热始透，神蒙不语转而能言，病情由危转安，以收轻以去实之功。此案说明，小方能治大病，轻剂亦能治重症。为医者辨证准确与否，实在几微之间，稍有差异则立法遣方自难中的。

4. 风温误汗热炽，辛凉平剂而解

医案：张某，男，28 岁，住某医院。春二月，患新感，初起恶风头痛，有汗，身发热而酸，口微渴，咳嗽，舌苔薄白，服温散之剂二日不解，渴反增，自汗咳嗽，热益升高，

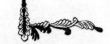

师会诊，其脉浮数，舌苔薄黄，曰：此风温之证，始宜辛凉轻剂，不需温散，现已由卫及气，当予辛凉平剂之银翘散，去芥穗、豆豉之辛散，加杏仁之苦降、花粉之甘凉，因其经过温散，不须再用辛散，惟本《内经》风淫于内，治以辛凉，佐以苦甘之意可也。金银花9克，连翘6克，苦桔梗6克，薄荷6克（后下）、竹叶9克，杏仁6克，牛蒡子6克，花粉9克，甘草4.5克，鲜苇根18克，连服2剂，即热退渴止而愈。

【按】温病最忌辛温发散。吴鞠通《温病条辨》云："温病忌汗，汗之不惟不解，反生他患。盖病在手经，徒伤足太阳无益，病自口鼻吸受而生，徒发其表亦无益也。"初病风温，法应辛凉轻剂，轻宣肺卫，驱邪外出，然前医不识，误辨为外感寒邪，反投表散温燥之剂，所以不但无效，反增重其病。夫伤寒与风温，两者感邪截然不同，见证亦寒热迥异。伤寒缘由感受寒邪引起，初起则见恶寒发热，无汗头痛，身疼，治宜辛温发汗；温病则由感受温热毒邪所致，症见发热口渴，不恶寒，反恶热，治则忌辛温发散。本例幸得救误及时，且辨证无差，遂予辛凉平剂，取其银、翘、竹叶、薄荷性凉而质轻，轻清宣透，驱除在表之邪热，桔梗、甘草、牛蒡清风热、利咽喉，杏仁利肺气止咳，苇根、花粉清热生津以止渴，药中病机，故2剂而热退渴止而瘳。由此观之，风温与伤寒感邪不一，证候不同，治法有异。此案风温误认为伤寒，徒用温散，药不对证，焉能有效？是故为医者，临证不可不审。

5. 战汗误为阳脱，清热养阴获救

医案：刘姓妇，孟夏患温热，战汗解后，脉静身凉，状如尸厥。其夫问师曰：是脱阳耶？师曰：非也。大热退后，

身凉脉静，如天时酷暑，骤然大雨，炎威顿熄，风凉气爽矣。今脉息平静，颇能安睡，黏汗不息，余热续出之象，非脱勿惧；若汗后身冷脉躁，呼吸急促，烦躁不宁，珠汗发润，鼻煽膈动，即是脱证。任其熟睡，慎勿呼之，俟其自醒之后，只能以西洋参6克，大麦冬9克，煎水频频予之，兼徐徐进清米汤，不可予食。师因出诊，傍晚始归，而家人告之曰：刘氏已来四次，云病有变，急往视之，患者高热气促，烦躁不安，口渴无汗，舌赤无津，咽间痰阻，脉象洪数。师问其故，其夫欲言不语，再追询之乃曰：中午戚人某过访云汗出身冷，脉微欲绝，乃脱阳之证，予以附子9克，西洋参9克，浓煎服之，服后一小时，而烦躁高烧顿起，以致气促痰阻。师再以竹叶石膏汤重用西洋参，佐以苇根、元参（西洋参15克，麦冬15克，茯神9克，清半夏9克，生石膏30克，粳米15克，鲜苇根15克，竹叶9克，元参9克），煎成，频频予之，以代茶饮。约两小时，而汗再出热解，脉静气平，仍徐徐进清米汤复其胃气。晬时再予稀粥，再用和胃养阴而愈。师曰：上症所见病汗，与脱汗截然不同，常须识此，勿令误也。

【按】此乃误诊战汗为阳脱案。盖温病之解，虽多从战汗，然欲战汗之时，突然全身恶寒，战栗而后汗出，此乃正气集结，鼓邪外出，非为脱证。亡阳之脱汗则是久病或重病耗伤正气，阳不敛阴而致汗液大泄，故见大汗淋漓，或汗出如油，精神衰败，四肢厥逆，脉微欲绝等症。本案误以为此，投以大辛大热之附子，回阳固涩，致使抱薪救火，变症丛生，实不符温病治疗处处护其津液的法则。今既误温，病势危急，非以清热养阴之剂使正气与病邪再战而复不能奏功，故以竹叶石膏汤重用西洋参佐苇根、玄参，清热益气、

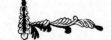

和胃生津为治，汗再出而热退气平，病渐向愈。本案昭示医者为人司命，必以悉查原委，辨明证候为第一要务，切忌草率投药。如案末所言，诚属至理，学者当以此为训。

6. 秋燥用凉反剧，苦温甘辛立效

医案：李某，男性，34岁，仲秋患感，初起头痛，恶寒发热，无汗鼻干而塞，唇干咽燥，咳嗽痰不多，胸胁微痛，前医诊为秋燥，两进清肺润燥之剂，发热恶寒不减，干咳唇燥反甚。邀师诊之，右脉微浮，左脉弦紧，舌苔薄白而干，师曰：此秋燥之属凉燥者，前者认作温燥而用清润之法，故病不解，当用温润，开达上焦，上焦得通，燥邪化汗而解。宗吴鞠通秋燥胜气论杏苏散加减，苏叶6克，杏仁9克，前胡6克，桔梗6克，半夏6克，橘皮6克，茯苓9克，瓜蒌壳6克，甘草3克，葱白连须3寸，豆豉12克。服2剂，头痛减，微汗出，不恶寒，微发热，胸胁痛不显，仍咳嗽咽干，脉已不弦紧，舌苔薄白，以原方加减，去葱、豉加桑叶、枇杷叶各6克，苏叶易苏梗，再服2剂。三诊时，诸症已平，惟余轻度干咳，遂改予清燥润肺轻剂，调理而愈。

【按】是案乃凉燥为病。古人谓燥属次寒之气即此。何廉臣氏云："盖燥有凉燥、温燥、上燥、下燥之分。凉燥者，燥之胜气也，治以温润，杏苏散主之。温燥者，燥之复气也，治以清润，清燥救肺汤主之。上燥治气，吴氏桑杏汤主之，下燥治血，滋燥养营汤主之。"此案秋燥之属凉燥者，燥淫所胜，法当温润，然前医不辨，误认温燥，所进清润之剂，助热恋邪，是以病情有增无减，徒用辛凉甘润无功。所幸救误准确，及时改用温润之杏苏散加减，宣通上焦，上焦得通，气化而津可生，则燥邪化汗而解。此案示人，临证辨

证准确与否，实在几微之间，医者当把握病机，谨审细察，决不可孟浪为之。

7. 冬温兼寒欲变，解表清里奏功

王姓女孩，3岁，病二日，仲冬发热烦躁，颊赤额汗身无汗，面潮红，唇紫，神识不完全清楚，时谵语，鼻煽，呼吸困难，腹满不硬，二日不大便，小便少，用过多种抗生素而体温仍达40℃，舌苔白腻晕黄，脉浮数。会诊认为，此属冬温，内热为外寒所束，肺卫郁闭，因连日在旅途火车之中，受热贪凉所致，法宜辛凉宣透，麻杏石甘汤加味：生麻黄3克（先煎去沫），生石膏12克，杏仁6克，甘草3克，僵蚕6克，桔梗3克，前胡4.5克，莱菔子4.5克，连须葱白3寸。服后得微汗，呼吸渐顺，大便一次，体温逐渐下降，神识清醒。次日再诊时，热已全退，腹亦不满，舌苔减少，脉静身和，只有微咳嗽，此里热表寒已解，治宜调和肺卫以善其后。方用鲜苇根15克，桑皮6克，杏仁6克，瓜蒌仁9克，橘红3克，苦桔梗3克，浙贝母4.5克，桑叶3克，莱菔子4.5克，枇杷叶6克，连服2剂，精神转佳，食欲恢复，共五日痊愈出院。

【按】此乃客寒包火之重证冬温案。冬应寒而反温，非其时而有其气，人感之而即病者，名曰冬温。既是冬月发病无汗、发热等症，为何不用伤寒法治之？盖冬月发病，虽表证较重，而脉象浮数，不能视为伤寒。何廉臣有云："前哲皆谓冬月多正伤寒证，以予历险，亦不尽然，最多冬温兼寒，即客寒包火。"以寒水之季，侵入肌表者多寒。寒战，而温邪之火热反被其掩，此时若治之得法，数剂即可收功，虽前医用多种抗生素却不效，且又因连日旅途中受热贪凉，致邪热由卫及气，寒闭热郁，病势险恶。幸而邪仍留恋气

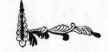

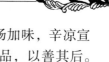

分，未入营血，故宗仲景之法，以麻杏石甘汤加味，辛凉宣透，使外邪内热一剂而解，再服调和肺卫之品，以善其后。高师于本案中预识病机，击中要害，不使病邪有内传之机，变险证为顺证，确是医林名家。

8. 新感引动之伏气，误为伤寒投辛温

医案：罗某，男，32岁，军人。客冬新娶，甚笃好，仲春患感，初起发热头痛，身倦无力，不思食，医者作伤寒治，用辛温解表法，麻桂羌芷之类，服3剂，病反不解，头痛益甚，至第五日鼻衄大作，乃更医，见其衄血不止，改用甘寒苦寒彻热法，白虎、三黄之类，进两剂衄仍不止，热亦不退，第八日再易医，用清热养阴法，犀角地黄汤加味，服1煎，衄血未减，更头痛心烦难受，大便溏不爽，小便短赤。诊其脉沉细而数，舌绛，苔黑燥少津，师同意将前方服尽再诊。傍晚，母求复诊，见患者面苍白，唇无血色，口半开，目合，呼吸短，已不能言，四末微厥，腹不灼手，鼻仍有少量淡黄色血水溢出，诊其脉沉细数无力，幸尚未见冷汗脉躁，母妻守其旁哭泣求救。师一方面强慰家属，一面寻思治法。亡血阴伤，气复孤立，与其生以待毙，曷若含药而亡，背城冀生，古训可鉴，亡血益气，古法可循。遂振笔疏方：西洋参、大麦冬各30克，以水六杯，浓煎取一杯，点滴灌予，不可间断，幸能吞咽，经一时许，初煎服尽，续服二煎，如法以进。次晨往诊，家属稍宽慰曰：昨晚之药，在3小时之内服完，子时后，患者突然全身发战，继而汗出，约二时许，汗彻而战止，现仍黏汗不息，已能识人语言，或有生机。诊其脉沉细有根，肢厥已回，舌上津生，余热随汗续减，颜面有神，嘱其善为护理，只宜少予米汤，不可骤进饮食，免留余邪，并疏复脉法，连服两日，精神渐复，且思

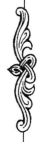

食，日进稀粥三五次，多餐少量。后以三才汤加阿胶、石斛、枣仁连服 5 剂，睡眠安静，饮食渐增，二便调畅，无不适感，嘱停药以饮食调养，阅两月始恢复健康。

【按】温病误用辛温致衄，历来温病学者，言之屡屡，但偶尔不慎，即蹈其弊。本例患者蜜月初度，因冬不藏精而致邪伏少阴，至仲春为新感所引动，发为春温。医者不识此为温病，误作伤寒论治，错投辛温解表之剂，辛温助热，火上加油，热伤阳络，血溢于上，致大衄三日，几至亡血脱气，造成不救。所幸投以大剂参麦，使病人转危为安。又可见昔贤谓人有两死，脱血者死，脱气者死。只有一生，气存则生，其义信然。若只见脱血而补血，恐血难骤生，而气血双脱矣。若只见其衄血，见其误温致衄，而凉血止血，不知益气摄血，则血亡气脱，本例虽用犀角地黄不能取效者如此。此案说明，辨证不明，动手便错，为医者临证如临战，不可不慎之。

9. 暑热温邪之夹风，误在过早用寒凉

医案：傅某，女性，年二十九，仲秋之际，突发高热，恶寒，剧烈头痛，腰部隐痛，恶心，食欲不振，曾服大剂甘寒、苦寒及各种抗生素，阅五日无效。会诊时仍高烧，头剧痛，身微痛，头有微汗，身无汗，呕吐，饮水亦吐，下利灰白色稀水，腹不痛，小便短黄，神倦目涩，烦闷，口苦，渴不思饮，舌苔薄黄腻，舌边红，月经刚过 10 天，今日又见，脉象两寸浮数，两尺沉数，右关沉数短涩，左关弦数，病程业已六日。详察此病，初起曾服辛凉重剂、苦寒甘寒之品及犀、羚、牛黄、紫雪、至宝等药，均未减其病势，反而呕吐下利，月汛再见。治用和阳明、温太阴、清厥阴之法：鲜藿香、法半夏、佩兰、竹茹各 9 克，香薷、郁金、生姜各 6

克，钩藤、蒺藜各 12 克，黄连 4.5 克，吴茱萸 1.5 克，伏龙肝 60 克（泡水煎药），鲜荷叶 30 克。煎水频频少予服之，量过则吐出。至次日，热退呕止，头痛大减，不再泻利，用前方去香薷，伏龙肝减为 15 克，吴茱萸减为 0.9 克。服后，诸症消失，惟舌苔尚未退净，遂后用调理脾胃，以善其后。冬瓜仁 24 克，薏苡仁、鲜荷叶各 15 克，扁豆衣、枇杷叶各 15 克，茯苓皮、茵陈、生稻麦芽各 9 克，陈皮 6 克。药后，下床行走，停药观察五日而痊愈出院。

【按】本例为最初风邪未去，误用苦寒过早，致暑热内伏案。据其脉症，系由受暑夹风，其头痛、身痛、头微有汗、脉浮系风，其心烦、舌赤、苔黄、口渴、发热、脉数系乎暑。风暑之邪，以过用寒太早，稽留不解，而致脾胃受伤，呕吐下利，兼之血分亦受影响遂令迫血妄行，月汛再见，而邪热乘虚内陷阳明、太阴，形成阳明、太阴、厥阴一阳二阴并病。高师援用吴鞠通所谓："过用苦寒，致伤胃阳，亦间有少用刚者"的方法，拟以和阳明、温太阴、清厥阴为治，故药中病机，应击而效。此实为应变而施，非常用之方，且温病恒多变化，故特介绍出来，以备治疗变证时参考。

10. 阳虚寒凝之便结，误作腑实施攻下

医案：秦某，女，35 岁，职工。1989 年 12 月 8 日初诊。自诉产后六年来常感腰酸背痛，胃脘部怕冷，喜热饮食。白带量多，质稀色白，月经周期提前，经量多。近两个月来大便干燥、秘结，每七八日甚至十余日一行，在某医院屡服大黄等苦寒攻利之品，药后则腹泻，停药则大便复结，腹胀不为泻解。察见患者形瘦，面色萎黄，舌淡红，苔薄白，脉细数，特请高师诊治，辨为脾阳虚损，寒凝气滞，兼

肾阳不足。治宜温中健脾，理气行滞，佐以补肾壮腰。理中汤加减：党参、白术、厚朴、枳实、狗脊、萆薢、竹茹、山药各10克，麻仁15克，炮姜6克，炙甘草3克。服7剂药后，大便秘结好转，粪便不如以前干硬，先硬后软而成形，腹胀、腰背酸痛减轻。再守上方去厚朴、枳实、山药，加台乌、香附、官桂等出入，连投二十余剂，排便通畅，日行一次，诸症悉除，病情平稳。

【按】本例产后体弱，脘冷喜温，便秘腹胀，中焦虚寒可知。然前医不问病由，亦未详辨，一见大便干结，误为阳明腑实证，屡投大黄等苦寒之剂下之，治误在于寒热虚实不分，则愈下愈闭，中阳愈伤，寒凝愈重，从寒治寒而致变症蜂起。幸高师明察善断，抓住脾阳虚寒之本质，拨乱反正，投以温运脾阳，理气通便而瘳。此案昭示，医者诊病万万不可主观臆断，必须详审病情，精心辨析。

11. 宿食内停之积滞，误认虚羸蛮滋补

医案：白某，男，9岁，学生。1992年4月27日初诊。其母代诉：患儿自幼体弱多病。今年3月因进食肉面过量，遂后不思食，日渐消瘦，疑为营养缺乏，给予服用人参蜂王浆、牛奶，并经常清炖鸡汁补充营养，全然不应。曾在某医院查找蛔虫卵（-），化验肝功能正常。转请中医治疗，医认证属脾虚，处以益气健脾之人参健脾丸、参苓白术散加减，所用之药，不离党参、芪、术，连进10剂，愈治愈重。后经人举荐来高师处就诊，症见形体消瘦，面黄口臭，纳呆厌食，腹胀时痛，叩之如鼓，夜寐不安，多汗尿黄，大便干燥，二三日一行，舌尖红，苔中微黄而厚，脉细沉滑。辨证为宿食积滞，脾胃受伤。治宜消食导滞，调理脾胃。处方：茯苓、法夏各8克，陈皮、焦山楂、麦芽、枳实、槟榔、莱

菔子各6克，连翘、鸡内金、建曲各5克，甘草3克。每日1剂，水煎取汁，分三次温服。连服十二剂药后，纳食知香，腹胀减轻，大便日行一次，余症趋缓。再以上方出入调治月余，面色红润，体重增加，纳馨寐安，二便调畅，诸症消失而愈。

【按】本例为小儿积滞误补益疾案。盖九岁小儿，禀弱多病，伤食之后，理应消导化滞，其病自愈。然其母视儿日渐形瘦，误认为虚，恣用人参蜂王浆、牛奶、鸡汁等蛮补，是为一误；前医不究原委，又妄投益气健脾之剂，恰迎合病家"信补"之心，是为再误。屡投补剂，邪实壅滞，以致纳呆厌食，腹胀如鼓，大便干结日盛，此不当补而补之之误也。可见无论误用食补或药补都能误病，同样会加重病情，前人"误补益疾"亦即指此而言。今既误补，病势日重，非以消食导滞，推陈致新，调和脾胃之剂不能奏功，故高师投剂则中，效如桴鼓，其病告愈。

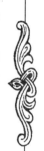

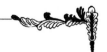

诊余漫话

治学门径与方法

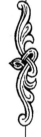

　　治学贵乎得法，得其法则事半功倍，失其法必收效甚微，成功的治学门径与方法至关重要。我们忝入门墙，有幸侍学于著名老中医高辉远教授左右，观其治学颇具特色，启迪良多，大有裨益于后学。兹就领悟高师治学思想的体会略述如次。

一、治学的门径

　　无论学习任何科学，最重要的是要找到正确的门路。正如子贡所说："夫子之墙数仞，不得其门而入，不见宗庙之美，百官之富。"其意是说，凡是一门科学，都是有一堵墙隔着的，必须找到门径，才有可能看到科学内容的富和美。

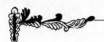
高师授徒经验丰富，认为步入中医堂奥的门径最主要的有以下三个方面。

（一）择善古今医籍，广学识，相得益彰

高师强调"学医以谙熟医理为首务"。认为熟读经典，识明医理乃学中医之基本功。如若理不明，则证无从识辨，纵然古人方法很多，用药亦无从下手。中医理论博大精深，中医书籍汗牛充栋，浩如烟海，系统学习是必要的，若欲全面精通，非朝夕易事，尚需一个循序渐进、登堂入室的过程。哪些适合入门之学？哪些属精研探理？哪些又为临床参考？慎选善本是极为重要的。高师治学，虽崇尚《内经》《难经》之理，认为这是中医学术的渊源，然学习《内经》应从《内经知要》学起，因其重点突出，便于理解，要侧重记忆其理论原理。《伤寒论》的注释者，多达四百余家，虽各有所长，应首选《伤寒来苏集》奠基，认为柯韵伯的注解比较切合实际，具有因方辨证、分析綦详的特点，易于系统学习掌握。温病学以《温热经纬》《温病条辨》为主要必读之书，包括条文和自注，反复精思、揣摩，会有启悟。特别对《温病条辨》的上、中、下三焦传变的概念，要非常清楚，使之不与伤寒病混淆。学习《温热经纬》以叶香岩《外感温热篇》、薛生白《湿热病篇》、陈平伯《外感温病篇》为重点，尤其对叶氏的卫气营血之传变，要求学得非常透彻。高师认为各家学说要多博览，必须明晰其师门授受，或亲炙或私淑，各承其说而光大之。临证入门，高师首推程钟龄所著《医学心悟》，并谓"心悟"一书其精粹又在"医门八法"之中，"八法"篇颇为实用。因此，熟读精研对临证、立法、处方将会获益良多。他还指出，既要择善精选经典著作，又要善于汇通诸家，注意方法，还要广泛览阅各地

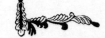

医刊杂志，勤求博采，以便增进新知，广学识，了解动态。他的《蒲辅周医案》《蒲辅周医疗经验》等著作，是总结和弘扬蒲老的学术思想及临床经验方面所作的贡献。尤其他的《医门新录》，更是高师秉承家学，师承蒲氏，又有创新发展，独树一帜的学术思想和丰富临床经验之结晶。从师门徒都应反复研读和领悟。

（二）注重临床实践，究成败，积累心得

中医是一门实践性很强的应用科学，医疗经验是从实践中积累起来的。"熟读王叔和，不如临证多。""多诊识脉，屡用达药。"高师平日反复教导我们，一是认真读书，二是认真临证，要学以致用，注重临床实践，这是他的治学态度和作风。高师年届七旬之时，仍坚持门诊、会诊、查房，从不脱离临床。他常指出"只有见得多，认证准，才能辨析识病严谨，立法遣药切中，对疑难大症做到心中有数。"他认为，以理论指导临床实践，在实践中碰到问题再学习理论，反复循环体会才能深刻，医疗水平才能不断提高。

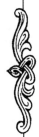

实践中必然有成有败，从实践的成败中来认识和检验所学，总结正反两方面的经验，高师认为这是医生最重要的基本功。他说："特别要善于总结自己失败的经验，可取得教训，使失败成为成功之母，避免屡蹶。"总结正反两个方面的经验是科学的需要，两个方面的经验积累多了，业务水平就提高了。

在临床实践中随时会有所得，在诊务繁忙的工作中，若不及时积累，这些感受会稍纵即逝，故高师强调我们要以"今日事，今日毕"的态度积累心得。他说："日有所得，月有所积，自然能受其益。"积累导师丰富的源于实践的临床经验，从大量的零散的第一手病例等资料入手，通过积

累、整理使这些资料系统化、条理化，并从感性上升为理性，从中可找到一些带规律性的东西，这些独到的经验和学术思想，非书本上所能逮。通过对导师经验积累总结，对学生临床和理论水平的提高，将有很大裨益。故高师说："积累总结的过程，也是学习提高的过程。"此皆为阅历有得之言。

（三）勿忘医德风范，对病人，全心全意

高师慈祥和蔼，平易近人，处世持身"躬自厚而薄责于人"。他常谓："为医，不仅要具有精良的技术，而更要具备高尚的医德。"全心全意为病人服务，这既非粉饰之词，更非政治口号，而是医生必须毕生身体力行的信念。

高师在工作中，兢兢业业，一丝不苟，严于律己，医风纯正。他一年四季，严寒酷暑，风雨无阻，总是按时上下班，从不迟到早退。在应诊中，他经常告诫我们做到：耐心倾听主诉，详细询问病史，专心进行四诊，精心求出诊断，细心组方用药，详尽交待服药宜忌。

高师长期担任中央领导同志的医疗保健任务，但对慕名求治的普通群众，总是热情相待，仔细诊查，精心治疗。他常说："高干、群众之病并无二致。"所以无论病人地位之高低，性别之男女，年龄之长幼，外貌之妍媸，家境之寒裕，关系之亲疏等，他均一视同仁，和颜细语，有求必应，细心诊治，从不推却。他遣方用药，立法慎审，选方精当，用药轻灵，疑难危重之证，莫不应手取效。他从不开大方、人情方，每遇病人赠送礼品，都是有礼貌地坚决拒受。他说："否则不败于医之技，而将败于医之德。"高师医精德高，实为后学楷模。

二、治学的方法

知识来源于勤奋，在科学技术史上，无一有创造的学者

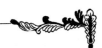

不是辛勤的劳动者。中医药学意博、理奥、趣深，欲想达到一定的境地，必须勤奋刻苦，专心致志，既不能浅尝辄止，更不能畏难而退。"庖丁解牛，目无全牛"的故事充分说明了"业精于勤，荒于嬉"的道理。高师尝谓："学无捷径，贵在于勤。"他要求我们治学必须做到四勤，即勤读、勤问、勤思、勤记。

（一）勤读

陆士谔说："读书难，读医书尤难；读医书得真诠，则难之尤难。"《医宗金鉴·凡例》中说："医者书不读则理不明，理不明则识不清，临证游移，漫无定见，药证不和，难以奏效。"

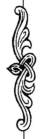

高师强调我们要养成勤读、善读的良好习惯。他概括读书基本方法要"四到"，即口到、眼到、心到、手到。所谓口到是指朗诵；眼到是指阅看；心到是指领会和思考；手到是指认真做好读书笔记。他认为对主要经典著作要读熟嚼透，一字一句地读懂细抠，无论是字音、字义、词义都要想方设法地弄明白，不可顺口读过，不求甚解，不了了之。读书宁涩勿滑，看来涩滞难前，实则日积月累似慢实快。"书读百遍，其义自见"。读一遍会有一遍收获。要把经典主要条文，读熟背熟。如对《金匮要略》《伤寒论》能做到不加思索，张口就来，到临证用时，就能触机即发，左右逢源，熟中生巧，别有会心。否则，临证就不能得心应手。熟读了，还要善于思考，把读的东西消化吸收，领会其精神实质，养成一定的鉴别能力，既不要轻于疑古，也不要一味迷信古人，这就是所谓心到。所谓手到，就是不但要熟读和思考，还要勤写读书笔记。其方法有二：一是在读书过程中，对一些精粹的节录，进行摘抄，以便进一步帮助领会和记

忆；二是写读书心得，这是已经经过消化吸收，初步整理，并用自己的文字作了一定程度加工的笔记。在读书过程中，这两种方法都很重要。总之每读一书，应将要点、难点、疑点简明标记，获得解答时随时笔录。运用临床后有所心得，又随时小结，分门别类加以记录整理。

（二）勤问

高师认为，治学方法固然很多，而"善学者必善问"，这一条方法是不可缺少的。学问、学问，学而要问，学是目的，问是手段。学生有发问的权力，老师有解答的义务。有疑不问，则惑不能解，学无长进。他要求学生对学问要诚，触疑即询，遇惑则问，切忌不懂装懂，浅尝辄止。

如高师曾谈起应用附子汤治愈一高龄男性泄泻验案，并说《伤寒论》之附子汤也是治泄泻之要剂，我们颇感疑惑。附子汤主治阳虚寒湿内侵，身体骨节酸痛之症，何以治疗泄泻？问之方知，患者当年腹泻日便 4~5 次，病程已数月，西医曾反复应用多种抗生素，中药治泄泻之常法也用之较久，非唯不效，且症状日益加重，群医棘手。高师洞察全貌，明辨病情，指出此乃耄耋之人，年老体衰，阳气不足，病程已久更损及肾阳，故治当温阳补肾为主，处以附子汤 6 剂后，病情日趋坦途，大便成形，食纳倍增，精神渐振，病获痊愈。

又如随师门诊见其应用麻黄汤加味治疗患"多形性红斑"的一女性病人，全身散在红斑，色若葡萄大小不等，四肢多于躯干，发痒，病程已 2 月余，中西药已治疗月余罔效。我们问高师为何要用"麻黄汤"治斑？高师谓，此病中医属"肌衄"，《伤寒论》有"衄家"不可发汗之说，故一般医家不敢用之。而此病人为寒湿凝滞肌肤，用"麻黄汤"

辛温宣通，祛寒开凝方可奏效。果然病人服药 3 剂后，红斑见暗，7 剂后大部红斑消退，连投 18 剂后病获痊愈，随访 1 月，未再复发，诚良方独运也。

上述两例验案，足征高师断病辨证，独具卓识，治病求本，章法分明，活用古方，颇多新意，故临证每获奇效。由此可见发问置疑，解明学术秘蕴，受益良深，颇有启迪。所以在学习过程中，勤问是一个重要的方法。

（三）勤思

孔子说："学而不思则罔，思而不学则殆。"其意在于强调学习之际，若不加以思考，仅能知其皮毛，绝不会达到出神入化之境界。高师认为读书要思考，临证也要思考。强调勤思、精思也是学习过程中不可缺少的一个重要环节。古人谓之"揣摩"，现称之为"独立思考"。因为中医学是以宏观的整体为对象，形象思维和演绎推理方法为指导而建立起来的完整的理论体系。所以要掌握好中医学的精髓，就非有一番贯穿错综，磅礴会通，端本寻支，溯流讨源的取类比象、逻辑推理的思维过程不可。"医者意也"是很有道理的。如古代医籍文理深奥，模糊抽象，辨证思路，灵活多变。这些深奥微妙的东西，有时难以用语言来表达，"只可意会，不可言传"，这时就要靠意念和体验才能做到心领神会。因为意念是高于直观感觉，超出文字和语言的，可给人提供广阔想象天地的思维形式和思维逻辑。所以在随师门诊、查房、会诊的学习过程中，充分发挥意念和体验的作用，才能得其精髓，由"形似"达到"神似"。故在学习过程中勤思、精思是很重要的环节之一。

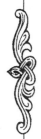

（四）勤记

在临床实践中，高师反复强调读书临证都要做摘记整

理，这是一个积累的过程。片言只语，会有"零金碎玉"，一证一得，由少到多，由简到繁，由易到难。一点一滴，日积月累便可摸出规律。他认为记录整理的方法主要有以下几种：

1. 临床资料的摘记：包括一般资料、性别、年龄、职业、病程、疗程、住院（或门诊）、西医诊断等。临床表现，包括主要症状、体征、舌象、脉象、中医病证分期或证候分类。各种实验室检查结果及治疗前后对照分别记录。以上这些是最基本最细微的记录。

2. 医案的整理记录：要根据具体情况采用不同的方法，如诊次较多，病情和方药变动较大的医案，要前后反复对照，抓住基本的主要关键点，有重点地进行记录整理。对理法方药详尽的医案，应当细加揣摩，找出规矩准绳，对内容简略的医案，可采用"以方测证，审证求因"的方法来记录整理，法路不同寻常的医案，要请教导师用心所在，或翻阅前贤论述，弄懂其中谛奥重点记录整理。

3. 分类记录整理：把平时记录整理的有关资料，如医案、论述、笔记收集在一起，分类记录整理，由博返约。如此案用何法，彼案另用何法；此法用何方，彼案又用何方，都应分类归纳。通过对比分析，了解异中之同，同中之异，或规律、特色等。除上述之外，对导师平时的学术见解，论述，授课内容，书面材料或病例讨论、会诊时发表的见解等也都要勤做记录整理。

综上所述，高师的治学门径与方法对继承名老中医药专家学术经验颇有指导意义，同时提示我们必须广采博学，勤学多思，注重实践，不断总结，只有这样才能收到预期效果。

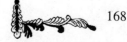

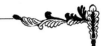

习研经典方法

《内经》学习方法

著名老中医高辉远，精通历代中医经典，于理论与临床多有建树，尤其对《内经》的习研，颇有见解。他认为《内经》是一部任何医学典籍都不能比拟的巨著，也是中医基础理论的渊源，为中医首要必读之书。但因其成书年代久远，文字古奥，令人实难卒读，如不运用一定的学习方法，是不容易把它学好的。现就学习《内经》的方法，归纳高师教诲，简介如下，供同道参考。

一、把握文理，明确主旨

由于《内经》是秦汉以前的文字，当时的语言文字与现在有些不同，故高师强调学习《内经》必须具有古文知识，应具有辨音读，明训诂的知识，才能对《内经》的文字作较正确的理解。因经中文字，同此一字，平仄不同，意义悬殊，同此一句，句读离合，词义迥别。如《阴阳别论》中"肝之心……心肺……"的"之"字同"至"。《阴阳应象大论》中"能冬不能夏"的"能"字音义均同"耐"，"……此阴阳更胜之变，病之形能也"中"能"之意和义又当以"态"为宜。所谓训诂，即是正确地以今语解释古语。如《诊要经终论》云："十一月，十二月，冰复，地气合。"复，与"腹"通，作"厚"字解。再如《上古天真论》"夫上古圣人之教下也"中"夫"为发语词，不起作用；"人年

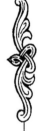

老而无子者，材力尽耶?" 此"耶"作疑问代词之用。凡此之类，不胜枚举。虽学习《内经》重在医理，但医理在靠一定的文字结构来反映，故掌握一定的古文基础知识，才能正确地读通原文，看懂医理，这是学习《内经》的最基本条件。

不仅如此，《内经》全书包括《素问》81篇，《灵枢》81篇，每篇各有其命题的中心思想，而一篇又由若干段、若干节来组成。每一段每一节，无不有其重点的旨意，均须一一渗透，得其旨意所在，才算是有了心得。如《四气调神大论》，通篇是讲述如何适应四时气候来调养精神，以"养"字为主，以"逆"字反证；《阴阳应象大论》，论述范围虽广，然总不外以天地的阴阳来应象人身的脏腑、经络、肢体、九窍；《上古天真论》的前半篇强调摄生之所以长寿，反之则导致早衰；后半篇指出男女的生长衰老是决定于肾气和血脉的盛衰。其他各篇，均应如此会悟贯通，不论每篇一个内容或多个内容，学习时只要先认清节、段层次，其中大小内容便能豁然显露。所以，高师认为，解决了《内经》文字关后，通达全篇，领悟其各篇的全貌，掌握其每篇中心内容、学术观点，再加深对精要部分的理解，直至熟记，对于深入学习研究《内经》是非常重要的。

二、前后贯穿，相互印证

《内经》是集诸家之说的，因而各篇章所涉及的理论不可能全面，有时也因各家经验不同，论述的侧重面不一，而出现不统一的说法。高师认为，在学习中应从上下句，上下段、上下篇，前后篇去贯串，相互印证才能全面理解它的原意。如《玉机真藏论》中有"怒则肝气乘矣，悲则肺气乘矣"。经文原意是说相克而使人得病。根据上文"因而喜，大虚则肾气乘矣，恐则脾气乘矣"，则"怒则肝气乘……"

两句，应作"怒则肺气乘矣，悲则心气乘矣"意义才合。否则怒本肝志，悲本肺志，决无自乘之理。又如《上古天真论》的"虚邪贼风，避之有时"，《太阴阳明论》的"故犯贼风虚邪者，阳受之"，《移精变气论》的"贼风数至，虚邪朝夕"，是贼风虚邪并称。《八正神明论》的"虚邪者，八正之虚邪也"，"八正之虚邪，而避之勿犯也"。《百病始生论》的"此必因虚邪之风，与其身形，两虚相得，乃客其形"，是单称虚邪。《四气调神大论》的"贼风数至，暴雨数起"，则单称贼风。通过彼此互证，可以在前后经文中理解所谓"虚邪贼风"，是指反常的气候和不正的季节风。只要细心地从它的上下文或问答语中去体会，去印证，不难找出正确的理路而求得义明词畅。

　　前后贯串的学习方法还可以帮助我们对某些字简义深的理论加深理解。如《经脉别论》中"气口成寸以决死生"，可从《五脏别论》中"气口何以独为五脏主……"一段原文的自注中得到理解。又如《六节藏象论》中"凡十一脏取决于胆也"一句原文的理解，既可从本段原文的脏腑功能及其与自然界关系等方面的上下文印证中进行推理，另一方面也可从《灵兰秘典论》中的"胆者，中正之官，决断出焉"及《经脉别论》中"勇者气行则已，怯者则著而为病也"等前后篇章的互相参照印证，就能较全面的理解。

　　三、联系临床，深悟经谛

　　《内经》虽是谈理论的书，但绝非空洞浮泛的理论，而多半都是有指导临床实践的现实意义的。高师主张理解《内经》文字，应以符合临床实践为准则，决不能停留在文字表面上，必须深入医学的实际内容里面去，如《痹论》中的"风痹之类，逢寒则虫，逢热则纵"，这个"虫"字，王冰

注云"虫谓皮中如虫行",而《甲乙经》则为"逢寒则急。"联系临床看,"急"字为妥,急,是拘急,纵,是纵缓。急与纵相对而言,在文意上也能呼应。又如《灵枢·癫狂》所载的"癫疾",不少注家认为是后世的抑郁痴呆,独语不休的癫证。经过核对,"癫疾如作"有"啼呼""反僵"等呼叫抽搐的症状,当属痫证。再进一步推求,又知《内经》多篇所载之"癫疾",多指痫证,偶为癫狂,又因"巅""癫"二字古通用,"癫疾"有时又写作"巅疾",此时不可误为巅顶之疾。

另外,在《内经》中有些原文,远远超出了它的原意。例如《阴阳别论》云:"阳加于阴谓之汗",原意是指脉象,现在用它解释汗的机理。又《营卫生会》云:"夺血者无汗,夺汗者无血",原意是解释血汗同源的机理的,后世从治则方面予以发挥。《四气调神大论》云:"春夏养阳,秋冬养阴",原意是谈养生的,以后也运用到治则方面来了,这些原文,与现在的概念已大不相同,也就是说有些原文,被赋予了新的内容。这样的例证甚多,皆宜详审,深刻领悟。

四、参阅诸家,融会贯通

《内经》著作的文字古奥,旨义深邃。学习时自难避免遇到很多不易理解的地方,因而参阅历代医家对《内经》所作的注释,就有助于对《内经》原文的迅速理解,提高学习效率。但是,高师主张学习《内经》应先读无注释的《内经》原文(白文本)为主,在自己对原文理解的基础上再参看注解以作比较,这样提高会更快。他认为借助参考书学习《内经》虽然有必要,但由于其各自的历史背景、工作条件不同和对《内经》理解、掌握的程度有别,以及治学态度、治学方法不同,从而对《内经》的注释也就不可避免地

有所差异而互见得失。但对初学《内经》者来说，因缺乏判别能力，不宜参阅过多的《内经》注释。否则，就会易于陷入莫知所从的境地。

历代有关《内经》著述很多，有注释、分类、专题发挥、节要等各种不同类型的书籍。其注本大概可分二类：一类是通注本，常用的如唐代王冰著，宋代林亿等校正的《黄帝内经素问》，明代马莳的《素问注证发微》，清代张志聪的《黄帝内经素问集注》。一类是类分本，即将《灵枢》《素问》分类合编加以注释，如明代张景岳的《类经》，隋代杨上善的《太素》也属此类，还有些节要本子，如明代李中梓的《内经知要》等，也属类分这一类。究竟读哪几家注本较好，各家各有其优缺点，都能阅读一遍最好了，如不可能，可以先选择几家来精读，这是非常必要的。高师主张先参阅《内经知要》，因其选文精当，简明扼要，便于理解。然后再读《类经》，因张氏将《内经》之文予以拆开，打破《素问》《灵枢》之限，易于寻检查阅，颇有助于学者，这是研究《内经》者必读的一部分。只有通过对不同的注说进行对比及联系临床进行判断理解，融会贯通，才会有心领神会的收获。

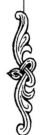

《伤寒论》学习方法

《伤寒论》是中医学习辨证论治较有系统的书，是汉代张仲景的杰出著作。高辉远老师，关于其学习方法，对我们教益颇多。现整理于后，仅供同道参考。

一、关于白文的阅读方法

仲景《伤寒论》一书，因成书于东汉末年，文词古奥，体例不同，语法精深，初学者常感不便。所以，一般读《伤寒论》的，往往都是读注本的多，很少有从《伤寒论》白文本（原文）着手的。其实这是研究《伤寒论》的关键问题，不应忽略。因为白文本是仲景《伤寒论》的基本面貌，出入较少，然白文的种类，目前通行的版本是宋镌治平（1065 年）本，即高保衡等的原校本，但原刻本不易见，唯存明代赵开美的复刻本，此本亦不易得，1955 年重庆人民出版社发行的《新辑宋本伤寒论》（简称宋本），也是据赵刻本排印的，1959 年又增附索引发行，仍不失为较好的白文本，只是删节去原本的辨脉法、平脉法、伤寒例、辨痉湿暍病脉证、辨不可发汗病脉证并治、辨可发汗病脉证并治、辨发汗后病脉证并治等十二篇，以及三阴三阳各篇篇首所列诸法条文，可以称做《伤寒论》的白文节选。因此研读白文应选择宋本，这就是众所周知的 397 法、113 方（其中禹余粮丸缺，实为 112 方）。但由于年代古远，受历史条件的限制，某些条文难免存在一些问题。故高师强调必须实事求是，阙者疑之，不强作解；其次要多加分析，汇类归纳，联系实际，加深理解。

1. 熟读条文：高师认为，学好《伤寒论》，必先熟读条文，尤对主要条文不仅应读得烂熟，而且必须背诵，同时对条文、方义务求深切理解。这样才能融会贯通，呵成一气。如六经提纲的太阳病篇第 1 条，阳明病篇第 185 条等，以及六经证治的主症、主方都是经得起实践检验，足以垂训后世的条文，必须熟记。如太阳病篇，关于桂枝汤的主治有七条，条文一熟，就能够把前后有关本汤证的条文，连贯串通，而不致出现条条孤立、零碎的现象。所以，熟读条文，是学好《伤寒论》的最基本功。

2. 明辨文法：高师认为，熟读条文时，要注意明辨汉代

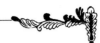

文法。因《伤寒论》文字简练，有不少原文是采用"省文法"写成的，或仅有一脉，或只有一症，或有法无方，或以方测证，这就要前后条文互参，细心推敲，才能领会掌握。如18条云，"喘家作，桂枝汤加厚朴杏子佳"，是言素有喘疾而病太阳中风，应于桂枝汤中加厚朴、杏仁化痰宣肺以标本兼顾。文中省略了发热汗出、头痛恶风、脉缓等症。又如51条云："脉浮者，病在表，可发汗，宜麻黄汤。"此条仅一脉浮而云用麻黄汤，结合3条、35条看，其脉必浮紧，其症必有恶寒无汗、发热、头身疼痛等。决不可但见脉浮，不论见证如何就贸然使用麻黄汤，以免铸成大错。观论中原文，凡是脉证过简者，大多属省文的笔法，学习时必须将有关条文互参，才能理解其意。

《伤寒论》的原文，如果首述主症、主脉，次述主方，末叙服药后的机转，或指出其禁忌，或说明误治的转归者，即为"顺叙法"。若把误治转归或服药后的转机倒叙在主症主脉之后，而把方治列为最后者，称为"倒装法。"如果不能明辨，也会给理解原文时带来困难。如67条云："伤寒，若吐若下后，心下逆满，气上冲胸，起则头眩，脉沉紧，发汗则动经，身为振振摇者，茯苓桂枝白术甘草汤主之。"本条把"发汗则动经，身为振振摇"本来是末叙的误治转归，倒叙在主症主脉与方治之间，理解时应把倒叙文句，放回顺叙之末，即把"茯苓桂枝白术甘草汤主之"接在"脉沉紧"之后，才容易理解。

在顺叙法中，插入其他脉证或病理机转，起着鉴别诊断的作用，从而使文意更加明确，这叫"插叙法"。如215条云："阳明病，谵语，有潮热，反不能食者，胃中必有燥屎五六枚也；若能食者，但硬耳，宜大承气汤下之。"本条是

叙述阳明腑实的证治，但插叙了阳明腑实未成，即"若能食者，但硬耳"，其目的在于使鉴别诊断更加明确，或者说使用大承气时，必须要注意的事项之一。论文属"插叙法"的原文不少，应逐一加以明辨。

在主症、主脉已叙述的前提下，不再叙述或叙述不全，而偏重对副证的叙述，这是"举宾略主"的文法，如25条云："服桂枝汤，大汗出，脉洪大者，与桂枝汤，如前法……"服桂枝汤应以遍身絷絷微似汗出为佳，这里提示服桂枝汤不得法而致大汗出，脉洪大只是偶然之客证，乃大汗出时阳盛于外之故，定无白虎证之烦渴里热之象，而有恶风寒，发热头痛，口和不渴等桂枝证存在，故云与桂枝汤如前法。文中省去主症亦借宾以定主也，如不知此意，但见大汗出脉洪大就与桂枝汤，定会发生"桂枝下咽，阳盛即毙"的危险。因此，学习时必须明辨，认真掌握。

3. 综合分析：高师主张在比较熟练地掌握《伤寒论》原文病机的基础上，运用综合分析或分析综合的方法，循每一证候的剖析，从现象求本质，而得出诊断的结论。如有关太阳中风证治的原文有10条之多，各条论述均有侧重。因此学完太阳中风后，要作综合归纳和分析，从而明确太阳中风证的病机、证候、辨证要点、立法、立方等基本内容。又如太阳伤寒的病变本质，总的机理是寒邪外束，卫阳被遏，经脉不舒，正气抗邪向外。何以有恶寒发热，无汗而喘，头痛，脉浮紧等现象？这是因为寒邪外束，卫阳被遏，故恶寒、无汗；肺气不利则为喘；经脉不舒则头身疼痛；正气抗邪向外，所以发热而脉浮紧。总之，对《伤寒论》的原文，作出综合分析和归纳是很有必要的，若忽视这一点，就很难理解其精神实质，就不能提高辨证识别能力。

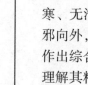

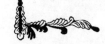

4. 前后对比：高师认为《伤寒论》中条文，言简意赅，或前略后详，或详此略彼，或详证略方，或有方略证，所以要上下互勘，前后对比。如82条云："太阳病，发汗汗出不解，其人仍发热，心下悸，头眩，身瞤动，振振欲擗地者，真武汤主之。"316条云："少阴病……腹痛，小便不利，四肢沉重疼痛，自下利者，此为有水气……真武汤主之。"前一条列在太阳病篇，是论太阳病发汗过度而产生阳虚水泛的证治。后一条列在少阴病篇，是论述少阴病阳虚水泛的主症。把这两条合起来前后互参对比，就不难理解真武汤证本身是少阴病，它是少阴病自发证，也可以由太阳病发汗不当而致。推而广之，凡具有少阴阳虚水泛之病机者，皆可用此方主之。诸如此类，若非前后比较，则难全面理解。

二、关于选注与阅注问题

注释《伤寒论》的，从宋至今，注释不下四百余家，要想尽读这些注本，既不可能，亦没有这个必要。但是较好的注本，不仅可以帮助对《伤寒论》的理解，还足以启发我们的思路。因此，在阅读了白文之后，注意选择几家较好的注本，然后有步骤地进行阅读，这是非常必要的。

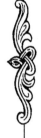

1. 宜择善注：高师主张初学者可选高等中医院校的《伤寒论讲义》《伤寒论译释》《伤寒论选读》等，用心学习，无须舍近求远。因这些多数经过集体讨论，注释中肯，是较好的参考书籍。在学习后期或已有一定研读阅历者，可结合临床实践，再博览各家注本。高师主张首当遴选成无己的《注解伤寒论》，这是一部系统注释《伤寒论》的著作。该书特点是忠实于《伤寒论》原文，逐条诠释，以经解经，以论证经，颇能阐发《伤寒论》的义蕴，对后世颇多启悟；喻昌《伤寒尚论篇》赞赏方有执"三纲"学说，进行更深

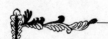

入的研究，是一个突出的具有代表性的注家，把《尚论篇》阅读了，诸家之说，便可一以贯之；再选柯琴《伤寒来苏集》，阐发仲景辨证心法独到，其归类方法，足以启发后人学习的思路；再选张志聪《伤寒论集注》强化气化学说与六经学说的统一，沟通临床理论与基础理论，深入阐述《伤寒论》精义，颇有影响，故本注亦值得参考；再选尤怡《伤寒贯珠集》突出辨证论治规律的研究归纳，提纲挈领的注解，使人易于掌握，实有惠于后学之人；再选吴谦等的《医宗金鉴·伤寒论注》是汇集各家之长的《伤寒论》注本，一览无余，是学习和研究《伤寒论》的一种较好参考书，足裨实用。

2. 阅读注本：高师认为阅读注本，必须发扬独立思考的能力。因各家的观点不一，故须结合实际加以辨识，然后决定取舍。高师主张可从成注读起，通过认真研读成注，能帮助我们把《内经》中许多理论与《伤寒论》联系起来，学习张仲景如何运用《内经》理论于临床。研读成注之后，再研读张氏注解，读张注时，他的凡例、本义，最不要疏忽，因为从这里可以了解他的中心思想。最好是能按照他所分的一百章，扼要地写出提纲来，这样有助于我们对《伤寒论》的全面分析。读张注后再读喻注，是以三百九十七法和三纲分立说为基础的。姑无论我们同意不同意他的分类方法，但三阴三阳、风寒营卫等是《伤寒论》研究的基本问题。读喻注后再读柯注，读柯注应先读他的论翼部分，因为这部分都是研究《伤寒论》的核心，尤其是"全论大法""六经正义""风寒辨惑"三篇，最关紧要。从这里识得大体以后，再阅读他的"论注"部分，不仅易于深入，对我们辨识伤寒方证的关系，很有好处。读柯注后再读尤注，尤注是研究《伤寒论》的立法为主的，领悟其阐述伤寒确立治法的所以

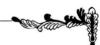

然，足以启迪我们临证立法施治之机。最后读吴谦等注，读本注除互参旁注，理解原文之外，应注意其辨论条文之下的按语，以及所编的"正误""存疑"二节，因它对本论条文有新的见解，高师认为，上述注本，并不是说他们可以概括百家对《伤寒论》阐发的内容，而是从成注可知《伤寒论》的辨证立法，悉本《内经》，追溯仲景的学术渊源；从张注以识伤寒论的立论大法，从喻注以辨阴病阳病传变之奥；从柯注以察辨证立方之微；从尤注以判施治立法之所以；从吴谦注可融会贯通诸家注释的精髓，旁参互证，了然心目。这几方面都下了一定功夫，庶几可以比较全面地了解《伤寒论》的辨证论治的法则，对于指导临床实践，是有一定帮助的。

总之，学习《伤寒论》首先要从白文入手，过好汉代文字关，其次选注读注，注家繁多，宜择善本，再次是按序阅读，独立思考，联系实际，深入研究，如此反复，才能在学习研究《伤寒论》上有所收获。

《伤寒论》研究方法

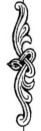

高辉远老师，对中医理论造诣颇深，尤其对仲景学说，卓有深研。他认为古往今来，凡是任何一门专著或学科，都必然有其一定的研究对象，《伤寒论》自不例外，必须加强学习和研究。对其学习研究的几点方法，我们精思揣摩，深有启悟，介绍于下。

第一、洞悉理论渊源。高师认为要学习和研究仲景《伤寒论》，首先必须要了解《伤寒论》的理论渊源与《内经》的联系。因为《伤寒论》不仅继承了《素问·热论》《灵枢·经脉》六经分证的理论，而且从论述经络受病发展到包

括经络脏腑气血的生理功能和病理变化在内的六经辨证论治体系，从只论述热证、实证发展到表、里、寒、热、虚、实、阴、阳八纲俱全，从汗、泄两法发展到汗、吐、下、和、温、清、补、消八法齐备。尤其是摒弃其计日传经之说，力主据证而辨的思想更富有实践性、科学性，这在第4条"伤寒一日，太阳受之，脉若静者，为不传；颇欲吐，若躁烦，脉数急者，为传也"和第5条"伤寒二三日，阳明少阳证不见者，为不传也"得到体现。同时，还提出不同处理方法及用方，这样就把《内经》的基本病变学说和临床实践紧密地结合起来，使《伤寒论》成为一部贯穿理、法、方、药的临床医学典籍。

《伤寒论》不仅是探讨外感热病的专著，而且对杂病论述亦较丰富。高师认为，研究《伤寒论》不可忽视对杂病的研究，特别强调要与《金匮要略》紧密结合。如黄疸、呕吐、哕、下利、奔豚等病证，在《伤寒论》和《金匮要略》中交替互见，或此详彼略，或彼详此略，若将二者结合起来研究，则更臻完备。

由于《伤寒论》详于寒而略于温，这就启示和推动了后世医家对温病的探讨，从而促进了温病学的发展。温病学之卫气营血辨证和三焦辨证亦应说是受六经辨证的启发而产生的。《伤寒论》中对温病的论述和部分方剂，也为温病学说提供了理论和实践依据。例如吴瑭创立治疗阳明温病的五个承气汤，皆源于《伤寒论》的调胃承气汤，治疗下焦温病动风的加减复脉汤，一、二、三甲复脉汤以及大定风珠等方，也是源于炙甘草汤，不过在温病学中又有所发展。

第二、理解六经实质。《伤寒论》的主要内容是以六经为纲领的辨证论治体系，是《伤寒论》的精髓。因此，明确

伤寒六经实质和含义，乃是学习研究《伤寒论》的关键。何谓六经的实质？简要地说，脏腑、经络、气化三者的有机结合，就是六经的实质。尤其是六经的气化，在六经实质问题上，更为重要。这是因为脏腑是物质基础，经络是络属关系，气化是功能活动和病理现象。气化就是反映脏腑的生理和病理，离开了脏腑、经络，就失去了物质基础。脏腑经络离开气化，就反映不出其功能活动。如外感热病的六经分类方法，就是建立在经络脏腑及其气化之上的。就太阳病而言，其脉浮、无汗等症，即是太阳"气"之为病；再以外感热病证候分类看，仲景虽以表、里、寒、热、虚、实概括之，但也体现在"气化"上。例如太阳表寒有虚实之分，就是风寒邪气收引，太阳经气不舒，加之人体营卫之气失调之故。再从病变部位来说，六经病变部位仲景以表、半表半里、里划分，也只有从气化去理解，更为深刻。可见在谈六经经络脏腑形质的同时，要结合六经气化的重要性以及六经的实质即是脏腑、经络、气化三者的有机结合的整体。只有从这三方面来认识六经实质，才能尽发六经底蕴。

第三、掌握辨证规律。高师认为研究伤寒之学，其一是对《伤寒论》的六经主证，必须要从病因病机、证候、治法、方药等各方面详细地弄清楚。例如太阳的表寒证，其病因为风寒之邪，病机是寒邪外束于表，正气抗邪有力，故见恶寒、发热、脉浮、舌苔薄白等症，治以辛温解表，麻黄汤是其代表方。其他诸如阳明病的里热证、少阳病的半表半里证，均此类推。

其二是要探索六经兼变证的变化规律，如太阳病的传变，实证多传阳明，虚证易陷少阴。一般而言，太阳病随体质之盛衰、治疗的当否，表寒实证多向阳明发展，即表寒郁

阳→表寒郁热→表寒化热→纯热证。与此相反，太阳表虚证则易陷少阴。因为寒能伤阳，阳气损伤，又可招致水邪内停。所以，表寒虚证之演变，一则为卫阳不足，在表之阳虚，如桂枝加附子汤证等；一则为阳虚水停，如苓桂术甘汤类以及真武汤证等即是。由此可知，太阳经的兼变证，之所以纷繁复杂，正是仲景据六经生理病理，以及兼变证，包括误治失治，反复议论，洞悉常中之变，示人以规矩，体现了其原则性和灵活性。

第四、善于类方比较。高师认为，仲景《伤寒论》的397法，实乃113方，组方严谨，主次分明，活而不乱，是有其规律可循的。如大青龙汤是麻黄汤与越婢汤的合方，而桂枝二越婢一汤，则是小剂的大青龙汤去杏加芍药而成。比较两方，虽然都有麻黄配石膏，同属辛凉解表剂，但由于巧伍之别，故有轻重之分。又如黄连汤、半夏泻心汤、干姜黄芩黄连人参汤等方剂，虽然主症各有不同，但都属辛开苦降，寒温并用之剂。若将五个泻心汤综合比较，就能将半夏泻心汤的适应证增补完整；把七个四逆汤类方综合分析，才能明确四逆汤、白通汤的适应证范围。所以，只有通过类方比较，掌握其特点，才能更好地灵活运用《伤寒论》的汤方。

第五、熟谙方药加减。《伤寒论》中方药加减极其精炼，这种加减的原则是为了适应各种证候的变化，如桂枝汤与桂枝去芍药汤，药物仅差芍药一味，但它们所针对的病机则异，桂枝汤为营卫失调而设；桂枝去芍药汤则为胸阳不运而立。又如四逆散，通过加减又可产生同类八方，以适应不同的证候。对同一类证，由于病机的不同，其方剂的使用加减不同，如同是腹痛，有理中汤加重人参，有小柴胡汤去黄芩

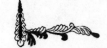

加芍药，四逆散加附子，有用小建中汤、桂枝加芍药、桂枝
加大黄等不同用方。同是口渴，有理中汤加重白术，有白虎
汤加人参，以及调胃、大、小承气汤等，都是药物相同或仅
差一二味药，都要深刻地领会，加以熟记。

第六、注意药量变化。高师认为《伤寒论》中之药用量
的研究亦十分必要。论中所有方的药量大小，都是有其特定
意义的。如桂枝汤中桂枝与白芍的分量比例应相等，大承气
中厚朴的分量是大黄的二倍，甘草泻心汤中的甘草分量要比
半夏、生姜泻心汤的用量要重等，有些方剂药味相同而仅因
用量的改变则方名和作用亦随之而变，亦须留意。桂枝去芍
加附用量不同，则功效有异，前者治表虚胸满，脉微，恶
寒；后者加重桂附用量，而有祛风除湿止痛之功。这些说明
药物的配伍用量是不可忽视的，也是学习研究《伤寒论》的
关键所在。

综上可知，《伤寒论》不愧是一部理论与实践结合的中
医经典著作，其内容之丰富，贡献之巨大，值得我们认真学
习和深入研究，并不断加以提高，于临床和教学颇具指导
意义。

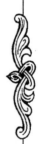

《金匮要略》习研方法

《金匮要略》是中医四大典籍之一，至今对临床仍具有
指导作用。现将高辉远老师习研《金匮》的几点方法，归纳
探述如下，愿与同道共同切磋。

一、溯源探流，选本选注，择善而从

《金匮》的白文本，国内能见到的有杨守敬"跋"的元
刊本，但流行甚少。明代吴勉学校刻的《古今医统正脉》
本，商务印书馆据此排印，题名为《新编金匮要略方论》，

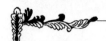

中华书局亦据此排印的《四部备要》本，题名为《金匮玉函要略方论》，明代万历间赵开美校刊《仲景全书》本，人民卫生出版社影印的单行本即据此。明代俞桥刊本，商务印书馆曾据此影印为《四部丛刊本》，题名《新编金匮要略方论》，日本曾有仿俞本刊行，清光绪间成都邓崇文斋的《仲景全书》，即据日仿俞本重刻者。康熙间尚有文瑞堂的癸亥刊本，宝编堂的辛丑刊本。以上诸刻，都是比较著名的善本，但目前要买这些刊本，绝非容易。高师强调以原文精神为主，有步骤地学习研究《金匮》很有必要。他说："初学者首选全国高等中医药教材编审委员会编写的《金匮要略讲义》为好，因其说理明顺，提纲挈领，通俗易懂。进一步可研读商务印书馆和中华书局所排印的《医统正脉》本，一是较易买到，二是校勘较好，错误的地方比较少。"

从来注《金匮》的远不如注伤寒的多，但从明初赵以德的《金匮方论衍义》开始，包括日本人的著作在内，亦有七十余家，难以全部研读。高师说："选择其善者而精读之，再逐渐地旁搜远涉，较为妥当。"他认为以下几部注本较有精义与发明，而又容易购买。

1. 《金匮玉函经二注》：书凡二十二卷，明初赵以德衍义，清吴门周扬俊补注。赵氏《衍义》本着仲景撰用《素问》《九卷》之旨，往往引据《内经》里的理论来阐发《金匮》各篇的精义，可以帮助我们如何运用《内经》理论于临证实践。至于周扬俊的补注，则多本于喻嘉言，喻氏为清代治仲景学的佼佼者，故其发为议论，每多精辟之处。高师谓，习研《金匮》从《二注》入手，对于许多病症的理解及辨证的分析，都大有裨益。

2. 《金匮要略心典》：书凡三卷，清吴门尤在泾集注。

尤氏初非有意注此书，只是平日研习时，随心所得，笔之于书，十年之间，积久成帙，所以名之曰"心典"。尤氏之注，既不费辞，又颇能深入浅出。

3.《金匮要略方论本义》：书凡三卷，清柏乡魏荔彤释义。注《金匮》层层深入细辨，议论风生，发明最多的要属这本书了。

总之高师认为，在对条文理解不够时，可借助注本。这三个注本，各有其特点，读《二注》可以丰富我们的理论基础，读《心典》可以扼要地掌握各篇的内容实质，读《本义》可以启发我们深入地分析疾病。若把这三个注本都了然于心，可以说深入于仲景的堂奥了。

二、熟谙条文，辨明文法，连贯比较

《金匮》因其年代久远，辗转传抄，其中错简、脱简在所难免，加之汉代文字古奥，文法与现代有所不同，所以在学习时必须掌握一定的规律和方法，才会事半功倍，否则，就会事倍功半。

（一）阅读方法

《金匮》是论治疗杂病，既有理论又有临床，最为切合实用的书。如有条件，应该把它熟读背诵，从第一篇至第二十二篇共四百条，能读至"背诵如流"的程度，并且要有较深刻的理解，不能望文生义，仅如蜻蜓点水，一掠而过。只有这样，临证时才能左右逢源，俯拾皆是。

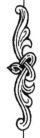

（二）辨明文法

1. 借宾定主法：机体患病过程，即邪正相争的过程，在治疗时，须扶助正气，以驱除病邪，并应掌握邪气的去向而因势利导，如本书中往往有先从疾病的侧面论述，然后才引出疾病的主证、主脉和主方的文法。例如《呕吐哕下利篇》

里，先以"夫呕家有痈脓，不可治呕，脓尽自愈"为宾，然后引出虚寒、实热、水饮、寒热错杂等不同性质的呕吐脉证，并提出了温阳、补虚、清热通便、驱逐水饮和补中除痞等对呕吐的治法。

2. 两两互参法：疾病发生的原因，往往是比较复杂的，所以表现的症状，也是千变万化的，治疗时，必须在复杂的证候中，经过分析、辨别，找到反映疾病本质的证据，然后进行处理。仲景往往在一个疾病中，或者在一个条文里，提出两个不同的治法。如《痰饮咳嗽病篇》里提出"夫短气有微饮，当从小便去之，苓桂术甘汤主之，肾气丸亦主之。"两方同为治饮而利水的方剂，但有健脾和温肾的不同，在运用时，亦当详加鉴别。

3. 倒装文法：是汉代的一种特殊笔法，在《伤寒论》和《金匮》里都可以常常见到。它在一个条文里，首先描述脉证，接着又叙述变化情况，然后针对着原发症状提出一个治疗方剂，然这个方剂，是不适合证情变化以后使用的，并且往往是变化以后的禁忌。例如《水气病篇》说："里水者，一身面目黄肿，脉沉，小便不利，故令病水，假令小便自利，此亡津液，故令渴也，越婢加术汤主之。"这里的"越婢加术汤"句，应接在"故令病水"句下读，如小便自利而渴，为亡津液之征象，则不宜此方，所以这种文法在学习中应特别注意。

（三）连贯比较

学习《金匮》还必须罗列有关条文，进行前后连贯的比较鉴别，才能掌握全面精神，易于辨证。如痉病，在第 7 条里，详细描述了痉病的脉证，而在开头三条里，都以一"痉"字概括了第 7 条所有脉证，所以在学习头三条时，又

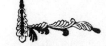

必须前后联系第 7 条理解。又如《痰饮病篇》与《水气病篇》，谈到两者的致病因素，是过量的水液，但痰饮病的水邪，积于人体内腔，潴留于局部；而水气病则是水气渗于人体皮肤，泛滥全身，两者同为水病，临床上常互为因果。再如《黄疸病篇》中"男子黄，小便自利，当与虚劳小建中汤"是以小便利与不利，来鉴别虚劳萎黄和黄疸病的，而不是小建中汤也能治疗黄疸病。这些都是条文与条文之间进行比较鉴别，从相同之中，找出不同之处，在学习时当细心体会。

三、无字之处，方证互测，参学历家

仲景由于历史条件所限制，当时没有印刷术，文章主要靠传抄，因此只能论述一些要点，加上用词简朴，文多节略。所以有的条文，"只叙证，不叙方，或者单叙方，不叙证，更有方证俱简约的。"故学习时应细心思考，参学历家，才能融会贯通。

1. 以方测证：有些条文，叙述脉证很简略，而提出了方剂，这就是证以方略，亦即以方测证的意思，学习时必须根据方剂的作用，以推测证候。如《肺痿肺痈咳嗽上气病篇》："咳而脉浮者，厚朴麻黄汤主之""咳而脉沉者，泽漆汤主之。"前者除脉浮外，必有咳嗽上气，胸满，烦躁等寒水凌肺证，故用散邪泄满蠲饮的厚朴麻黄汤；后者除脉沉外，必伴见身体浮肿、咳嗽上气、二便欠利等水饮内结证候，故治以化气行水的泽漆汤，这属于以方测证。

2. 以证测方：有些条文，在叙述脉证上很详细，并提出了治疗大法，但没有记载具体方剂，这就是方以证略，亦即以证测方的意思。如《水气病篇》："夫水病人，目下有卧蚕，面目鲜泽，脉伏，其人消渴，病水腹大，小便不利，其

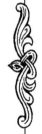

脉沉绝者，有水，可下之。"既详细描述了水气病人的脉证，又指出了"可下之"的治疗原则，故处理上就不难了，这属于以证测方。

3. 参学历家：《金匮》的学术思想，渊源于《内经》《难经》，所以学习时，必须参读《内经》和《难经》，从而体会中医学术是怎样从实践到理论，再从理论指导实践的。此外，如《脉经》《肘后方》《巢源》《千金》《外台》等书，语言文字、学术思想，均相接近，均有助于校勘，以补充书内所不及。如《百合狐惑阴阳毒病篇》中关于阴阳毒病未有提出脉象，而且叙证较简。这三种病源是什么？是初感还是后遗？本篇未有描述。若考《巢源》《千金》《外台》诸书，则可有裨益。如百合病，《千金》谓伤寒大病后不平复，变成斯证。狐惑病，《千金》《巢源》谓为温毒气使然。阴阳毒病，则方是伤寒初起，或五六日至十日变成。阳毒脉浮大数，阴毒脉沉紧数等，均有详叙，可解疑团。

四、古为今用，去粗取精，勇于创新

仲景继承《灵》《素》而有所创新，使其为他当时所用，是古为今用。高师认为，今天我们学习应用仲景之成就，同样是古为今用。但仲景之《金匮》虽为杂病书之最早，但并非金科玉律，我们应师古不泥，选精去粗，不能瑕瑜不分，兼收并蓄，循规蹈矩。高师在数十年的临床实践中，勤求古训，博采众长，勇于探索创新，实为后学楷模。下面简介二例病案，实为有力佐证。

1. 师古不泥条文，灵活运用成方

医案（乳糜尿）：祁某，女，67岁。小便混浊，腰痛，双下肢发凉，犹如寒从下起，饮食如常，口不作渴，小便自利，舌苔少，脉沉细。高师断为寒湿伤脾之肾著病。认为年

老体弱，不能单一用肾着汤，此为肾之外府，损及肾之中脏，除肾着汤外，还应加入温补肾阳、扶助脾阳之药，在肾着汤基础上加用巴戟肉、菟丝子、肉苁蓉、益智仁、狗脊，温肾补脾，使脾阳化生有根，肾阳化生有源。药服一月，诸症悉除，尿化验"乳糜尿"消失。本案体现高师正确运用《金匮》条文及成方，但又师古不泥，发隐就明的精神。

2. 古方新病甚不相宜，自创新方

医案（白塞氏综合征）：于某，女，50岁。患口腔及二阴部溃疡19年之久，多年来西医反复应用激素及环磷酰胺等药，众中医一直应用甘草泻心汤加减，但效果不佳，反复发作。经人举荐求治于高师，辨析为阴虚火旺之狐惑，应用补土伏火法，投以自创新加三才封髓汤（太子参10克，生地黄15克，天门冬10克，黄柏10克，砂仁6克，炙甘草3克，知母10克，去皮桂枝6克，赤芍10克，红枣5枚）共服85剂，患者近20年的疑难顽症完全治愈，随防三年无复发。观此案可知虽仲景《金匮》描述狐惑有证有方，甚为详细，但古方新病并不相宜，久用无效。高师善于探索，敢越雷池，勇于创新的精神，不愧为当代卓有建树的中医临床家。

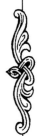

《温病学》习研方法

温病学是研究四时温病发生发展及其治疗的一门临床学科。高辉远老师对温病学钻研精深，习研方法，富于教益。兹将高师习研《温病学》的方法，结合我们心得体会，归纳如下。

一、追根寻源，解明秘蕴

温病学是经过一个漫长的历史过程而逐步发展起来的。

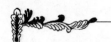

早在《内经》就有"民疠温病"以及"冬伤于寒，春必病温"和"热则寒之"等论述。《难经·五十八难》指出："伤寒有五，有中风，有伤寒，有湿温，有热病，有温病。其所苦各不同。"这些有关温病的名称和治则的论述，虽理论简要，但对温病学的发展及为后世温病的分类都奠定了相当重要的基础。东汉时，伟大的医学家张仲景名著《伤寒杂病论》更多地阐发了多种热性病的治疗方法，故可以说温病学说是在《伤寒论》的基础上进一步发展起来的。吴鞠通在所著《温病条辨》例言中说："是书虽为温病而设，实可羽翼伤寒。"隋、唐两代，经过巢元方、孙思邈、王焘等人，温病学说无论是在病因方面，还是在治疗方面，都有了完善和提高。宋代朱肱《活人书》"以热之多寡为义"来区别温病和热病的诊断。金代刘河间认为，不宜单用辛温发表，并且制定天水散等方，善于运用辛凉清热之法，都是温病学说诊断及治疗上的一种新成就。明代王安道，在刘河间的学术思想基础上，进一步阐述了治温宜辛凉解表的意义，故对温病学说又有了进一步的认识。明末，吴又可著《温疫论》三卷，推动了温病学的发展。清代医家在继承、发扬前人成就的基础上，经过不断努力，作出了卓越的贡献。著名温病学家甚多，以叶天士、吴鞠通和王孟英三家为中心，再加其他各家的补充，温病学在理法方药等方面，特别是在治疗学上大胆创新，立新法、订新方，使温病学形成了比较完整的体系，成为一门独立的学科。解放后温病学同其他学科一样有了飞跃发展，成果突出。从这一发展史来看，可以说温病学自秦、汉到明，由于各家的不断补充、推进、发明，使之从《内》《难》奠基时期过渡到发展时期。清代形成了温病学的比较完整的理论体系，写下了光辉的一页。所以温病学是

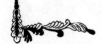

随社会不断向前发展，医疗实践不断深入，而逐步形成和发展的，蕴藏着宝贵的经验和学术价值，我们必须很好地继承和发扬。

二、掌握规律，抓住特点

初学温病学常有"温病证型太乱"的感觉，实际上不是温病学乱，而是学习的人没有掌握它的规律。任何一门学科都有一定规律可循，温病学也不例外。温病的演变过程是有一定规律可循的，这种规律即卫、气、营、血辨证和三焦辨证。不论是病因、辨证、诊断、治法以及每个病的辨证都没有离开这一规律。按卫、气、营、血四个阶段抓住它们的共同点，再根据病因不同、体质不同、发病部位不同，抓住每个证的特点。如热炽阳明白虎汤证，它一方面一定有气分里热盛的一般表现，而且又一定突出表现出邪热在胃经的特点。就某一个病来讲只要掌握它的规律，抓住特点，辨证施治就方便多了。如：风温是在春季感受风热病邪，初起病变部位在肺卫，所以风温初起有卫分过程。春温是在阴精先亏，里有邪热的基础上，感受春季温热病邪所引起的急性热病，所以起病发于里，呈现气分或营分过程。所以在掌握共同规律卫、气、营、血四个阶段的演变过程中，抓住某一病的特点，有助于对四时温病病程变化的认识。

三、前后联系，互相比较

前后联系包括上篇内容与下篇内容，以及上下篇内容与附篇原著的联系。上篇是从温病形成发展入手，讲了温病的一些基本理论及知识，而下篇是从四时常见病入手谈了它们辨证施治的具体方法及规律。上篇是下篇的理论基础，下篇是上篇在每个病中的具体体现，二者是不能分开的。如各论

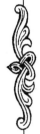

191

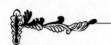
中每个病的病因都是在总论病因学基础上进一步加以阐述的；又如个论中所提到的若干治疗大法也都是在总论中治疗原则基础上具体化的。因此，我们学完总论（上篇），在学习各论（下篇）时一定要不断与前边已学过的知识联系，通过复习，反复强化，就能牢固掌握知识。

互相比较包括分类归纳，加强对比。如从发病季节上说，春季多见风温、春温；夏季多暑温、湿温；秋季多见秋燥；冬季多见冬温和伏暑。对此，我们要找出它们的鉴别点，如风温、春温虽然都多发生在春季，但风温病初期以表热证为特点，春温初期以里热证为特点，其他各病均应互相对比，又如牛黄承气汤、宣白承气汤、导赤承气汤、增液承气汤、新加黄龙汤等所治都具有阳明腑实证的一些特点，但它们都有自己的特点，类似这样问题，都应互相对比。在学习过程中前后联系，互相对比，既可保持知识的连贯性，又可加深理解与记忆，自可提高学习效果。

四、结合实践，有所创新

温病是一门理论与实践相结合的学科，所以在学习中必须贯彻理论结合实践的原则，在实践中师古不泥，有所创新。如风温邪在肺卫，要治以辛凉解表的银翘散。在学习中密切结合临床，就要了解流感、麻疹、支气管肺炎、大叶性肺炎等病用银翘散治疗时应如何加减用药。这样才能使学到的知识运用到临床实践中去。

高辉远老师对温病学的研习，独具匠心，且多发挥，有所创新。他的《医门新录》中"温病述义"就是择历代各名家之精义而述之，博采众长，大胆创新，虽师法古人，又灵活取舍，有诸多独到而精辟之见解，以翔实之医案为有力佐证，内容极为丰富，有着很高的理论价值和深远的临床实

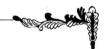

用意义。颇值我们学习继承和发扬。

五、参考书籍，择善而从

《温病学》对古代温病理论，经过整理，去芜存精，系统性较强，便于入门。但要学好《温病学》，还必须认真习研原著。高师认为，吴鞠通的《温病条辨》以三焦为纲，病名为目，对温病逐条分辨，一证一法，随法主方，尤为突出的是，对于津液的保存，各条的详尽记述颇能启迪后学。叶天士的《温热论》在病理上提出"温邪上受，首先犯肺，逆传心包"，扼要地说明了温病的发展规律，在辨证上结合临床经验，用卫、气、营、血为核心，以分病邪的内外深浅，还特别强调察苔、验齿及对斑疹、白㾦等辨识，丰富了温病的治疗方法，开辟了温病学新途径。薛生白的《湿热病篇》对湿温条分缕析，极为详尽。王孟英所著《温热经纬》集温病学说大成，作了较为系统的总结，他的见解，多附于注释部分，选方虽似平淡，但疗效较高，用药长于运枢机，通经络，对温病有丰富的实践经验。吴有性的《温疫论》对温疫的病因及传染途径的认识，也突破前人的框框，创造出一些较有实用价值的治疗方法。他如秦伯未的《温病一得》，该文深入浅出，既归纳了温病的重点，又解释了几个存在的问题。此外雷少逸的《时病论》，郑重光的《温疫论补注》，吴锡璜的《中西温热串解》及现代温病专著《温病管窥》《温病专辑》等都各有特点，均可开拓思路，都应认真学习和研究。

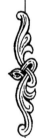

《中医各家学说》习研方法

中医各家学说是中医学的重要组成部分，也是中医理论体系不断发展和不断丰富的反映，内容丰富多采，博大精

深。古往今来，名医辈出，学派林立，不断汇集，代有薪传，故其典籍汗牛充栋，浩如烟海，欲观其全，实颇为难。著名老中医高辉远老师，家学渊源，师承蒲老，精通历代各家学说，他关于如何学习各家学说的见解，我们体会至深，现初步归纳如下。

一、熟谙各家，重点掌握

高师认为，学习《中医各家学说》，首先重点应熟悉和掌握各医学流派及历代著名医药学家的主要学术思想、学术特点、学术成就及其对临床的指导意义。然后突出论述其具体学术见解和理解其理论及对中医学理论的重大贡献，在学习时要紧紧地抓住这些内容，以便择善而从。所以，高师主张初学者不急于研讨各个流派医家的学术争鸣和如何促进中医学的发展，也不过多地去探求形成这些学术特点的社会的、自然的原因，例如学习金元四大家之一的刘完素时则以其"六气化火"为重点，因刘氏用"木极似金，金极似火……"引伸了"亢则害，承乃制"的原则，由于把病原等归于火，所以用药重在寒凉。学习李东垣时则应着眼于他的脾胃内伤论"。他根据《内经》的原理，认识到四时皆以养胃气为主等，所以独重脾胃。运用到临证治疗，而引伸为"土为万物之母"，注重脾胃的观点，确认脾胃为元气之本。脾胃伤，则元气衰；元气衰，则疾病所由生。于是确立了以补脾益气增进脾胃机能为主的防治方向，并制定了补中益气汤之类的专方。学习张从正时要重点分析其攻邪立法的理论根据及其临床经验。张氏提出"六门三法"。六门即风、寒、暑、湿、燥、火，三法即汗、吐、下。并谓"今余论吐汗下三法，先论攻其邪，邪去而元气自复"。在正和邪之间，他比较强调邪气之危害。因此，治病重在驱邪，邪去则正安。

同时提醒人们不可畏攻而养病。其主导思想是重在治病，不在补虚，强调"药补不如食补"。学习朱丹溪则以"阳有余阴不足论"和"相火论"为中心。朱氏从多方面论证"阳有余，阴不足"，但应理解他说的阳是代表病邪，病邪常有余，即《内经》"邪气盛则实"，由于阳邪常有余，阴精常不足，故临床治疗以养阴为首务。其他各医家以此类推，只有抓住重点，其他的学术特点也就不难掌握。另外，高师要求通过各家学说的学习，对各家流派的师承授受，包括亲炙、私淑关系，以及学术演变概况等必须了然心中，重点掌握，以便于更好地熟悉各家的突出成就和学术上的独到见解。

二、通晓原著，全面理解

历代医家的学术思想主要反映在他的著作、医案之中，故而高师特别强调通览或精读医家原著，尤其是各医家的代表作，或重点篇章，对学好《中医各家学说》，全面理解各医家的学术思想，是大有裨益的。如学习温补学派中赵献可著的《医贯》，就不难发现书中既有"先天要论"阐发肾命水火学说，又有"后天要论"论述中焦脾胃理论。其"后天要论"中，赵氏全面接受了李东垣"脾胃学说"，很重视补脾升阳的治疗法则，亦善于运用东垣创立的补中益气汤等方剂，而且赵氏还提出了若治之枉效，仍可用补肾命之法。由此可见，赵献可在虚损病证的认识上，是先后天并重的，只不过对后天脾胃的认识无甚独到之处，对先天肾命水火的探讨确有创见，尤为重视，但若不读原著往往只知其一，不知其二。再如喻昌著有《尚论篇》《尚论后篇》《医门法律》《寓意草》四种二十卷。通过细读他的全部著作，就能全面理解到喻氏其"两论"之著是基本上沿袭方有执的观点而略加发挥所成。不论"错简重订"之见，抑或"三纲鼎立"

之说，皆属缺乏新意和实用价值，而后"两著"才真正是他的代表作，综合后两著始知他治疗多用仲景方，辨证灵活善求本，见解颇多蕴新说，推其具有新学说之意义的学术见解，并不在于实指胸中宗气而说得十分玄乎的大气论，也非指误入蹈空驾虚之途的议病遣药论，而主要在于他既能遥承刘完素所增"燥气为病"之说，而从四时伤主气为患的规律创"秋燥论"，又能针对暑湿之邪内陷成痢之病机而说明"逆流挽舟"的治法。这就很自然地归纳出了他的学术见解成就，才能比较全面理解和探讨研究各医家的学术思想。

三、涉猎群书，扩大视野

高师认为，学习《中医各家学说》，在具备一定阅历后，进而要联系和涉及中医的各个学科，从基础理论到临床各科，以及文、史、哲等多方面的知识学习，要主动争取时间，多学一点医古文、中国历史、中国古代哲学史、中国医学史等，以扩大知识面，提高学业水平，对学好《中医各家学说》有很大帮助。

高师强调首先要求学习好中医四大经典著作，因为各家学说都是在四大经典的基础上继承和发展的。如在学习刘完素的"火热论"时，必须对运气学说有所掌握，因为河间之学是在《内经》运气学说的基础上发展起来的。学习伤寒学派与温病学派时，也必须要联系《内经》《伤寒杂病论》的有关内容，如张仲景就是在《素问·热论》中"今夫热病者，皆伤寒之类也"，"伤于寒者，则为病热"以及三阴、三阳分证等理论的启发下，对伤寒病作了全面发挥。高师指出，在学习朱丹溪的学术思想时，最好对古代哲学中的理学有所了解，因为丹溪的"相火论"和"阳有余阴不足论"，乃至明代孙一奎、赵献可、张景岳等人的命门学说，都在不

同程度上受到哲学的启迪作用。同时，高师还主张具备一定的历史常识，因为古代医家的学术特点必然要受历史时代的影响和限制，不了解每个历史时代的社会概况是无法研究和探讨医家的学术思想的。如李东垣是富家子弟，平素交往的多为上层有钱有势之人，而这些人多养尊处优，膏粱厚味，嗜欲逸乐，多伤脾胃，而且在他行医之时，适值元兵南下，战乱频仍，人民饥饿、惊惶、忧愁，大多数人起居不时，饮食不调致病较多，故脾胃内伤病较为广泛。另外，在各医家原著里古代文献较多，如果没有一定的古文基础，不具备一定的目录学常识，将会给学习带来一定的困难。因此，高师主张多学一点古文知识，能不断提高古汉语阅读能力，经常翻阅目录学则有助于对医籍的考辨、评判，以及对医学源流、版本等基本知识的学习和积累，这些对于学好《中医各家学说》都是很有必要的。

四、评介医家，有褒有贬

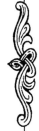

高师认为，学习各家学说，必须尊重历史事实。历代医家的论述，对中医学的发展有促进作用，这与当时的历史背景常有密切的联系。由于时代和历史的条件不同，每一医家的学说常有其一定的局限性，更何况某些学说原本针对某种时弊而提出，矫枉难免过正，这就使之既有合理的一面，又有偏激的一面。所以高师强调学习各家学说，必须根据历史唯物辩证观点，分析各派的优点和长处，既要注意撷取其精华，弃其糟粕，了解他在某一方面所取得的成就，同时对他所论述的某些片面观点，必须作具体而细致的分析，只宜取长补短，不能求全责备，公正地对待和正确地评价各个医家的学术思想。如对朱丹溪和张景岳先后提出的"阳有余阴不足"与"阳不足阴无余"这两种截然相反的学说，究竟如

何进行评价？这对于初学者，每因不得其法而有众说纷纭、莫衷一是之感，从而也就难以作出适当的评价，应特别注意。丹溪所说之阳与景岳所论之阳，在含义上是不相同的。丹溪"阳常有余"是指肝肾中容易妄动的相火，而景岳"阳非有余"是言人之正气，他从形气、寒热、水火三方面作了阐述。又如我们学习经方学派时，须知无论经方或时方都是中医学的宝贵遗产，方剂不存在古今问题。对于经方过于推崇，过于夸大，就会走向因循守旧和停滞不前的地步。相反，如果绝对反对经方，那就要割断历史，使方剂学成为无源之水，无本之木。正如费伯雄所云："不读《伤寒》《金匮》则无以知立方之法，而无从施治；不读金元四家，则无以通温凉补泻之用，而不知变化。"所以，无论经方和时方，在医学上的价值都很重要。高师最后强调，学习中还应注意不可割断历史或用形而上学的观点去看待古代医家，做到既不能兼收并蓄，也不能盲目地服从和接受，应是扬长避短，以达到学有所得，学以致用的目的，以指导临床实践。

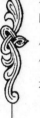

用药心得

同出一物中药的区别使用

中药学源远流长，历代相承，种类繁多，内容浩博。同出一物的中药，因入药部位及炮制方法等不同，其性味归经、升降浮沉、作用强弱、毒性峻缓等性能亦不相同，为提高临床疗效，应鉴别分晓。

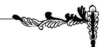

（一）性味归经之差

中药都具有一定的性和味，是构成药物性能的重要部分，归经是指药物选择性作用于机体的某部位而言。同出一物的药物，其性味归经亦常不尽相同。

1. 生姜与生姜皮：生姜为姜科多年生草本植物姜的根茎，其生姜根茎切下的外皮为生姜皮。生姜性温味辛，功能发表散寒，温胃和中，温肺止咳，兼可解毒，主治外感风寒表证，胃寒呕吐，风寒客肺咳嗽等症。但生姜皮则性寒味辛，具有"以皮行皮"的特性，功能利水消肿，主治肌肤水肿、小便不利等症。

2. 花椒与椒目：花椒为芸香科灌木或小乔木植物花椒或青椒的干燥成熟果皮，花椒的种子为椒目。花椒性热味辛，功能温中止痛、杀虫，主治脾胃虚寒之脘腹冷痛、呕吐、泄泻等症。但椒目则性寒味苦，功能利水行气，平喘，主治水肿胀满、痰饮喘咳等症。

3. 橘皮与青皮：橘皮为芸香科常绿小乔木植物橘皮及其同属多种植物的成熟果实之果皮，其未成熟果实的果皮为青皮。两药虽性味均辛苦温，但橘皮归脾肺经，功能理气和中，燥湿化痰，主治脾胃气滞之脘腹胀满、嗳气、恶心呕吐及痰湿壅肺而致肺失宣降之咳嗽痰多等症。而青皮则归肝胆胃经，功能疏肝破气，散结消滞，行气之力较橘皮大而猛，主治肝气郁滞之两胁胀痛、乳房结块、疝气痛及食积气滞，胃脘胀痛等症。

4. 地骨皮与枸杞子：地骨皮为茄科落叶灌木植物枸杞的根皮，其成熟的果实为枸杞子。地骨皮性寒味甘淡，归肺肾二经，功能清热凉血而退虚热，主治阴虚血热、骨蒸劳热、疳积发热等。而枸杞子性平味甘，归肝肾二经，功能滋补肝

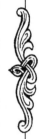

肾,明目,润肺,主治肝肾阴虚之头晕目眩、腰膝酸软及阴虚劳嗽等。

(二)升降浮沉之异

药物的升降浮沉是指药物的趋向而言,由于各种疾病在病机和证候上,常表现出向上、向下、向外、向内等病势趋向,因此能够针对病情,改善或消除这些病证的药物,相对来说也常分别具有升降浮沉的作用。虽同出一物的药物常有升降浮沉性能的不同。

1. 苏叶与苏子:苏叶为唇形科一年生草本植物皱紫苏的叶,其成熟果实为苏子。二药均性温味辛,但苏叶主升浮上行,重在发散表寒,主治风寒表证。而苏子则主沉降下行,偏于降逆平喘,润肠通便,主治肺气上逆的咳喘或肠燥便秘等。

2. 桂枝与肉桂:桂枝为樟科植物肉桂的嫩枝,其干皮或粗枝皮为肉桂。二药均为辛温之品,都具有温运营血,通阳散寒的作用。但桂枝以辛为主偏于发散表邪,走表力胜,主上行而通经脉,主治外感风寒之恶寒发热,鼻塞,脉浮等症。而肉桂则以走里见长,偏于温里散寒,入下焦而补肾阳,尚可引火归原,主治里寒之畏寒肢冷,腰痛,脉沉等症。

3. 桑叶与桑白皮:桑叶为桑科落叶小乔木植物桑树的叶,其根皮为桑白皮。二药均为寒凉之品。但桑叶主升浮,疏风清热,清肝明目,主治外感风热之发热头痛、咳嗽、咽喉肿痛及肝经实热所致目赤涩痛等症。而桑白皮则主沉降,偏于降气平喘,利尿消肿,主治肺热咳喘、浮肿等症。

4. 荷叶与莲子:荷叶为睡莲科多年生水生草本植物莲的叶,其成熟种仁为莲子。二药性平味涩。但荷叶升消耗散,

清热解暑，升阳散瘀，主治暑热证和头目昏眩及多种出血等病证。而莲子则偏于向里，收敛固涩，养心安神，补脾固泻，益肾固精，主治惊悸失眠、脾虚久泻、肾虚遗精等。

（三）功能毒性之别

将药物治病的多种多样的性质和作用加以概括，统称为药物的功能。毒性是一种偏性，亦是药物的功能之一，以偏纠偏就是药物治病的基本原理。同出一物的药物，因入药部位等不同，其功能的强弱、毒性之峻缓亦有区别。

1. 枳实与枳壳：枳实为芸香科小乔木植物酸橙或香橼和枸橘（枳）的未成熟果实，其接近成熟的果实（去瓤）为枳壳。二药虽为一物，但药物功能因采取期不同而异。枳实破气消积，化痰散痞，其性较猛，作用较强，主治食积停滞，腹痛便秘；痰浊阻塞气机，胸脘痞满等症。然枳壳理气宽中，行滞消胀，其性较缓，作用较弱，主治食积不化，脘腹胀满较轻之症。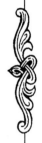

2. 佛手与佛手花：佛手为芸香科常绿小乔木或灌木植物佛手的果实，其花朵和花蕾为佛手花。两药性味功用相近，均能舒肝理气，和中化痰，主治肝气郁滞之胸闷、胁痛和脾胃气滞所致的脘腹胀满、胃痛纳呆、嗳气呕恶等症。但佛手作用较强，佛手花作用缓和。其他如砂仁与砂仁壳、白豆蔻与豆蔻壳、扁豆与扁豆花、白果与银杏叶等均属此类。

3. 附子与乌头：附子为毛茛科多年生草本植物乌头的子根，其块根为乌头。两药均为温燥有毒之品，但其功能主治有别，毒性峻缓不同。附子辛热有毒，善入脏腑，功能偏于回阳救逆，温肾助阳，主治亡阳及诸脏阳气虚弱之证等。而乌头辛温毒性比附子更强，善入经络，功能偏祛风除湿，散寒止痛，主治寒湿痹痛及跌打损伤疼痛等。

4. 蟾酥与蟾皮：蟾酥为蟾蜍科动物中华大蟾蜍和黑眶蟾蜍的耳后腺所分泌的白色浆液，经收集干燥而成，蟾蜍的皮为蟾皮。两药性味、功能主治、毒性均有区别。蟾酥性温，味甘辛，毒性较强，功能解毒消肿，止痛开窍，主治痈疽疔疮，咽喉肿痛及痧胀腹痛吐泻、昏厥等。而蟾皮则性凉味辛毒性缓弱，功能清热解毒，利水消胀，主治疳积腹胀及皮肤肿毒等。

（四）炮制方法不同

炮制是药物在应用前或制成各种剂型以前必要的加工过程，中药炮制历史悠久，方法多样，内容丰富，炮制的目的是使药物更符合治疗的需要，充分发挥其药效。同源一物的药物，因炮制方法不同，则药物的性能亦常迥然有别。

1. 生首乌与制首乌：首乌为蓼科多年生草本植物何首乌的块根，洗净，切片，晒干或烘干，若以黑豆煮拌蒸，晒后变为黑色，则为制首乌。生首乌、制首乌作用截然不同，不能以生代制或以制代生。生首乌性平，味苦涩，具润肠通便，解疮毒之功能，主治肠燥便秘、痈疽、瘰疬等。制首乌则性温，味甘苦涩，具补肝肾，益精血，壮筋骨之功能，主治头晕耳鸣、腰膝酸软、头发早白、肢体麻木等。

2. 生地黄与熟地黄：生地为玄参科多年生草本植物地黄的根，除去须根，干燥切片，生用或鲜用，若以酒、砂仁、陈皮为辅料，反复蒸晒至内外色黑，油润，质地柔软黏腻则为熟地。生地、熟地作用明显有别，不可混淆。生地性寒，味甘苦，具清热凉血，养阴生津之功能，主治温热病，热入营血，身热，口干渴，舌红绛或血热妄行之吐、衄、尿血及消渴等症。熟地黄则性微温，味甘，具养血滋阴，补精益髓之功能，主治血虚萎黄、眩晕、心悸、月经不调及潮热盗

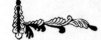

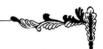

汗、头晕眼花、腰酸膝软、遗精等症。

3. 制南星与胆南星：南星为天南星科多年生草本植物天南星及东北南星或异叶天南星的干燥块茎，除去茎叶、须根和外皮，洗净晒干，即为生南星；经白矾水浸泡，再与生姜共煮，切片晒干，即为制南星；取生南星研末，与牛胆汁加工制成小块状或圆柱状，即为胆南星。生南星毒性较大，一般不做内服。制南星与胆南星其性味、功效均不尽相同。制南星性温、味苦辛，具燥湿化痰，祛风止痉之功能，主治顽痰咳嗽、胸膈胀闷和中风痰壅及癫痫等。胆南星则性凉，味苦，具清热化痰，息风定惊之功能，主治痰热惊风抽搐及癫狂等。

4. 生大黄与制大黄：大黄为蓼科多年生草本植物掌叶大黄及唐古特大黄或药用大黄的根茎，生用为生大黄，酒制则为酒制大黄，炒炭称为大黄炭。生大黄、制大黄作用同中有异，各有侧重。生大黄通腑泻热力强，主治温热病，热结便秘、高热不退、神昏谵语等症。酒制大黄虽泻下力较弱，但活血祛瘀之功较佳，主治瘀血之证，如妇女瘀血经闭、产后恶露不下、癥瘕积聚及跌打损伤等。大黄炭则以止血为优，主治血热妄行之吐、衄、便血等。

同名异物中药鉴别应用

中药种类繁多，主要来源于天然的动、植物和矿物，但以植物性药材占大多数，使用更为普遍。自古以来同名异物中药不辨，相互替代，应用模糊，并非乏见，故澄清混乱，应用有别，对提高疗效十分必要。兹将高辉远老师对几种同名异物中药的鉴别应用体会浅析如下。

（一）刺蒺藜与潼蒺藜

刺蒺藜，首载于《本经》，别名：白蒺藜、杜蒺藜、旁

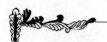

通、休羽、三角蒺藜、三角刺、八角刺、野菱角、硬蒺藜等，为蒺藜科植物蒺藜 Trinulusterrestrisl. 的果实。主产于东北、华北、西北、长江流域等地。《本经》云："主恶血，破癥结积聚，喉痹，产难。久服长肌肉，明目"。《本草纲目》讲，蒺，疾也，藜，利也，其刺伤人，其疾而利也。屈人、止行，皆因伤其人也。其性味苦、温、无毒。主治恶血，破癥结，积聚，喉痹乳难。治风秘，及蛔虫心腹痛。

潼蒺藜，首载于《本草衍义》，别名：沙苑子、沙苑蒺藜、夏黄草、沙蒺藜、同州白蒺藜等，为豆科植物扁茎黄芪 Astragalus Complsnatus. R. Br 或华黄芪 Astmgalus Chinensisl 的成熟种籽。主产于东北、河北、西北等地。《本草衍义》云："补肾"。《本草纲目》曰："潼蒺藜，结荚长寸许，内子大如脂麻，状如羊肾而带绿色，今人谓之沙苑蒺藜。其性味甘、温、无毒。功用补肾，治腰痛泄精、虚损劳乏。"

蒺藜的名称自古在本草命名上就与潼蒺藜（沙苑子）相混，继潼蒺藜之后，在本草及药材商品中又有硬蒺藜、软蒺藜、杜蒺藜、沙苑蒺藜、关蒺藜、大花蒺藜、草蒺藜、猪尿豆、紫云英等，造成品种极为混乱的现象。高师认为刺蒺藜和潼蒺藜是两种不同的药物，从科属、性味、归经、功用、主治等方面来看均不相同。实际上刺蒺藜、硬蒺藜、大花蒺藜为蒺藜科植物蒺藜。其他所有的沙苑子、杜蒺藜、关蒺藜、漳蒺藜、沙苑蒺藜、同州白蒺藜、夏黄草等为豆科植物扁茎黄芪或华黄芪的种籽。而猪尿豆、紫云英等不能当以上二药的任何一药使用，应按药名入药。刺蒺藜苦、辛、平，入肝肺二经。功效：清肝明目，滋阴清热。主治：头痛、身痒、目赤肿痛、阴虚潮热等。潼蒺藜性味甘、温，入肾肝二经，功效：补肾固精，养肝明目。主治：肝肾不足之腰膝酸

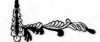

软、遗精早泄、小便频数、遗尿、白带过多等。故两药在临床上不能互用。

（二）竹叶与淡竹叶

竹叶，首载于《本经》，别名淡竹叶，为禾本科多年生常绿乔木或灌木植物淡竹 Phyllostachys nigra（Lodd）Munro var. henonis（Mitf.）Stapf ex Rendle 的叶片。《别录》云："主胸中痰热，咳逆上气。"《本草正义》曰："退虚热烦躁不眠，止烦渴，生津液，利小水，解喉痹，并小儿风热惊痫。"

淡竹叶，首载于《本草纲目》，别名竹叶麦冬，为禾本科多年生草本植物淡竹叶 Lopnatherumgracile Brongn 的茎叶。主产于长江流域及南部各省。《本草纲目》云："去烦热，利小便，清心。"《本草便方》曰："消痰，止渴。治烦热、咳喘、吐血、呕哕，小儿惊痫。"

竹叶之应用较淡竹叶早一千三百多年，历代医家组方较多。如《伤寒论》中的竹叶石膏汤，《小儿药证直诀》中的导赤散，《温病条辨》中的银翘散、清营汤等，综观其用，莫不取善清热泻火之能。淡竹叶应用较晚，组方较少。高师认为竹叶与淡竹叶的来源、形态均不相同。前者为常绿乔木或灌木植物淡竹的叶片，鲜品入药，色深绿质薄而脆；后者为草本植物淡竹叶的茎叶，晒干切段入药，茎中空扁圆形色枯黄，叶青绿或黄绿色，质轻较软。两者功效似难区分，但比较而言，同中有异。二者均甘淡寒入心胃经，清热除烦利尿是共同点，可用治热病烦渴，口舌生疮，心热下移小肠及热淋等。不同的是竹叶又入肺经，以清胸膈心肺胃之热为长，兼生津止渴，故热病烦热口渴重者多用之；淡竹叶又入小肠经，以清利小便为优，兼除烦止渴，故心热下移小肠及热淋小便不利重者多用之。高师曰，竹叶以清热为主，应归

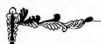

属清热泻火药，淡竹叶以利尿为主，应归属为淡渗利湿药较妥。故在临床上当权衡主次分别选用之。另外古代还多将竹叶与苦竹叶混同一药应用，实为不妥。苦竹叶性味苦寒，泻火解毒力强，又明目杀虫；竹叶甘淡寒，清热除烦，生津止渴。两药功用明显有别，临床上亦应分开应用。

（三）南沙参与北沙参

南沙参，首载于《本经》，为桔梗科沙参属多年生草本植物轮叶沙参 Adenorhora tetraphylla（Thunb.）Fisch. 和杏叶沙参 A. axilliflora Borb. 及阔叶沙参 A. pereskiaefolia（Fisch.）G. Don 的根。主产于安徽、四川、江苏等地。《本经》云："主血积惊气，除寒热，补中，益肺气。"《本草纲目》曰："清肺火，治久咳肺痿。"

北沙参，首载于《本草汇言》，为伞形科多年生草本植物珊瑚菜 Glehnia littoralis F. Schmidt ex Miq. 的根，主产于山东、河北、辽宁、江苏等地。《本草从新》云："专补肺阴，清肺火。"《本草逢源》曰："有南北二种，北者坚实性寒，南者体虚力微。"

公元 1624 年，明代天启四年前无南、北沙参之别。后世医家多依此而南北不辨，相互替代，所生问题不少。高师认为南、北沙参不但科属不同，在性味、归经、功用上亦有差别，临床应用时不能相混。南沙参性凉，味甘淡、微苦、辛，归肺胃肝经。功效以清润肺热为主，使热清津复肺气自生。北沙参性凉，味甘淡，归肺脾肝心经。功效善补养肺胃心肝之阴以制火，使阴充火降其气自复。但二者皆非补气之正品，故不宜用于肺气阳虚及寒湿痰饮之证。临床上应予鉴别，合理应用。

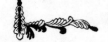

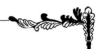

"蕲春四宝"及其药用价值

湖北省蕲春县，是我国明代伟大的医药学家李时珍的故里，也是高辉远老师的家乡。蕲春古称蕲州，紧靠大江北岸，地处吴头楚尾，历史悠久，文化发达，药物资源相当丰富，其中蕲蛇、蕲龟、蕲艾、蕲竹四大药材，更是远近闻名，为人们所称道。

蕲蛇：又名白花蛇、褰鼻蛇、五步蛇、百步蛇，为蝮蛇科动物，系原药材经整理加工入药者，亦称蕲蛇肉。通常认为本品较金钱白花蛇为优，故《本草纲目》载："花蛇，湖、蜀皆有，今惟以蛇擅名。"其品质最佳，奉为道地药材，然产量较少，不易多得。高师谓，凡蛇类药物皆能祛风，但本品味甘咸，性温入肝经，能外达皮肤，内通经络，搜风之力较大，可称风药之冠。李时珍在《本草纲目》中称赞其"能透骨搜风，截惊定搐，为风痹、惊搐、癞癣恶疮之要药。"临床常用之祛风湿，止疼痛。凡日久风湿肢体麻痹，筋脉拘挛之症，用之尤为适宜，治半身不遂日久者，可配黄芪、桂枝、白芍、炙甘草、当归等补气活血、养血通络药物。白花蛇加入辛散祛风药中或养血祛风药中，治疗疮癫顽癣日久不愈，或见肌肉顽痹，或见皮肤瘙痒者，又与薄荷、蛇蜕、荆芥、防风、全蝎等同用，或与当归、白芍、首乌等同用，又有用本品治疗破伤风者，亦取本品搜风通络而定惊搐之功，可与乌梢蛇、蜈蚣等药同用，有很好的疗效。

历代用白花蛇制成的膏、酒、丸、散剂甚多，如《医垒元戎》驱风膏，用白花蛇肉、天麻、薄荷、荆芥为末，好酒二升，蜜四两，石器熬成膏，治风瘫，疠风，遍身疥癣。又李时珍《濒湖集简方》白花蛇酒，白花蛇配全蝎、当归、防

风、羌活、独活、白芷、天麻、赤芍、甘草、升麻，与糯米酿酒服，治诸风无新久，手足缓弱，口眼㖞斜，语言謇涩，或筋脉挛急，肌肉顽痹，皮肤燥痒，骨节疼痛，或生恶疮疥癞等证候。然本品性较温燥而有毒，极易燥血伤阴，凡阴虚血少者宜忌用或慎用，或用时注意配伍养血滋阴药，初时佐以当归、白芍、鸡血藤以养血，久则再加熟地、首乌、女贞子、黄精等滋养肾阴，其效甚佳。

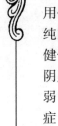

蕲龟：是蕲州所产的一种绿毛龟，因不多见，被视为珍奇。蕲龟的药用，正如《本草纲目》所云："此龟古方无用；近世滋补方往往用之，大抵与龟甲同功。"乌龟全体几乎都可入药。龟肉性味甘酸温，能滋阴补血，逐风祛湿，柔肝补肾，去火明目，凉血。可用于虚劳发热，阴虚骨蒸潮热，久咳咯血，子宫脱垂，吐血，便血。《本草纲目》载龟肉"治筋骨疼痛及一二十年寒嗽，止泻血、血痢。"龟血为跌打损伤的有效药物；龟胆对眼肿不开颇具疗效。但最有药用价值的是龟板，即龟之腹甲，又称龟甲、元武版，甘咸，纯阴，气味厚浊，补肾滋阴，质重而能潜敛浮阳。益肾又能健骨，通任脉。可用治于肾阴不足之骨蒸、劳热、盗汗；治阴虚阳亢之眩晕耳鸣，阴虚风动之手足瘛疭；也用于腰脚痿弱，筋骨不健及小儿囟门不合，以及血经崩漏、月经过多等症，而且药力雄厚，疗效确实，可称为药中珍品。特别是生用，滋阴潜阳之力尤胜，如张锡纯《医学衷中参西录》之镇肝息风汤，即以之配生牡蛎、白芍、怀牛膝、玄参、天冬、茵陈等以治肝风内动，肝阳上亢之证；炙龟板亦称醋龟板，既能引药入肝，又可增强其潜阳作用，又用治于肝血不藏而致的崩漏带下或肝阴不足，肝阳上亢之头目眩晕；酒炙者，补中兼利，常用治筋骨痿软等症，如《丹溪心法》补肾丸，

208

即用其配伍炒黄柏、干姜、牛膝、陈皮等，以治痿厥、筋骨软，气血俱虚者。但咸寒之物，只适用于阴虚有热之证，故脾胃虚寒者忌服。龟板经熬煎浓缩而成胶状物者，又名为龟板胶，功同龟板，而味厚滋腻，属纯阴之品，滋阴养血之力尤胜，然潜阳之力不及，每多用大劳、大损之证，方如龟鹿二仙胶。但因本品味腥败胃，若入汤剂宜酒炒烊化或以药汁冲服。

蕲艾：艾是常用中草药，为菊科植物艾的干燥叶。我国各地均产，以蕲州产者为佳，称蕲艾。如《本草纲目》所云，"艾叶，本草不著土产，但云生田野。宋时以汤阴复道者为佳，四明者图形。近代惟汤阴者谓之北艾，四明者谓之海艾。自成化以来出以蕲州者为胜，用充方物，天下重之，谓之蕲艾"。本品芳香，苦燥辛散，生温熟热，专入三阴经，能暖气血而温经脉，逐寒湿而止冷痛，为妇科要药。其功效总以治疗下焦虚寒证为主，常用于妇女少腹冷痛、经寒不调、宫冷不孕等症。高师临证，常与吴茱萸、桂枝、当归、香附等药同用，艾叶逐寒湿，能治寒湿带下，常配合苍术、薏苡仁、萆薢、山药等药；艾叶炒炭，擅入血分，止血功效尤佳，常与当归、阿胶、血余炭、陈棕炭等同用，治疗妇女崩漏，月经过多，每获良效。至于对血热妄行的咯血、衄血，也可用鲜艾叶，配伍凉血止血的生地、侧柏叶、鲜荷叶等，可收宁血和络之功。

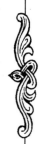

又因蕲艾质地厚实、绒多，用之制成艾条，易燃且持久。故本品也是针灸常用的料品，用以烧灸，则热气内注，可温运气血，通经活络。更因蕲艾柔软如绵，性温气香走窜，故又可装入布袋中，以袋兜护腰腹，治寒湿腰痛，老人丹田气弱，脐腹畏寒，或小儿受凉，腹痛作泻等症。本品生

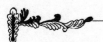

者煎汤熏洗，可治湿疮疥癣，有去湿止痒之效，以艾汤为新生儿沐浴在蕲春及其附近地区沿习至今。

蕲竹：蕲竹李时珍在《本草纲目》中未作详尽的记述。竹的药用部分有竹叶、竹茹、竹黄和竹沥。它们都具有清热化痰之功，且又各有所长。竹叶辛苦寒，清上导下，可升可降，善清心肺胃之热，以治烦渴之证。辛寒能散上焦风热，并能导心经之火而利小便，用治热病烦热口渴和心移热于小肠之小便短赤涩痛，以及舌生疮诸症，因其苦降，也可用治痰热喘咳。竹茹，归肺胃胆三经，长于化痰和胃，降逆止呕。其走肺则涤热痰，入胃则除热止呕哕，归胆则又善宁神志，开郁除烦热。故竹茹素有"专清肺热，为宁神开郁佳品"之称。临床与清热理气药同用可治胃热呕吐、呃逆等症，常与法夏、橘皮等药同用，对妊娠呕吐之证亦效。用治肺热咳嗽咯痰黄稠之症，又可配黄芩、瓜蒌、浙贝等药。若治胃热而兼虚之呕吐，亦可配伍补虚和胃之药如党参、陈皮、生姜、大枣等，则效用更好。竹沥，又名竹油，其味甘寒，能涤痰去壅，功专力宏，对肺经热痰疗效颇佳。凡中风痰迷不语，痰热喘咳，以及惊痫癫狂之痰热较重者均可用之。但一般热痰咳嗽少用，入药多单味冲服，或配姜汁同用，以减轻其寒滑之性。故朱丹溪有"竹沥滑痰，非姜汁不能行经络"之说。竹黄与竹沥功能相似，皆豁痰开窍。然竹黄性缓，清心解热，而更有定惊安神之妙，故小儿惊风天吊，夜啼不眠及伤风痰闭，发热喘促者多用之。临床用于热痰难咯，多与贝母、瓜蒌等同用，用于痰热惊搐，中风痰壅，小儿急惊风等症，与牛黄（或人工牛黄）、钩藤、郁金、僵蚕、川连等同用，常可起到桴鼓之应。

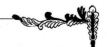

人参配伍应用选析

人参首见于《神农本草经》，古名人薓，被列为上品，称其"主补五脏，安精神，安魂魄，止惊悸，除邪气，明目开心益智，久服轻身延年。"人参味甘，微苦，性微温。自古以来，补气之能冠群草，方用之多胜百药，其大补元气为人们所公认，故凡诸虚百损，气血阴阳，直接间接皆可补之，尤对元气大虚，脾肺之气不足，津伤血亏，神衰诸症疗效更为显著。实为温补、滋补、急补、缓补之佳品。本文仅就高辉远老师所谈人参的配伍应用，拾要归纳，浅析如下。

1. 人参配附子：人参大补元气，配大辛大热之附子温补元阳。二药合用，又名参附汤，专治阳气暴脱之危证。盖阳气暴脱，病危在顷刻之间，此时非急救固脱不能力挽其重危。故参附相辅功专力宏，大温大补，益气回阳，固脱救急。仲景《伤寒论》中用四逆加人参汤、附子汤等，治疗阴寒内盛之证，人参配附子，均取此意。高师认为，补后天之气莫过于人参，补救先天之阳无如附子，此参附汤之所由立，凡阴阳气血暴脱，如心力衰竭、心源性休克及慢性病晚期极度衰竭等，症见血压下降，面色苍白，冷汗淋漓，肢冷脉微者，常藉大剂参附，强心救脱，以挽回亡阳脱液之危，方之最能神捷者也。

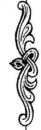

2. 人参配黄芪：二药均为补气之要药。人参大补元气，生津安神，偏于滋补强壮，黄芪升阳举陷，固表止汗，偏于温补固护。相须为用则甘温补气之力更宏。故凡见喘咳少气，短气自汗等属胸中大气下陷之证者，或神疲少食，呕泻并作，饮食难于运化，自觉气坠、脱肛、阴挺、崩带、遗尿、遗精等属脾虚气陷之证者，甚或气虚浮肿、疮痈内陷、

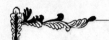

肝虚目昏、肾虚阳痿、心虚不寐等身体虚弱诸症，参芪皆能补之。

3. 人参配白术：脾为后天之本，气血生化之源。脾胃不振，运纳失司，则气血乏源。故凡治食少吐泻，胸痞脘闷，面色萎黄，形体消瘦，四肢无力等脾胃虚弱证候者，历代医家多用参术相配。诸如以补益脾胃见长的四君、异功、六君、香砂六君、七味白术、参苓白术、补中益气丸、健脾丸、启脾丸等，皆有该种配伍。正如《药性论》云人参能"补五脏六腑，保中守神"。《本草述钩元》言白术"味苦而甘，既能燥湿实脾，复能缓脾生津，且其性最温，服则能健脾消谷，为脾肺补气第一要药也"。可知补脾气之最莫过于参术合用，相得益彰。

4. 人参配茯苓：人参长于培补元气、宁神，茯苓养心脾、安神志。二药相配，治心脾不足所致心悸气短，食少乏力，常与酸枣仁、远志、龙眼肉等合用；二药相须为用，又能鼓舞脾胃之气，以助运化。凡脾胃虚弱所致之饮食不消、便溏脉弱，肢体无力甚或浮肿等脾土不足，水湿内停之候，常与白术、山药、薏苡仁、莲肉、砂仁等相伍颇为合适。尤其湿温后期，湿热虽除，而脾胃已受伤，运化失职，用之醒胃悦脾尤良。

5. 人参配黄精：二药均能补气，益心脾。而人参能生津液，黄精兼补阴血。相须为用，常用于心脾肺气阴、精血不足之证，尤其适用于体弱或病后虚损，肺虚咳嗽，食少倦怠，消瘦乏力，消渴等症，对于温病后期，邪热已去，而气阴未复者更为合适。高师认为，对一般脾胃虚弱者，二药可再加白术、茯苓、陈皮、炙甘草等，但人参易为太子参或党参，因黄精有补中益气之功，前人经验亦认为"黄精可代参

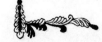

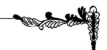

芪，玉竹可代参地"，可作为参考。

6. 人参配五味子：人参甘温，益气生津，五味子味酸，敛气滋阴，生津止汗。合用则有酸甘化阴，益气生津，敛汗之功。对元气不足或热病气阴两伤而出现气短自汗等症状者，最为合适。若加麦冬，名生脉散。三药和合一补、一清、一敛，则气伤者复，气脱者固，为治暑热伤气之方。后世临床应用甚为广泛，凡纯虚而无外邪，气津两伤之病证，皆可用之。

7. 人参配蛤蚧：肺为气之本，肾为气之根。若肺肾虚弱，则肺不主气，肾不纳气。故取人参补益肺气，蛤蚧补肾纳气。二药相伍，功力雄厚，则能双补肺肾，纳气平喘，适用于肺肾不足，咳嗽虚喘，或兼有阳痿、遗精者。若加胡桃仁，补虚定喘效力更强。古方人参蛤蚧散、蛤蚧定喘丸、参蛤散等，主治虚喘之证，皆以参蛤配伍得名，进补甚捷，奏效最宏，堪称补肾纳气第一方。

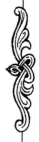

8. 人参配熟地：张介宾推誉人参、熟地为药中之良相。人参有益气补虚之功，熟地有滋阴养血之效。二药相配能治气血两亏诸症。若加天冬，名三才汤，为温病后期，邪退正衰之补益剂。高师谓若加麦冬，是兼用孙真人参脉散法，神气虚弱者宜之。若加苓、草，是兼张仲景甘草茯苓法，元气虚怯者宜之。

9. 人参配三七：人参大补元气，补肺益脾，生津止渴，三七止血祛瘀，消肿止痛，为血家之要药。二药配用，能益气定痛，扶元固脱，止血化瘀。由于三七化瘀止痛作用明显，故适用于气滞血瘀诸痛。配人参治气虚血瘀引起的冠心病心绞痛、心肌梗死、脑梗塞后遗症等有一定效果，血瘀甚者尚可再加丹参、红花、川芎，以助活血祛瘀之效。著名成

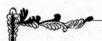

药"云南白药"中即含有三七、人参等品，为临床各科所常用。

10. 人参配鹿茸：二药都为峻补之品。人参大补元气，养心脾，且生津，鹿茸为血肉有情之品，性温而润，能补肝肾，助阳益精。相配能大补气血，益精填髓。合而可用于心肾两亏、气血不足所致精神疲怠、倦怠无力、形寒肢冷、腰膝酸软、遗精阳痿、气短懒言、失眠多梦、头晕目眩及妇女小腹冷痛、经期延后、白带量多等症。古方参茸丸、参茸片、参茸巴戟丸、参茸药酒等，均以人参、鹿茸为主药，以温肾壮阳，滋养精血，故其治疗范围甚广。

总之，人参与其他中药配伍颇多，临床尚有配当归、配桂枝、配首乌、配甘草等实际应用，只要配伍得当，颇有立竿见影之效。

高师还强调，凡气血亏损诸症，均可用人参补之，然人参毕竟价昂，一般气血不足之证，临床多用党参、太子参代之，但人参大补元气，生津固脱之力，又非党参、太子参可比。今凡元气大虚，气虚欲脱之危候，人参仍为必用之品。如对急性心肌梗死，感染性、创伤性、中毒性休克的抢救及病后元气大虚者，若用之得当即能"回阳气于垂危，却虚邪于俄顷"。

至于剂量与宜忌问题，高师主张成人一日量汤剂一般3~6克，另煎兑服；粉剂冲服为每次1~1.5克，每日3次；急救可用大剂30~45克，水煎顿服。他赞同清代柯琴等主张固脱用大剂人参，"方能挽回生命于瞬息之间，非他物所可代也"。对虚损之证则主张以常量续用为宜。因为病至虚损，多为阴阳气血失调，若用量过大，恐反受其伤，故应当按病情轻重缓急而酌定，无虚者不用，有内热实火者忌之。

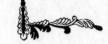

古人"人参杀人无过，大黄救人无功"的名言，实应为鉴。

西洋参功效及其服用方法

一、西洋参的功效特点

西洋参与中国参的药效功能差异是很大的，西洋参味甘、微性寒，属凉药。正如清代赵学敏《本草纲目拾遗》称西洋参"甘、微苦，凉，味厚气薄，补肺降火，生津液，除烦倦，虚而有火者相宜。"近代名医张锡纯在《医学衷中参西录》中亦谓："西洋参，性凉而补，凡欲用人参而不受人参之温补者，皆可以此代之。"中医认为，西洋参归心、肺、肾三经，有补元气，益肺阴，清虚火，养胃生津止渴，清暑解酒提神等作用，它与号称补药之王的人参的最大不同于：人参提气助火，西洋参滋阴降火。因此，凡是肺阴不足之咳嗽喘促，胃燥津伤的咽干口渴、虚热烦倦等，最适宜用之。必须指出，东北参、朝鲜参、东洋参和西洋参，虽皆有补气功用，但若论补气，西洋参的药力要弱些；但后者对气阴两虚有火者最为合宜，是其他几味药所不及的。故临证凡见不适合人参热补之人均可服用，不热不燥的西洋参是滋阴、泻火、补益、保健的良药。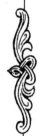

二、西洋参的服用方法

高师认为，西洋参的服用方法很多，可以单用，也可以与其他补剂或药物合用。通常以汤剂、散剂、茶剂、菜肴、药粥、酒剂等制剂形式应用。

1. 汤剂：是直接选取西洋参切片加工，隔水蒸炖而成参汤服用。如用西洋参5克，切片，入杯内加水适量浸泡半小时，然后隔水蒸30分钟，取汤服用，每日一次，具有益气

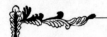
养阴，清火生津之功效，适用于肺结核，肺虚咳嗽，阴虚发热，虚火牙痛，口渴少津等；亦可用西洋参5克，北沙参10克，天冬12克，川贝母8克，白及15克。每日一次水煎，分二次饭后半小时服。具有养阴润肺，化痰止血之效，对肺气阴虚有痰热所致的久咳，痰中带血，咽喉干燥，神疲乏力者极佳。若用西洋参5克，生黄芪、玄参、花粉、益智仁各15克，知母、石斛各10克，每日一剂水煎服，又有益气养阴，止渴缩尿的作用。适用于气阴两虚有热所致的口渴思饮，尿多，气短乏力，亦治糖尿病（消渴）属气阴两虚者。

2. 茶剂：是西洋参经粉碎、加工制成粗末制品（或切成小薄片），应用时加沸水浸泡取汁或煎汁服用的剂型。如一般体弱者，可选西洋参3～5克，放茶杯中冲入沸水，加盖焖5分钟即可服用，残渣可反复冲泡，饮至无参味为止。常饮有补气养阴，生津，强身壮体的作用。若夏季暑热烦渴，出汗多，易致气阴两伤，也可选用西洋参5克，切片，泡水代茶频饮，以达清暑益气，养阴生津之功效。

3. 散剂：是将西洋参量多少不拘，干燥后研末，装入胶囊，即可服用。如气阴两虚，体虚易疲劳，体弱易感冒者，可服胶囊，每日2次，每次1～2粒，或取少量粉末，放口中慢嚼细咽，有良好疗效，或取西洋参、灵芝、淮山药、石斛、白术、香菇、白木耳各30克，将上药焙干，共研细末，每日2次，每服2～3克，温开水送服，具有益气滋阴，补益脾胃，和血抗癌的功效，用于治疗胃阴虚的胃脘痛，食欲不振等，亦用于治疗萎缩性胃炎，并具有一定防胃炎恶变的作用。或用西洋参、三七各30克，灵芝60～90克，丹参45克，共为细末贮于瓶中待用，每日2次，每次服3克，温开

水送下，具有益气养阴、通络止痛的功效，用于治疗心气阴虚兼瘀血所致的心悸、胸痛、气短口干等症，亦治冠心病具有气阴虚有瘀之证。

4. 膏剂：取西洋参加其他补剂，冷水浸泡后，加糖反复炖成膏状。如属气血两亏引起的心悸、气短、失眠、健忘，动则多汗而喘息，面色苍白无华等，可取西洋参12克，龙眼肉60克，白糖适量置碗中，隔水蒸成膏状，口服每次一匙，每日2次。具有养心血，益心气，宁心神之功效。

5. 药粥：是通过药食共煮的方法将西洋参等煎取汁液与粳米共煮成粥服用。如热病后气阴不足引起烦渴、口干、气短、乏力，可用麦冬10克，淡竹叶6克，共煎取汁，然后倒锅中兑水再加入粳米30克，西洋参4克煮粥，服食后有良好疗效。

6. 菜肴：也是采用药食共煮的方法，制成佐食的补菜。运用于一般性调补，可取西洋参适量，做汤时加入共煮，然后药食共用，可养阴益气，健身补虚。如用于妇女产后，久病愈后或其他身体虚弱者的营养调补，可选老母鸡一只，宰杀后去毛及肠杂，洗净，用西洋参片50克，放入鸡腔内，加水至淹鸡顶部，不宜加盐。然后置砂锅内，先大火烧开，再小火清炖，炖至鸡肉熟烂，剩汤三分之二即可。每日喝一小碗鸡肉汤，直至鸡肉、鸡汁、熟参全部服食完，具有滋补强壮的作用。

7. 酒剂：将西洋参30克，加工粗碎，置净瓶中加入白酒（或黄酒）500毫升浸泡，加盖密封，每日振摇数下，经14天后便可开取饮用，每日早晚各一次，每次10～15毫升，具有益气养阴，生津止渴的功效，用治于少气、口干渴、疲乏无力等症；或用西洋参30克，沙参、麦冬各20克，共为

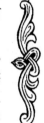

217

捣碎装入小坛内，加入黄酒 800 毫升置炉上用文火煮鱼眼沸，取下待冷，加盖封固，存放阴凉干燥处。14 天后开封加凉开水 200 毫升拌匀过滤即成。每日早晚各一次，每次用冷开水送服 10 ~ 15 毫升，具有补气养阴，生津，清热润肺的作用，适用于热病后气阴两伤，烦倦口渴，津液不足，口干舌燥，肺虚燥咳等症。

8. 成药：以西洋参为主精制而成。目前药店或市场上有洋参丸、西洋参口服液、洋参口服液、浓西洋参口服液、鲜西洋参口服液和西洋参蜂王浆、西洋参桂风大补液等，对体弱或病后恢复之强身滋补，有较好的功效。

三、西洋参应用宜忌

高师认为，治病用药要针对病情，辨证施治，防病强身，要分别体质，选其所宜，既不可随意滥用西洋参，也不能人人皆服食人参。当然人到老年适当用点补药也并不为过，只是用量要小，用法不滥，长期渐进，是会起到抗老延年作用的。用量过大，用法不当，非但无益，反而有害。高师说，他的老师蒲辅周先生就主张"补而勿滞"。在临床上要做到补益不燥烈，高师常以西洋参代替人参，或视病情以太子参代西洋参。他认为太子参功力虽与西洋参不可比拟，但毕竟是一味益气清补之品，对于病后体虚，气阴两亏，倦怠无力，饮食减少，心悸自汗，津少口渴及小儿消瘦等症，其效亦然。

高师强调，在服食西洋参期间应忌莱菔（萝卜）、茶叶、咖啡；体质虚寒而阳气虚者忌用；腹部冷痛，喜热饮食，食生冷则腹泻之脾胃阳虚者，以及食欲不振，痰多口腻，脘腹胀满之痰湿盛者亦当忌用。总之，补药用之得当，则效若桴鼓；用之不当，必会导致不良后果。为医者常须识此，勿令

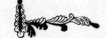

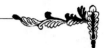

误也。

临证妙用附子摭拾

用药轻灵疏缓，是高辉远老师临证独特风格之一。尤对附子的运用，灵活巧妙，得心应手，挽起沉疴。我们随师学习，获益甚深。今采摭其案数则，略作疏析于次。

一、暑温苦寒致危，巧施附子获救

某男，其病为暑温证。开始曾服白虎汤加苦寒之品，大队骤进，石膏用至数斤，犀角用至数两，反而高热不退，神识如蒙，腹满下利，舌白，尿不利。此为热邪内陷，凉遏冰伏，太阴被困，中阳受伤。先以加减人参泻心汤去枳实之苦降，加半夏之辛通，1剂而热退汗出，溲行利减，但患者呈现阳不稳固，肤冷息微，脉微舌淡，四肢厥逆，如真武证。因陷热得通而阳气孤危。此非参附不足以回阳，非龙牡不足以固阴，遂用参附汤加龙牡，少佐以麦味，寓生脉散于其中，病人生命之机，全在参附所托，阳回则生，阳不回则脱。洵千钧一发之际，众医从其议。次日，肢冷渐回，汗亦减少，而阳气尚不稳固，药未服完，嘱尽其剂。二日阳气始固，神气始清，终以三才汤调理，护阳和阴而渐生复。

【按】暑为火热之邪，传变迅速，本宜清透，前医反用大剂苦寒之品，以致气机得寒益闭，邪陷入里，中阳被伤，故原病未除，反见寒证蜂起。邪既内陷，不能再从表解，当先以泻心法，辛通苦降，中阳一转，陷热得通，而阳气孤危显露。此时若不当机立断，殆难挽回，故急用参附以回阳救逆，加龙牡，少佐麦味以固阴，而阳气渐复，转危为安。此案说明，医者临证不但要知其常，更要知其变。师于应变之中，惬合时宜巧用附子，亦确为一妙。

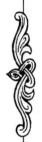

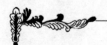

二、寒湿兼有上热，重取附子而瘥

薛某，男，44 岁，素寡言，嗜饮酒，中焦湿热久踞，秋后受雨，复感寒凉，侵袭腰股，以致下肢痹痛而厥冷，蜷卧难伸，阅三月余，医药罔效。自秋徂冬，乃于求治。见患者厚被蜷卧，沉默不语，面色萎黄，脉象浮候迟，中候微数，沉候濡，舌质淡，舌苔白而腻，食不知味，不欲饮，小便短，色浅黄，大便不爽，数日一行，腹不满，师曰：此寒湿也，足太阴为寒湿所困，治当温散。家人告之曰：曾数次少予温散之方药如术、桂、蔻等，服之则口燥咽干，鼻衄齿血。故诸医俱感棘手。师曰：此证下焦寒湿困结，非温不解，而饮家中焦湿热痼结，又非温药所宜，似此矛盾，殊难着笔。因而缓步中庭，默思良久，乃悟《金匮》竹叶汤意，上有风热，下有虚寒，桂附与竹叶同用，遂执笔疏方，用鲜竹叶一握，60 克许，煎水煮药，生茅苍术 15 克，生川附子 15 克。先煮附子一小时，入茅苍术再半小时，去渣，冷服，日二次，每次以 100 毫升为度。服第一次，二小时许，腹鸣如雷，若大气旋转者良久。半日后再服，腹鸣如前，矢气常转，小便清长，并自觉其脚渐温。翌日再作服，量减半，3 剂，其脚遂伸，厥回痛减，食已知味，举家皆惊喜。其后以温经和络兼清利湿热调理脾胃而愈。

【按】伤湿又兼寒，名曰寒湿。多发于阳虚体寒之人或素好食冷贪凉者，本例患者因受秋雨，又复感寒凉，致下肢痹痛而厥冷，厚被蜷卧不欲饮，舌淡苔白，此分明是寒湿无疑，然投温散之剂，不但寒湿之病不去，反添口燥咽干，鼻衄齿血之疾。虽药证相符，然服之未效，是何故也？细审病由，乃患者平素嗜酒，中焦湿热酿成，非温药所宜，而下焦寒湿困结，又非温不解。故仍重用附子之温，直达太阴、少

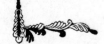

220

阴两经，温散寒湿，又用竹叶凉而不滞，以防术附之温燥，且用冷服之法，而不犯中焦湿热，清上温下并进，终使上热下寒诸症皆除，实乃圆机活法之妙也。

三、臌胀水泛危笃，活配附子收效

张某，男，64岁。患者罹肝硬化、糖尿病二十余年，长期以来延请高师诊治，证情尚稳定。近因腹水，遂再度住院。症见腹胀满如箕，腹皮筋脉怒张如网状，腹部叩诊有移动性浊音，下肢浮肿，大便偏干，纳差，面色黧黑，舌质暗红，苔薄黄腻，脉弦涩。血糖在正常范围。此为脾虚肝瘀，气不化津，水湿泛滥，治拟健脾益气，温化水湿。药用太子参10克，川附子8克，茯苓连皮20克，白术10克，陈皮8克，炙甘草5克，白芍15克，莪术8克，茵陈15克，车前草15克，建曲10克。六剂药后下肢仍浮肿，近日阴囊出现水肿，知水湿泛滥之势尚未遏止，重拟健脾温肾利水法。药用太子参15克，川附子8克，茯苓连皮20克，泽泻10克，猪苓10克，白术10克，白芍10克，茵陈15克，生姜皮10克，冬瓜皮10克。连投20余剂后，下肢浮肿退尽，腹渐柔软，阴囊肿消复原，纳谷增进，二便调，舌苔薄白，脉势较前转和缓。唯B超复查尚有少量腹水。又守上方佐入消癥积之品，再调治月余，腹水告愈，诸症稳定出院。

【按】患者肝病二十余载，腹膨如箕，青筋绽露，全身浮肿，阴囊肿大，成为臌胀难治之证。据证肝病既久，必传其脾，脾虚不能制水，水湿逗留，五脏之病，穷必及肾。此肝脾肾三脏俱病，且兼瘀滞，可谓又难治中之难治也。高师遵仲景"见肝之病，知肝传脾，当先实脾"之旨，治肝重在健脾，兼以淡渗利水。然此例阴水之患，不只脾虚失其运行之职，且肾阳亦惫，蒸化、鼓动无权，脾肾阳虚则阴邪用

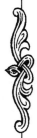

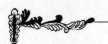

事。故高师于健脾方中，配入附子，实釜底增薪法，投剂后果然肿势顿挫，病入坦途。可见高师运用附子，不墨守成规，能抓住病机变化，调治其本，值得深研。

四、尿浊缠绵难愈，妙投附子奏功

祁某，女，67岁。主诉小便浑浊，伴腰酸，持续三年，经中药治疗年余，诸症消失，近二十年来未再发作，近两月来又出现小便混浊如牛奶样，有油脂滴，伴腰疼，经各方检查，病灶不明，原因不清，中西药治疗未效，遂请高师会诊。患者除有上述症状外，同时自感下肢发凉、发软，犹如寒从下起，睡眠多梦，纳可，大便正常，舌苔少，脉沉细。此为寒湿下侵于肾，着而为病，以暖土胜湿法，《金匮》肾着汤加减治之。药用苍术15克，茯苓15克，川附子8克，黑姜8克，狗脊10克，萆薢10克，巴戟天10克，菟丝子15克，益智仁8克，官桂8克，淡苁蓉10克，炙甘草5克。上方共服一个月，小便混浊消失，其他诸症亦随之缓解。

【按】尿浊者是指小便浑浊，白如泔浆的病证，其尿时尿道多无涩痛之感。究其病由，乃多系湿热下注，壅积膀胱，而湿热下注，又往往与脾虚肾亏有关。其治之法，世医多选萆薢分清法或益肾固涩法。若以固涩法治之，往往尿路阻塞，尿闭不畅，若以清利法治之，苦寒之品反伤肾气，病程多迁延日久，缠绵难愈。高师高屋建瓴，把握病机，宗仲景之法，投以肾着汤加川附子等药，温肾阳以助脾阳，使脾阳化生有根，故一投而中，其效显著，可谓得附子运用之要领矣。

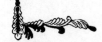

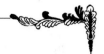

运用附子配伍采撷

附子性味辛甘大热，乃临床上温肾壮阳，回阳救逆，散寒止痛之常用药物，高辉远老师认为，附子气味雄烈，虽为驱寒补益之要药，但有一定毒性，用之得当，效如桴鼓；用之失当，祸不旋踵。因此，必须辨证准确，又须配伍得宜。兹就其临床运用附子的配伍经验，浅探如下，供同道参酌。

1. 附子配人参：大温大补，回阳益气而固脱。历代医家凡治元气大亏，阳气暴脱，必不可少。如见休克、虚脱，肢冷脉微者，常藉大剂人参大补元气，强心救脱，附子温中回阳，振衰起废，参附同用，以挽回亡阳脱液之危。高师认为，补后天之气，无如人参，补救先天之阳，无如附子，此参附汤之所由立。凡属阴阳气血暴脱之证，用之其效甚捷。

2. 附子配黄芪：高师认为，黄芪虽不如人参之能大补元气，但温升之力较人参为强，具有升举阳气之功效，且可外达肌表，固护卫阳，充实表分，以益气固表，取附子温经护阳。芪附同用，能呈较强的补气助阳，固表止汗作用，用治内伤疾病的阳气虚衰，自汗畏冷，肢冷乏力者。如汗出较多，高师又常加白术、防风、浮小麦、煅牡蛎等以增强止汗作用。

3. 附子配干姜：附子大辛大热，温里回阳力强，使心阳振奋，阳气能通达四肢，则肢冷脉微之症可除；干姜辛热温中散寒，使脾阳得温，水谷得运，则下利清谷之症可愈。兼能温肺，治寒饮咳嗽。附子与干姜同用，心脾兼顾，回阳力胜，所谓"附子无干姜不热"。两药相须为用，相得益彰，高师常以本品配干姜，再合人参、炙甘草、白芍等温阳救脱，抢救心肌梗死属心阳虚脱致面色苍白，四肢厥冷，冷汗

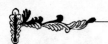

淋漓，肤色青紫，脉微欲绝者，兼有恶寒用附子汤，心下有水气，筋惕肉𥆧者，则用真武汤变通救治。

4. 附子配肉桂：附子辛热药性刚燥，入气分，走而不守，上助心阳以通脉，中运脾阳以健运，下补肾阳以益火，能温全身之寒，通行十二经。肉桂甘辛热，归肝肾两经，入血分，守而不走，能引火归原，温营血，助气化，温肾壮阳，温经止痛，可用于气血寒凝之证，又能鼓舞气血，促使阳生阴长。两药相须为用则补阳益火，常用于下焦命门火衰，肾阳不足的腰膝酸软，形寒肢冷，阳痿，尿频，也能补命火以健脾土，治脾阳不健之证。

5. 附子配桂枝：据《伤寒论》中载附子合桂枝同用，其义主要有二：一取桂枝散肌表之风邪，附子逐在经之寒湿，桂附合用，温经散寒，祛风除湿，如桂枝附子汤；二是用桂枝汤调和在表之营卫，加附子壮在表之元阳，两者合用，复阳敛液，固表止汗，如桂枝加附子汤。高师认为，桂枝温心阳，通血脉，伍用附子则温阳强心而通脉，临床上用治心阳衰微，心悸气短，四肢逆冷，唇指青紫，每多良效。

6. 附子配麻黄：具有温经发表之功。麻黄发汗解表，附子温经助阳，以散寒邪，俾外感之风寒得以表散，而又固护里阳。如只用麻黄，不用附子助阳，则阳气随汗而泄，恐有亡阳之虑。麻附配伍并用，则温中发表，发中有补，使表解而又无损于阳。高师谓仲景麻黄附子细辛汤、麻黄附子甘草汤诸方运用附子，其目的亦在于此。

7. 附子配当归：当归活血补血，乃血证之要药，与附子伍用则温通血海。高师常用治于血虚寒凝，冲任虚寒之月经不调、经行腹痛、宫寒不孕等症。两药相合，尚可温阳摄血，用治脾虚阳衰，阳不摄阴之失血崩漏，其效亦佳。

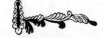

8. 附子配白芍：白芍养血敛阴，柔肝安脾，附子辛甘大热，引血药入血分，壮命门之火，而温肾散寒，芍药之酸可益血，附子之辛可以复气，芍药敛阴止汗，附子固肾回阳，两药同用，寒热并施，阴阳同治，主治阴伤阳虚之候。高师认为，寒者温之，虽投以附子，也须防刚燥伤阴。附子配白芍，则是引附子入阴分以散寒，刚柔相济，使附子无燥烈之弊。《伤寒论》附子汤中配用白芍之酸微寒，就是符合"温而毋燥"的原则。

9. 附子配白术：附子温补脾肾散寒，白术健脾燥湿，对于阳虚寒湿内盛，心腹冷痛，呕吐泄泻，痰饮水肿，概可用术附治之。又两药合用，温经益气，散寒除湿，可用治于风湿相搏之肢体关节疼痛，典型的例子表现在仲景真武汤、附子汤、白术附子汤、甘草附子汤方中，正如张洁古所说："附子以白术为佐，乃除寒之圣药，湿药可加之引经"。

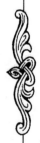

10. 附子配茯苓：附子药性刚燥，走而不守，是温阳扶阳要药，配茯苓之甘淡渗利，则有温阳化饮，利水消肿之功，临床用治于脾肾阳虚，水气内停，肢肿尿少者。高师以附子配茯苓等利水药物，治疗肾性、心性水肿均有较好疗效。

11. 附子配地黄：地黄滋补肝肾，养血益精，为治疗阴虚之妙品。景岳谓："善补阴者，必于阳中求阴，则阴得阳升而泉源不竭"。附子地黄伍用，阴阳相生，可增强地黄滋阴养血的作用，且可减少地黄之滞腻，此时附子用量宜小。

12. 附子配大黄：附子辛热之性以散寒，大黄泻下之用以破结，仲景有大黄附子汤、附子泻心汤，后贤又有温脾汤，都是二者并用之妙方，一热一寒，温通并行，共奏温阳破结，攻积通滞之功，治寒实内结，寒疝腹痛。两药相配尚

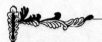

可扶阳降浊，有降低肾功能衰竭所致的血尿素氮及肌酐的作用。

高师还通过附子与多种药物配伍，提高药物的疗效。如附子配半夏、丁香、砂仁，温中降逆，寒呕能已；附子配艾叶、小茴香、吴茱萸，温经止痛，冲任虚寒之经闭腹痛者宜；附子配黄连、黄芩，寒热并用，心下寒痞能除；附子配苍术、薏苡仁、萆薢，治疗寒湿带下，脚气湿痹之证等，不胜枚举。

此外，至于附子之用量，高师认为，见仁见智，有重用至 100 克以上者，有主张小量仅 1 克者，如已故云南名医吴佩衡附子用量通常为 20～100 克，甚至达 500 克之多，有"吴附子"之称誉。蜀人好用附子炖肉作菜肴，附子用至100 克也不为多。因此，至今国内尚无统一规定，有的本草学上以 1.5 克为起点，9 克为最高量，有的认为可放宽使用至 30 克以上。高师指出，慢性病之用附子，固不必用大量，一般用 6～8 克即能生效，回阳救急用 9～15 克，则应先煎，而生用尤宜先煮 1 小时以上，必须煮至不麻口为度，以杀其毒。

综上可知，附子一药，能通达上下，可升可降，可表可里，确为百药之长。无论是伤寒外感，内伤杂病，凡有心肾衰竭、中寒脾湿、营血亏虚、风寒湿痹、冲任虚寒等病证，均可随所伍而异其用。由此不难看出，高师通过不同的配伍，已把附子广泛地运用于临床多种疾病。其独到经验，是值得后辈学习和研究的。

运用黄芪经验举要

黄芪一药，临床运用前景广阔。高辉远老师备赞"药专

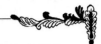

力厚，用之灵活适当，治病多端，屡建奇功"。现将高师临证运用黄芪的经验，择其要者，探析于下。

一、益气固表

肺主气，外合皮毛，主卫外而为固。在正常情况下，肺气不虚则卫外之藩篱自固。在病理情况下，若外邪束表，当用辛温解表或辛凉解表法，以解在表之邪，使邪去而正自复。反之，若肺气虚损，卫气不固而呈体常畏风、自汗的表虚证，或经常感冒之人，高师喜用玉屏风散，本方以黄芪配合祛风的防风、健脾的白术而成。方中主以黄芪得防风能固表而不留邪，防风得黄芪能走散祛邪而不伤正，更以白术健脾扶正，以达"安里攘外"之功，再合炙甘草、小麦、白芍、大枣补益缓中，以资气血之源。服本方后，卫气振奋，腠理致密，畏风自汗当皆痊愈。本品与附子同用，二药相辅相成，补气助阳止汗，治疗阳虚自汗不止，肢体倦怠之症；与当归、生熟地、川连、玉竹、牡蛎同用，又能益气滋阴敛汗，用治阴虚盗汗者。

二、益气生血

由于气血不足，或创伤、血崩、月经过多、产后等致失血，或较大疮疡溃后，均可形成大脱血。人体气之与血，互为依存，故曰"气为血之帅，血为气之母"。气虚则血无所摄，血虚则气无所依，大量失血，使气血失去依存的正常关系，故面色萎黄，倦怠乏力，或阳气浮越于外，血虚发热，脉大而虚诸症，昭然可见。高师常以东垣当归补血汤加味，方中重用黄芪大补脾肺元气，以裕生血之源，更用当归益血和营，再加人参、阿胶、炙甘草、大枣等相配阳生阴长，气旺血生，则阴平阳秘，诸症乃愈；益以龙眼肉、远志、酸枣

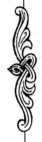

仁则养心安神，加木香醒脾，使补而不滞，诸药相伍，又成气血双补，心脾两调之方，用治因思虑过度，劳伤心脾，神气困顿，食少不眠，怔忡健忘者，确有良效。

三、益气升阳

脾胃居中焦，为气机升降之要冲。倘使脾虚气陷，上见懒言，气短难于呼吸；下见子宫脱垂，月经过多，恶露日久，淋漓不尽，崩漏带下，小便遗失或不禁或不通，以及久痢、久泻、脱肛、便血等症，均宜补中焦之气，举陷之阳，使气机复其常度。《本草疏证》谓："黄芪味甘性温，为补气诸药之最。"高师凡见久病气虚者，黄芪几乎是必用之品，常取补中益气汤或保元汤化裁，以芪、参为主，益气升阳，验之临床，莫不应手取效。即便是湿热邪留中焦，本宜辛开、苦泄、芳化、淡渗，若误用下法，每致脾阳下陷而泄泻、便溏者，高师又常先用黄芪、柴胡、荷叶、青蒿等升举清阳之品，配伍一二味于除湿方中，以达升阳举陷之目的。高师还以本品配白术，健脾以固摄，合山萸肉、白芍养肝肾、和阴血，佐煅龙牡、乌贼骨、棕榈炭、五倍子收涩止血，用治妇人冲脉不固之崩漏；配以党参、茯苓、薏苡仁、苍术、菟丝子等品，又治气虚下陷之白浊、白带等病患。

四、补气建中

脾胃为气血生化之源，脾虚气必弱，故气虚一证，当以补气健脾为治，使中焦健运，自然无恙。高师临证每见气虚神疲，食少便溏等身体虚弱诸症，常以本品配合参、苓、术、草相须为用，以甘温补气健脾；配桂枝、芍药、炙甘草、饴糖，实即黄芪建中之法，则加强其补气建中，以缓急迫之功，故可治虚劳里急诸不足，腹中时痛，喜温喜按之

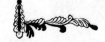

症，亦疗伤寒汗后身痛，表虚恶寒，脉迟弱者。配合人参、肉桂，则益气温阳之作用更强，不独能增强全身机能的活力，而且能相应改善造血机能，用治虚损劳怯，元气不足，少气畏寒之证；亦可治再生障碍性贫血。

五、益气利水

凡病见风水、风湿或水肿诸症者，高师临证善于把握病机，视具体病情而定。脾虚之象显露者，以补脾为主，利水为辅；证情偏实者，又当以利水为主，补脾为辅。高师常用仲景防己黄芪汤加减，黄芪益气固表，防己祛风利水，二药合用则行水消肿作用更强，白术健脾祛湿，助黄芪固表，助防己利水，甘草和中，调和诸药，用治风水、湿痹，症见汗出恶风，身重浮肿，小便不利以及湿痹痛而见肢体重着麻木者。去术、姜、枣加桂枝、茯苓，谓之防己茯苓汤，治四肢浮肿，按之没指，小便短少之皮水证，若加冬瓜皮、赤小豆、车前子、萆薢等，其效更佳。高师推崇王肯堂之春泽汤，结合自己实践经验，配入生黄芪、怀山药、川附子、熟地、萆薢等药，自拟方名曰新加春泽汤，为益气温阳，化气行水，补肾健脾之剂，治疗慢性肾脏疾病，尤用治于肾病综合征之浮肿、蛋白尿，改善临床症状等，效果满意。

六、补气活血

《丹溪心法》曰："气血冲和，百病不生，一有怫郁，诸病生焉。"故高师主张"气以通为补，血以和为补"的原则，临床极喜用黄芪桂枝五物汤、玉屏风散合黄芪赤风汤化裁运用，取黄芪峻补元气，与桂枝、白术、防风、芍药、羌活、桑枝等相伍，能益气通脉，活血行痹，治疗气血营卫不足，肌肉痹痛，肩臂麻木或慢性关节炎诸症。疼痛明显者，

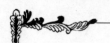

可加姜黄、威灵仙、当归等益气活血，通络止痛。中风后遗症之半身不遂，高师亦常以王清任补阳还五汤合黄芪赤风汤加减，方中重用黄芪，与防风、赤芍、川芎、归尾、桃仁、红花、地龙、络石藤等配伍，取其补气活血，散瘀通络以恢复肢体的功能。治疗肝硬化轻度腹水病人，凡见脾胃气虚有瘀血指征者，多重用黄芪、党参益气，配以三棱、莪术、鳖甲以消癥化瘀，更加泽兰、益母草、川膝活血而利水，随症配伍疏肝健脾渗湿之剂，多能改善症状和体征。

七、益气养阴

《名医别录》谓黄芪"止渴……益气，利阴气"。高师认为，黄芪既能鼓舞胃中津液上行，复其散精达肺之职，又能统摄下焦气化之功能，对于因消渴日久，气阴两虚所致之形体消瘦，口干口渴，烦热，气短乏力，尿频等症，高师自创新方名曰"滋脺降糖饮"，方中主以生黄芪，配山药益气补脾以固肾，生地、花粉、石斛、葛根滋阴清热以生津，川连清中焦之火，黄柏清下焦之热，诸药合用，共奏益气养阴，清热生津之功，对包括糖尿病在内的疾病引起的消渴等症，颇有效验。

又因年老体衰，或病后、产后津枯气弱，燥结便秘之患者，高师又常以黄芪补气，配以麻仁、当归、何首乌、白蜜滋阴血以润下，玄参、麦冬、生地养阴增液以润燥，少佐陈皮、枳壳理气行滞，常可收效。

八、补气生肌

疮疡破后不能生肌，久溃不愈者，高师常用十全大补汤合透脓散加减，认为生黄芪有益元气，温分肉，生肌肉，促进疮口愈合之功，对正气虚弱之人服之尤可，配四君子汤辅

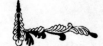

黄芪补气功力更宏，四物汤养血和营，穿山甲、白芷、皂刺透达病所，托毒排脓；本品托里排脓，又可配合银花、当归、甘草，古方谓神效托里散，对痈疽发背已未成脓均效。所以，张元素称黄芪为"疮家圣药"是不无道理的。

菊花功用特点

菊花，虽系常用轻清之品，看似平淡，然其性甘寒而不伤阴，苦寒而能清热，能升能降，既泻又补，不论外感、内伤，皆可用之，其功效不凡。

一、品种繁多，药名迥别

菊花亦称干菊花，为菊科多年生草本植物菊的干燥头状花序，而品种较多，一般有白菊、黄菊与野菊之分。菊花入药最早记载于《神农本草经》，其品种的区分始于梁代陶弘景，曾提出了真菊、苦薏、白菊三种菊名，苦薏即野菊，真菊当为黄菊。至宋代苏颂《图经本草》更明确指出了白菊和黄菊的不同："菊有两种，白菊叶为艾叶，茎青根细，花白蕊黄；其黄菊叶似茼蒿，花蕊都黄。"后世多依此将菊花分为白菊花、黄菊花两大类。白菊花中，由于植物品种、产地、采收季节、加工方法的不同，而有亳菊、怀菊、川菊、滁菊、贡菊、德菊、杭白菊等品种；黄菊花则主要是杭黄菊。

白菊花系白色头状花序，经加工入药者。因其味偏甘，又称甘菊花，简称甘菊。按产地命名的则有产于安徽亳县者，称亳菊花，品质最佳；产于安徽滁县者，称滁菊花，产量较大，品质亦佳；产于浙江杭州者，称杭菊花，或称杭甘菊、白茶菊。上述三类均被视为白菊花中之佳品，为历代医家所喜用。除此还有产于河南怀庆者，称怀菊，品质一般；

产于河北者，称祁菊；产于四川者，称川菊，药材外观与怀菊相仿，仅质量稍次；产于安徽徽州者，称徽菊（亦称贡菊），品质与滁菊略似；产于山东者，称济菊；产于浙江德清县者，称德菊，与滁菊、贡菊基本相同。黄菊花，又名黄甘菊、杭菊花，系黄色头状花序经加工入药者。产于浙江杭州一带者，品质最佳。若将菊花原药材清炒至微焦为度入药，称为炒菊花；原药材清炒至焦褐色存性，喷洒清水放凉晒干入药者，又称菊花炭。而野菊花，古名苦薏，广布全国各地，长于山野川泽，花形较小，色黄，有一轮舌状花，多数管状花，苞棕绿色。野菊花也有炒炭用者，名野菊花炭。诸药味甘苦，性凉无毒，唯野菊有小毒。高师强调，上述不同品种的菊花，处方用名当须辨析，临证切勿混淆。

二、功效不凡，各有侧重

明代李时珍谓："菊花，昔人谓其能除风热，益肝补阴，盖不知其尤多能益金、水二脏也。"清代赵学敏在《本草纲目拾遗》中道：菊花"治诸风头眩，解酒毒疗肿"。又云，黄菊花"明目祛风，搜肝气，治头晕目眩，益血润容，入血分"；白菊花"通肺气，止咳逆，清三焦郁火，疗肌热，入气分"。高师认为，菊花为中医传统习用，临床作为解表药、平肝息风药、清热解毒药，其中黄菊花长于疏散风热，白菊花善于平肝，养肝明目，野菊花则主要用于清热解毒。然白菊花、黄菊花、野菊花，药材的外观大体相似，其性味、功能和适应证均有类同之处，但侧重点却各有不同，白菊花辛甘苦凉之中，辛甘为主，苦味较淡，其甘味超于黄菊，苦味、凉性则不及黄菊。白菊药性平和，疏散而力缓，清肝而又养肝，临床多用于肝阳上亢所致之眩晕、头痛、头昏，肝热目赤肿痛，肝阴虚之目昏不能久视、羞明怕光、云翳遮睛

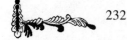

和风热感冒热势较轻者。至于外感风热，热势偏盛或疮疡肿毒则不宜用白菊作主药。黄菊花辛甘苦凉之中，以辛苦凉为主，其苦味凉胜过白菊，而甘味则有所不及。黄菊花苦泄疏散风热，泻火解毒之功较强，善能散上焦风热，清泄肺、肝实火。临床多用于风热感冒，温病初起，肺热咳嗽和肝经热盛所致目睛暴赤暴肿、头痛、烦躁、眩晕等症，有时也用于疮疡肿毒，所以白菊甘缓清养，最宜于风热、肝火之轻症及肝经虚热证候；黄菊苦泄力大，而适于风热重症，肝肺实火。炒菊花，因经炒制后辛凉之性已缓，多用于平肝明目，即便脾胃虚弱之体也可选用；菊花炒炭后擅入血分，可搜血中之风而使风平血静，常用于血虚风动，头眩耳鸣，目珠疼痛之症。

野菊花苦味较重，以苦凉之性为主，具疏风清热，消肿解毒之功。临床主要用于疮疡肿毒，肺热咳嗽，肝火眩晕，头痛，目赤肿痛，也可用于风热感冒，温病初起，咽喉肿痛。而野菊花炭，具解毒止血之功，常用于治疗肠风下血。此外，野菊花及其茎叶的鲜品也常捣烂外敷，治疗各种疔毒痈肿。野菊花与白菊花、黄菊花相比，偏重于泻火毒，以治疮见长，为肿毒之要药。

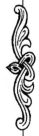

三、临证配伍，运用广泛

临证以菊花为主药，通过不同的配伍，可广泛用治于多种疾病。如菊花与薄荷合用，既能散风热以清头目，治疗外感风寒表证及风热头痛目眩，又可泄肝火，治疗肝火头痛，目赤肿痛；与桑叶合用，二药功效相近，可治风热咳嗽，目赤肿痛，如桑菊饮。高师治风热表证常与薄荷、豆豉、连翘相配，治咳嗽常与前胡、桔梗、杏仁、牛蒡子相配，每收捷效；与川芎合用，取菊花入肝经气分，泄热疏风，川芎入肝

经血分，活血祛风止痛，常用于外感风热或肝阳亢盛的头痛。高师认为，本品与薄荷、僵蚕等为伍，散风热止痛，疗效更强；与蔓荆子合用，二药皆有散风热，清头目，止疼痛之功效，若再加入防风、川芎、决明子等，善治风热上攻之头痛头晕、目赤肿痛诸症；与夏枯草合用，取菊花疏风散热，夏枯草兼散肝热郁结，相配有平肝泻火，明目的功效，高师常加入石决明、钩藤等品，用治于肝火上扰的头痛眩晕及肝火目赤、目痛之症；与决明子合用，菊花偏于平肝散风热，决明子偏于清肝火益肾，相配可清肝火，散风热，益肝肾明目，若再加入黄芩、龙胆草、夏枯草等，可治肝火或风热目赤目痛，二药合生山楂、何首乌、荷叶等，治疗动脉硬化、血脂偏高效果较好，与木贼合用，可治目赤肿痛，目生云翳等症，高师常增入黄芩、密蒙花、桑叶、青葙子、蝉蜕；高师临证极喜与白蒺藜合用，认为二药具有平降肝阳之功，常加入天麻、钩藤、白芍等品，治疗肝阳上亢所致的头痛、眩晕之症，如治疗梅尼埃综合征、椎基底动脉供血不足等病属肝阳上亢夹风痰上旋致眩晕者，自拟"蒺藜定眩汤"，投辄立效。与钩藤合用，平肝泄火，息风止痉，善治风热头痛，肝经风火上炎之头痛、目眩等症；与石决明合用，二药都能凉肝泻热，平肝明目，相配其效较强，用于治肝火目痛，目赤羞明，肝阳上亢所致的头痛、眩晕等症；与天麻合用，二药均为平肝息风之品，菊花兼能清热，天麻兼能定惊，二药常配白僵蚕、钩藤、全蝎、石决明，治肝阳亢旺的头痛、眩晕及小儿肝风内动的惊痫抽搐；与枸杞子合用，菊花清肝泄热，枸杞滋补肝肾，相使为用，有滋肝肾，清头目之功效，常用于肝肾不足之头晕、目昏多泪等症，可与地黄、山萸肉、山药等同用，如杞菊地黄丸等，配伍甚多，应

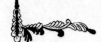

用颇广。高师对本品的用量常为 8～10 克，最多 15 克，并认为只要辨证准确，对症下药，临证未有不效者。

运用荷叶经验发凡

历代古方采用荷叶入剂治病殊不多见，是否因《本草从新》所提"升消耗散，虚者禁之"之故，临床家少用或不用呢？高师认为此语颇值深入探讨，倡导医家必须从临床实践中加以印证，藉以阐明荷叶的实际功效，做到"药尽其能"，"物尽其用"。高师在临证中运用荷叶范围广阔，不论虚实寒热，只要药能对证，各科均可选用，且确有良好效能。现将高师运用荷叶的经验，归纳探讨。

一、外感暑热，可清可透

《素问·五运行大论》云："其在天为热，在地为火……其性为暑。"暑为六淫之一，是夏季的主气，凡夏季感受暑热邪气而发生的多种急性热病，统称"暑热证"，广义指暑天的一般热证，狭义指小儿夏季热（疰夏）。高师搜集古今文献，印证临床，认为盛夏季节，荷叶有如"天之骄子"，能清暑透热，可使暑热之邪一散而解。

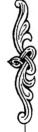

医案：陈某，女，5 岁。素体较弱，"小暑"之后，持续发热已三周余，发热午后为甚，体温38℃以上，消瘦，肢体疲乏，精神萎靡，口渴喜饮，有汗，纳呆便溏，时欲小便，舌质红，苔干黄，脉虚数。高师辨为疰夏，治以清暑透热，方用清暑益气汤加减。处方：竹叶、知母各 6 克，黄连、法半夏、炙甘草各 3 克，太子参、麦冬、荷叶各 10 克，石斛 8 克。服药 6 剂，体温下降至37.5℃左右，但口渴乏力未减，再加花粉 10 克，黄芪 15 克，又服 6 剂，热退身凉，诸症消失。

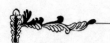

【按】本例为疰夏，类于小儿夏季热，因暑热久伏，耗气伤阴，高师取清暑益气汤加减，将荷梗改为荷叶，一则可使暑清热透，二则可助参芪益气升津，具有两全其美之效，其运用荷叶之妙，粗心者岂能知其奥旨乎！

二、中气下陷，可升可举

脾为后天之本，生化之源，位于中焦，脾气不升，反而下降，水谷精微下趋，轻则便溏，即《内经》谓"清气在下，则生飧泄"，重则阳气下陷出现肌肉失养，收缩无力使内脏下垂，如胃下垂、脱肛等。李东垣专著《脾胃论》一书提出了"阳气下陷，阴火上乘"的病理观点，并创补脾胃泻阴火之"升阳益胃汤""补中益气汤"等方剂治疗中气下陷。高师尊古不泥，在东垣治疗中气下陷的基础上常增荷叶一药，其意在升举脾之清气，使下陷之阳气得振，从而恢复脾之功能，临床实践证明，在这方面荷叶确有良好作用。

医案：孙某，男，52岁。腹胀食后为甚七八年，X线检查提示重度胃下垂，时有胃痛，受凉加重，体质消瘦，常觉头昏，疲惫乏力，食少纳差，舌质淡，苔白少津，脉细弦。高师判为中气下陷，治以益气健脾升陷之法，方用补中益气汤加荷叶为主。处方：太子参、黄芪各15克，白术、枳壳、荷叶、当归各10克，升麻、柴胡各6克，陈皮8克，炙甘草3克。服药二月体重增加5千克，食后腹胀等症状基本消失，X线复查胃下垂基本恢复正常。

【按】中气下陷主要病机在于阳气不能升发，高师应用荷叶与补中益气汤同用，以助升提清阳之力，使阳气复而阴寒散，诸症改善，清阳升则脾胃功能旺盛，下垂之脏器得渐复原，方药合用，相得益彰，疗效增强。

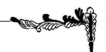

三、脾虚泄泻，可运可敛

《医宗必读》云："脾土强者，自然胜湿，无湿则不泻。故曰湿多成五泄。若土虚不能制湿，则风寒与热皆得干之为病"。中医认为泄泻的病理变化主要在脾胃，脾主运化，主升清；胃主受纳，主降浊。脾升胃降，方使小肠的受盛化物，泌别清浊的功能和大肠的传导功能正常，使饮食物能正常的消化、吸收和输布。若脾胃虚弱，运化失司，水谷不能化生精微，水反为湿，谷反为滞，水谷不分，并走于大肠而致泄泻。高师认为荷叶善于升清降浊，裨助脾胃运化之力，使水谷之气清者升，浊者降，故泄泻可敛。

医案：张某，男，6岁。反复腹泻近一月，西医诊断：小儿消化不良。大便稀溏，日二三次，且见完谷不化，面黄体瘦，食纳不佳，腹胀，舌质淡，苔白稍腻，脉濡缓。高师断为脾气不足，运化失职，治应健脾益气，和胃渗湿，方用参苓白术散加荷叶。处方：太子参、白术、茯苓、山药、莲子肉、薏苡仁、荷叶各10克，扁豆、砂仁各6克，桔梗5克，炙甘草3克。仅服药6剂，腹泻好转，无完谷不化之象。继服6剂，泄泻止，余症消失而愈。

【按】本案患儿脾虚日久，气血生化之源不足，故面黄体瘦，脾失健运，升降失调，水湿内生，不能泌别清浊，故食纳不佳，腹胀，大便稀溏，完谷不化。高师选用参苓白术散健脾益气，并增荷叶以升清降浊，使脾气得升，运化之力增强，自使困脾而致泄泻可敛。

四、血热崩漏，可凉可止

《素问·阴阳别论》之"阴虚阳搏为之崩"系指阳盛之体，邪热灼伤冲任，肝肾受损，迫血妄行；或阴虚肝旺，相

火妄动，血走而崩；或肝气不疏，气郁化火，灼伤血络。崩与漏临床表现不尽相同，而病因、病机同出一辙，但证候纷繁，治法不一，临证应在整体观念指导下灵活辨证施治，此只述高师应用荷叶治疗血热崩漏之经验体会。高师认为荷叶一药具有苦涩微寒之性味，可起凉血清热止血之功用，不但使血热崩漏可凉可止，还可防寒凉太过致血止留瘀之弊，且能健脾升阳益气兼顾气血生化之源。高师体会荷叶可治疗一切血症。

医案：葛某，女，35岁。近半年来月经超前，半月一行，且量较多。妇科诊为"功能性子宫出血"。虽经中西药物治疗，效果不理想。此次经来，已半月不止，量多色红，小腹坠痛，头晕目眩，性躁易怒，口干便秘，舌质红，苔微黄，脉弦数。高师析为阴虚肝旺，热扰冲任，迫血妄行。治以清热凉血，滋阴固经。方用四生丸合保阴煎加减。处方：生荷叶、生艾叶、侧柏叶、白芍、阿胶、旱莲草、女贞子、川断、醋香附各10克，生熟地、乌贼骨各15克。服药6剂后腹痛消失，血量大减。又连服12剂后症除经归血止。

【按】观本案可知，高师应用荷叶为主治疗血热崩漏，使热清血止，疗效显著。高师之荷叶可治疗一切血证和防寒凉太过血止留瘀之弊及健脾益气升阳兼顾气血生化之源的经验体会，颇富启发意义，值得后学效法和研索。

运用龙牡经验拾贝

龙骨甘涩微寒重质，主入心、肝、肾经。涩主收敛固脱，重可去怯，潜镇浮阳，故能收敛元气，镇安精神，固涩滑脱，且敛正气而不敛邪气；牡蛎主入肝、肾二经，性寒质重，有清热益阴，潜阳镇静之功。味咸兼涩，又有软坚散

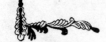

结，收敛固脱之能。二药相须为用，颇获效益，高辉远老师，深明药义，尤对龙牡二药，匠心独用。

一、收敛止汗

汗为心之液，由精气所化，不可多泄。如不分寤寐，不因劳作，自然汗出，谓之自汗；睡则汗出，醒后倏收，谓之盗汗。阳虚不能卫外而固密，则肌表空疏而身常自汗；阴虚不能内营而敛藏，则阴液外泄而夜卧汗出。故临证之时，务须悉查原委，详审细辨，方可有的放矢。龙骨、牡蛎性涩收敛，可止虚汗。高师在辨治虚证之汗出时，常配入二药组方，恒多效验。

若见自汗较多，活动为著，气怯神疲，体弱纳少，面色无华，舌淡脉虚者，多为脾肺气虚之证，常用玉屏风散配煅龙骨、煅牡蛎、太子参、浮小麦之类，以健脾益肺，补气固表；如自汗频仍，动则为甚，气短乏力，畏寒肢冷，舌淡脉沉迟者，为阳气不足之故。轻者用上方加桂枝，重者见大汗淋漓，气促息微，四肢厥逆，脉微欲绝，当急投参附汤配煅龙骨、煅牡蛎、山萸肉、黄芪、干姜等益气回阳，固脱止汗；如见睡则盗汗，醒则汗止，伴心悸气短，舌淡等心血不足之候，治宜补心养血，敛阴止汗，用归脾汤合甘麦大枣汤加煅龙骨、煅牡蛎等品；若属阴虚火旺，虚热内扰致汗液外泄，见烦热盗汗，形体消瘦，口燥咽干，舌红少苔者，又用大补阴丸配煅龙骨、煅牡蛎、麦冬、地骨皮、五味子等，共奏滋阴降火，收敛止汗之功效。

二、安神定惊

心藏神，肝藏魂。心虚胆怯，惊扰心神，或心肝阴血不足，或阴虚阳亢以及阳气不足等，均可致惊悸失眠，神魂不

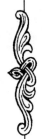

宁诸症。龙骨、牡蛎质重，高师取其重能镇静，重可去怯之效，故能安神定惊。

若治惊悸胆怯坐卧不安，多梦易惊醒等症，常用酸枣仁汤加减。药用酸枣仁、茯神、白芍、龙骨、牡蛎、远志、珍珠母等，以镇惊安神；治心肝阴血不足，惊悸不止，夜寐不宁，头晕眼花等症，药用生地、当归、酸枣仁、远志、龙骨、牡蛎、夜交藤、麦冬、五味子等，以滋阴宁神，镇惊定悸；如见心悸心慌，面色紫绀，口干舌赤或无苔而光，脉细数无力者，为心阴欲脱之证，当救阴固脱，宁心安神，可用加减复脉汤去麻仁，加龙骨、牡蛎；若为心肾阳气虚惫，见有心悸倦怠，少气懒言，面色苍白，形寒肢冷等症者，可用桂甘龙牡汤加味，药用龙骨、牡蛎、桂枝、炙甘草、人参、黄芪、附片等，以达温补心肾，重镇安神之功效。

三、平肝息风

《经》云："诸风掉眩，皆属于肝。"内风为患，虽发病机理各有不同，但多与肝有直接关系，均宜采用平肝息风之法。龙骨、牡蛎，性涩质重，味涩能收敛元气，重则性降，又能潜镇浮阳，平肝息风。故高师在治疗阴虚阳浮，肝阳偏亢，肝风上旋诸疾中，常灵活配伍应用。

若治肝肾阴虚，水不涵木，阳亢上扰，头晕目眩，头痛耳鸣，烦急易怒，上实下虚，腰酸肢麻，少寐多梦，舌红脉弦等，药用生龙骨、生牡蛎配菊花、蒺藜、珍珠母、生地、白芍、女贞子、旱莲草、玄参、白薇、怀牛膝，以滋补肝肾，潜镇肝阳；或见头晕目眩，视物旋转，胸闷纳呆，甚则不欲睁眼，恶心呕吐等症者，自拟蒺藜定眩汤治之。药用菊花、蒺藜、生龙牡、法夏、天麻、白术、茯苓、陈皮、竹茹、枳实、荷叶、炙甘草健脾和胃，平肝息风，升清降浊；

治阴虚内动，温病邪热久羁，灼铄真阴，神倦瘈疭，舌绛少苔，脉虚弱者，则又以大定风珠加生龙骨、生牡蛎，以滋阴潜阳，养血柔肝。高师谓温病后期虚多欲脱之证，用此始能胜任。

四、固精止遗

肾藏精而主下焦，肾虚则摄纳无力，下元不固，精失所藏，或为遗精，或为滑泄等症。然男子遗精一症，有梦遗、滑精之分，有因梦而泄者为梦遗，不因梦而泄者为滑精。一般以梦遗属心肾火旺偏实，滑精属肾气不固偏于虚。其治法，前者常用滋阴降火法，后者用收敛固精法。龙骨牡蛎，质最黏涩，具有翕收之力，收敛精气，善止滑遗。

阴阳两虚失精梦交者，《金匮要略·血痹虚劳病脉证并治》早有记载："夫失精家，少腹弦急，阴头寒，目眩发落，脉极虚芤迟，为清谷亡血失精，脉得诸芤动微紧，男子失精，女子梦交，桂枝加龙骨牡蛎汤主之。"方中用桂枝汤治外感证能解肌去邪气，用治内伤证能补虚弱而调气血，加煅龙骨、煅牡蛎敛涩以止遗精；如见遗精滑泄频作，精气清冷，伴面色㿠白，精神萎靡，腰酸耳鸣，或肢冷畏寒，舌淡脉虚者，此为肾气不固之证。药用煅龙骨、煅牡蛎配芡实、莲须、熟地、菟丝子、肉桂、锁阳、金樱子等，以补肾温阳，收涩固精。

五、固崩止带

妇女不规则的阴道出血称为崩漏。大凡骤然大量出血如注者谓之崩，出血缓慢淋漓不断者谓之漏。带下病乃指妇人带下绵绵不断，或色、味异常，引起全身症状者，临证以白带、黄带多见。高师认为，不论崩漏带下，总宜详审病因，细辨施治。常于补气、健脾、滋肾方中配入龙骨、牡蛎，其效甚捷。

若治气虚崩漏，骤然血崩下血，或淋漓不绝，血淡质清，懒言气短，舌淡脉虚者，常投固本止崩汤化裁。药用人参、黄芪、熟地、白术、山药、姜炭、煅龙骨、煅牡蛎、乌贼骨、升麻等补气摄血；如崩漏，血色浅淡如水，气怯神疲，健忘心悸者，为心脾两虚，失于统摄，常用归脾汤配煅龙骨、煅牡蛎益脾养心止血；或出血量多色鲜，腰酸耳鸣，舌红苔少脉细数等属肾阴不足之证者，常用左归丸合大补阴丸化裁治之，药用生地炭、山萸肉、龟板、知母、菟丝子、旱莲草、侧柏炭、煅龙骨、煅牡蛎等滋阴清热，凉血摄血。治脾虚带下色白，稀薄无臭气，面色㿠白或萎黄，神疲纳少，腹胀便溏，舌苔薄腻，脉缓弱者，常用完带汤变通，药用党参、苍术、炒山药、煅龙骨、煅牡蛎、金樱子、芡实、茯苓、炒薏苡仁、乌贼骨、车前子之类，以健脾益气，除湿止带；如见带下久延不止，腰酸肢凉等症，可加熟附片、鹿角霜、补骨脂之类，以达温补脾肾，收敛止带之功效。

六、涩肠止痢

龙骨、牡蛎味涩，涩可固脱，具有收摄固肠之力。故高师治泻痢日久，正气已虚，肠道不固，以致大便次数较多，甚或滑脱不禁者，在辨证用药的同时，又无不选用龙牡二药配伍应用。

若治虚寒下痢稀薄，或白冻脓物较多，倦怠乏力，四肢欠温，腰酸怯冷，下腹隐痛，甚则滑脱不禁，舌淡苔薄白而润，脉沉细弱者，常用真人养脏汤加煅龙骨、煅牡蛎，以温补脾肾，收涩固脱；如久泻不止，泻下清稀，神疲倦怠，畏寒肢冷，甚或滑脱不禁，舌淡，脉沉细无力者，为脾虚气陷所致，可用参苓白术散加煅龙骨、煅牡蛎、升麻、诃子健脾益气，升陷固肠，阳虚甚者加熟附片、肉桂、炮姜等，以增强其温肾扶阳之力。

总之，龙骨、牡蛎功效殊多，尚有化痰、软坚散结等等。上述举要，足见高师把龙牡广泛运用于各科临床，其配伍应用，灵活多变可见一斑，颇值学习。

运用白芍十二法简介

白芍为毛茛科多年生草本植物芍药的根，其性凉，味酸、甘、苦，具有养血荣筋、缓急止痛、柔肝安脾等作用。高辉远老师，运用白芍，具有丰富的经验。他通过不同的配伍，广泛地运用于临床多种疾病。我们侍诊师侧，深感其运用配伍独到，启迪良多。

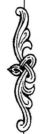

1. 白芍配甘草，酸甘化阴，缓急止痛：白芍酸寒，甘草甘平，酸甘相合，缓急止痛。仲景治"脚挛急"，投以芍药甘草汤和血养筋，补中缓急，"其脚即伸"。又因误下，药不中病，中气受损，外邪乘虚内陷太阴，出现中焦虚寒，腹部胀满时痛等症，重用芍药配甘草以安脾缓急止痛，加桂枝、生姜、大枣等以温中和胃，补脾则中和而邪不留，腹痛自止。

2. 白芍配桂枝，调和营卫，解肌祛风：白芍配桂枝，可协调营卫，如桂枝汤方，用以治疗外感风寒，营卫不和的表虚自汗证，白芍滋敛能和营阴，桂枝解肌能和卫阳，二药配伍，一阴一阳，一动一静，刚柔互济，相须为用，故其散中有收，开中有合，使营和卫谐，表固阴敛，汗止邪除。又重用白芍之酸甘，和里缓急，配桂枝之辛热，温中补虚，即取小建中汤意，能治虚寒之脘痛、腹痛，临床也多有用。

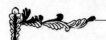

3. 白芍配柴胡，疏肝解郁，调和肝脾：白芍配柴胡之用，最得力于《和剂局方》之逍遥散。逍遥散为肝郁血虚之证而设，肝为藏血之脏，性喜疏泄条达而恶抑郁，郁则气机不舒，气血失调，逍遥散以白芍酸敛养血以涵其肝体，配柴胡辛散以顺肝之性，一敛一散，有疏肝和血止痛之功效。常用于肝郁头晕、目眩、胸胁疼痛及妇女肝脾不和引起的月经不调、痛经等。高师临证常佐当归、川芎和血或党参、白术补气，以增强调气血、止疼痛的效果。

4. 白芍配黄芩，清热止痢，和中止痛：白芍能调肝止痛，和太阴营气而安脾，黄芩清阳明湿热而厚肠。二药相伍以治热痢腹痛后重，或大肠湿热之泄泻。仲景《伤寒论》之黄芩汤，调治太阳少阳合病，下利腹痛便是其例。王孟英认为温病寒邪深伏，已经化热，用白芍配黄芩，苦寒直清里热，热伏于阴，用苦味坚阴，乃正治之理。高师认为二药炒用，寒性已缓，擅入血分，常用于胎火犯胃，恶阻呕吐或胎动不安等症，相伍并用，泻火而不伤胎，养正而不滞气，素体脾虚胃弱者，也可酌情用之。

5. 白芍配防风，平泻肝木，疏风舒脾：白芍配防风，最典型方剂为痛泻要方，功能泻肝补脾，用治于肝木克土之痛泻。用白芍可泻木安土，方克有济，防风散肝舒脾；故脾虚或肝脾不和而见泄泻腹痛者，每多用之。高师认为此时二药当用炒者为宜。《药品化义》谓白芍"其苦酸性寒，本非脾经药。炒用制去其性，脾气散收之，胃气热能敛之……以此泻肝之邪，而缓中焦脾气。"防风炒制后祛风解表之力已减，而有较好的升发脾阳作用。

6. 白芍配荷叶，敛阴柔肝，升发凉血：高师临床常取炒白芍，以柔肝安脾，配荷叶升运脾气，与党参、白术、茯苓

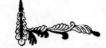

等补益脾胃药合用，治疗脾虚气陷，大便泄泻者。又以二药伍用，佐入侧柏叶、生地、生艾叶等药，又专治血热妄行之吐血、衄血，妇女月经过多、崩漏等症。

7. 白芍配天麻，育阴平肝，息风定惊：《本草正义》谓天麻之质，厚重坚实，而明净光润，富于脂液，故能平静镇定，养液以熄内风，古有定风草之名。二药相伍，用于血虚肝风内动所致的头痛、眩晕及小儿惊风等较为适宜。高师临证常与蒺藜、菊花、钩藤、当归等品同用，其效甚捷。

8. 白芍配钩藤，清热平肝，敛阴息风：白芍生用，性较寒凉，养血柔肝，平肝滋阴之力较强。配钩藤，性甘而凉，清肝泄热而又平肝。二药相配用于肝血、肝阴不足而肝阳偏亢所致头痛、头胀、眩晕等症。临证运用时常与夏枯草、黄芩、石决明等合用。例如羚羊钩藤汤，用生白芍配钩藤，缓肝之急以息风，滋肾之液以驱热，参人平肝止痉之羚羊角，对肝经热盛，热极生风之抽搐、昏迷有效。

9. 白芍配白术，益肝健脾，统藏兼顾：白芍益脾和肝，白术健运脾阳，两药相配阴和阳运，双补肝脾，善治脾虚腹痛泄泻。又因肝藏血而脾统血。白术健脾运化，中焦受气取汁，使气血充盈而统之，白芍补肝敛阴而藏之。故高师对肝脾二脏失职所致的崩漏、月经过多、经行后延难净等症，常重用炒白芍、炒白术，酌加藕节、荷叶炭、血余炭、棕榈炭等，敛阴补血止血，而不留瘀，使旧瘀自化，新血自生。

10. 白芍配当归，补血和营，兼能安胎：当归补血和血，为血病常用之药，其甘温能和营血，辛温能散内冷，苦温能驱心寒。白芍和血偏于敛阴。两药等量相配，养血补血，和血敛肝，营血充盈，心能主血，肝能藏血，临床用于血气不足，气血失调之证。又《金匮要略》的当归散方治肝血不足，脾失健运的血虚湿热胎动不安，即取当归芍药补肝养血以安胎。

11. 白芍配附子，回阳逐寒，和营敛阴：白芍养血和营，柔肝安脾；附子辛温大热，祛寒壮阳；白芍之酸可益血，附子之辛可以复气；白芍敛阴止汗，附子固肾回阳，两药同用，寒热并施，阴阳同治，主治阴伤阳虚之候。高师认为，寒者温之，虽投以附子，也须防刚燥伤阴，白芍与附子相用，则是引附子入血分以散寒，白芍之酸敛益阴，兼能缓附子之辛热燥烈，刚柔相济，使附子温阳驱寒而不伤阴动血，其配伍最为得当。临床用量附子 6 ~ 8 克，白芍 10 ~ 15 克。

12. 白芍配麻仁，敛阴和脾，润下缓通：仲景用于胃强脾弱，阳盛阴伤之脾约证，如麻子仁丸方，脾脏津液不足，不能为胃行其津液而致肠道失润，胃热气盛，胃阴为其所伤，膀胱为其所迫见大便干结，小便短数而黄。取麻仁润肠通便，白芍养阴和里，敛液以辅润，使其润下缓通，阳明燥热得泄，太阴津液得滋，脾约可愈。后世丹溪制活血润燥生津汤及吴又可创养营承气汤所用白芍，均从仲景之法中悟出。

此外，高师还用白芍配丹皮清泻肝热；配龟板敛阴潜阳，柔肝息风；配熟地乙癸同源，肝肾并补；配枸杞子养阴清肝，滋水涵木；配夜交藤、合欢皮养血柔肝，滋阴安神；以及配黄芪、桂枝、防风，益气温经，和营通痹，用治于正气不足，营卫不和，感受风邪，血气运行不畅而见之肌肤麻木、关节疼痛等。

至于白芍的炮制应用，高师认为，一般用以养阴、补血、柔肝，多为生用；疏肝宜醋炒；和中缓急则宜酒炒；安

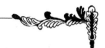

脾止泻又当土炒；敛血止血宜炒炭。

高师强调鉴于白芍性微寒，甘苦酸之味，凡表证无汗，麻疹未透者，应当慎用，否则发汗不彻，疹出不透；素有脾虚寒盛者，宜与他药配伍应用，以免致伤中之变。

综上所述，白芍一药，高师通过巧妙配伍，广泛灵活地用治于外感、内伤及妇科等疾患，其独到之处，足资后学师法。

茯苓功效与临证运用

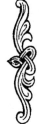

茯苓为多孔菌科腐生植物茯苓的干燥菌核。它是一种大型的高级药用真菌，傍附枯松根而生，大者如三四升器，外皮黑而细皱，内坚白，形如鸟兽龟鳖者良。内部色白者称为白茯苓，色淡红者称为赤茯苓，其有抱根者名茯神。高辉远老师斟今鉴古，以茯苓治病经验丰富。兹结合古今，蒐讨如次。

茯苓《史记·龟策列传》作"伏灵"，《本经》为"伏兔"。李时珍云："茯苓，史记龟策传作伏灵。盖松之神灵之气，伏结而成，故谓之伏灵、茯神也……俗作苓者，传写之误尔。下有伏苓，上有兔丝，故又名伏兔。"这是指天然野生的茯苓与松树的关联现象。凡根下结苓之松树，叶必萎黄，或发红色，松树附近地面有白色菌丝，此即松之精气凝聚结苓之兆，土人望而知为苓，是多年积累的采药经验，由于昔以云南产者为最，中外驰名，故自清代又有云苓之称。至于人工种植的茯苓，外皮松浮而厚，内肉松而不坚结，色白无神，学者宜鉴之。

茯苓在我国的应用已有二千多年的历史，早在《神农本草经》就已将茯苓列为上品，说它可治"忧恚惊邪恐悸，心

下结痛，寒热烦满咳逆，口焦舌干，利小便，久服安魂养神，不饥延年"。至梁代陶弘景著《名医别录》又将茯苓分为赤、白二种，并提出"白色者补，赤色者利"之说。唐代《药性论》载茯苓"善安心神，治小儿惊痫"，明确提出了茯苓益气宁神安神的作用。宋代《日华子诸家本草》又提出茯苓"补五劳七伤，安胎，暖腰膝，开心益智，止健忘"，进一步强调了茯苓的补益作用。金元时期，张元素提出："茯苓赤泻白补，上古无此说"。并谓茯苓"其用有五：利小便也，开腠理也，生津液也，除虚热也，止泻也。"李杲又提出茯苓"白者入壬癸，赤者入丙丁"，又谓"其用有六：利窍而除湿，益气而和中，小便多而能止，大便结而能通，心惊悸而能保，津液少而能生。"明代李时珍针对张李二氏之说，据理详辨，指出："陶弘景始言茯苓赤泻白补，东垣复分赤入丙丁，白入壬癸，此皆发前人之秘者。时珍则谓茯苓、茯神，只当云赤入血分、白入气分，各从其类，如牡丹芍药之义，不当以丙丁壬癸分也。若以丙丁壬癸分，则白茯神不能治心病，赤茯苓不能入膀胱矣。张元素不分赤白之说，于理欠通。"所以茯苓之分赤白，自陶弘景首倡李时珍辨之以来，举世风从，然实际临床应用仍以白茯苓为主，赤茯苓次之。

茯苓甘淡性平，入心、脾、肺、肾诸经，具有利水渗湿，健脾补中，宁心安神之功效，是临床治疗水肿、小便不利、膀胱肿满、食少便溏、痰饮、带下、淋浊、心悸失眠、健忘的有效药物。虽言利小便，然药性缓和，不伤正气，甘则能补，补而不峻，淡则能渗，利而不猛，既能扶正，又能祛邪，故为历代医家所喜用。高师认为，茯苓与其他药物相伍应用颇广，如与泽泻相配，能导水下行，通利小便的作用

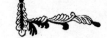

更强，与猪苓同用，可治水湿停滞，小便不利诸症，再加桂枝、白术，为五苓散，有温阳化气利水之功，治疗太阳膀胱蓄水证；与党参、白术、山药相伍，可治脾虚不能运化水湿，食少腹胀，大便泄泻等症；与党参、炙甘草同用，具有益气宁心作用，可治气虚心悸，若加桂枝取其温阳通脉效能，相配能温阳益气，补脾宁心，可治心脾不足的心悸气短，面浮肢肿等症；与党参、龙眼肉、酸枣仁等合用，可治心脾不足之惊悸失眠者；与菖蒲、远志、龙齿等配合，可治心肾不交之心悸失眠、健忘耳鸣症；与半夏相配则为小半夏汤，有除痰止呕作用；若加陈皮健脾理气除痰，可治痰饮、呕吐、胸膈胀满、恶心、食欲减退等症；若加生姜温散止呕，为小半夏加茯苓汤，治胃有停饮，呕恶等症；与半夏、桂枝、生姜配合，治痰饮呕逆，胸膈痞满等症；与车前子合用则利尿通淋功效较强，常用于淋浊，小便不利等；与广木香同用，具有止泻作用，茯苓的止泻在于健脾渗湿，广木香的止泻在于和胃理气，相配能和脾胃，行气止泻，用于治疗水湿泄泻、肠鸣等症。赤茯苓功偏渗利湿热，多用于小便黄赤短少、淋漓不畅等症，如五淋散，用赤茯苓配栀子、甘草以清热通淋。茯苓皮功偏利水消肿，但行水而不耗血，如五皮饮即以配伍生姜皮、大腹皮、桑白皮、陈皮治疗头面四肢悉肿的皮水证等。其配伍适宜，可用于多种疾病的治疗。

　　高师认为，茯苓不仅供药用，而且还可以制成食品，广泛用于抗衰美容保健方面，如《抱朴子·内篇》载食茯苓可使"面体玉泽"。宋代苏东坡的《东坡杂记》载有"服茯苓法"，曰："始余常服茯苓，久之，良有益也。"其弟苏辙还著有《服茯苓赋》。李时珍在《本草纲目》中谓"延年耐老，面若童颜"之功效。如清代御膳"茯苓饼""八珍糕"，为茯苓加入食糖及其他配料制成的糕点或食品，其性平和，补血养心，有清香高雅之美味。乾隆皇帝自乾隆四十年左右始常服"清宫八珍糕"，至80余岁仍不间断，可见乾隆对此糕的喜爱。慈禧和乾隆得享高龄，而且老年仍容颜不衰，据说多与常服茯苓为主药的药膳方有关。现代北京"茯苓糕""茯苓夹饼"都是闻名全国的糕点。以此相类似，茯苓配上佐料，还可以制成茯苓包子、茯苓香菇饭、参苓酥糖、茯苓玫瑰蛋卷、茯苓煎饼及近年新开发的茯苓蜜丸、茯苓酒等花样食品，既营养丰富，又有保健作用。用白茯苓和粳米同煮的粥是平补的佳品，可健脾益胃，利水消肿，治疗脾虚腹泻、失眠、老年性浮肿及肥胖症等效果良好。有的国家将茯苓作为海军常用食物及滋补品的原料。在湿度较大的地区和场所，茯苓被视为不可缺少的食疗品种。经常食用可以健脾祛湿，助胃强体。可见茯苓又具有保健和美容的价值。尤其近代医学研究已发现，茯苓中含有 β - 茯苓聚糖、茯苓酸、麦角甾醇、胆碱、腺嘌呤、卵磷脂、脂肪酸、蛋白质以及镁、磷、铁、钙、硫、钾等多种成分。茯苓聚糖可增强人体的免疫功能，对某些肿瘤有显著的抑制作用，其卵磷脂能直接参与机体的抗老化过程，已引起人们的广泛重视，更值得我们深入研究。

综上可知，茯苓对于脾虚湿盛之痰饮、泄泻、水肿之证，用之最好。对于心脾不足之惊悸失眠者，能起宁心安神之效；对于湿热蕴结，小便淋痛不利及肾经相火亢盛之候，用之有渗湿利窍除邪热之功。故茯苓之功，补中有利，且补少利多，补脾渗湿，宁心安神是其所长。

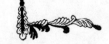

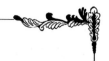

运用甘草规律新探

甘草，系豆科多年生草本植物。首载于我国最早的药物典籍《神农本草经》，并把其列为上品，一名"国老"。梁代陶弘景赞"甘草为众药之王"。汉代张仲景在《伤寒论》中用甘草组方的占74%，应用甚广，为众药之冠。随师临证中，我们深感高师对甘草的性能体会精细，尤其用于调理脏腑阴阳，知常达变，不落前人窠臼，独具新识。本文试就高师运用甘草的规律特点，择其要者，探析如次。

一、甘辛化阳重用甘草

禀赋薄弱，久病不愈，气衰力惫，脏腑虚寒，治应温补，高师认为，人身脏腑虚寒，无非心、脾、肾三脏阳气之不足，单予辛温药物补虚回阳、助阳，只能改善一时的形证，难以持久。必奠以大补中气资其生化之源，方可阳热与气力并增。故重用甘草，甘辛同用，以达阳生阴长。

心阳虚时，症见心悸气短，胸闷心痛，舌淡苔白，脉虚无力或结代，常用炙甘草配桂枝、制附子，补中温阳，气血充达，心阳得复。

脾阳虚时，症见怯寒倦怠，中脘觉冷，食少便溏，四肢不温，舌淡苔白，脉虚弱。常用炙甘草配干姜、吴茱萸，温中补土，运化有权，升降复常。

肾阳虚时，症见面色淡白，腰酸阳痿，形寒尿频，晨泄，舌淡苔白，脉沉迟。常用炙甘草配附子、淫羊藿，温肾助阳，健脾化源，缓和燥热。

二、甘平缓补皆用甘草

《内经》云："脾不足者，以甘补之，补中助脾，必先

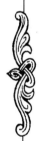

甘剂。"高师认为，体虚或久病，心脾肺气必弱。盖肺与脾皆主气，同为人体后天之气的源泉，故气虚之证，当以培土生金，补脾益肺，精气充旺，濡养全身。

脾肺气虚时，症见四肢无力，气短懒言，动则气喘，饮食不香，大便溏泄，舌胖质淡，脉弱。常用炙甘草配白术、茯苓、山药，健脾益肺，升降有序，精气敷布。

心气不足时，症见心慌气短，心动悸，脉结代。常用炙甘草配人参、生地、阿胶，益气养血，滋阴复脉，宁心定悸。

三、甘酸化阴必用甘草

劳倦过度，房室不节，久病之后致阴虚阳浮。高师认为，其病理形成原因多为长期脾胃虚衰，生化乏源，津血素亏所致。治宜甘酸化阴，取甘草补中益气之功，以酸味药物滋敛浮阳，阳降阴润，一甘一酸，一补一敛，阴长阳消，阴阳协调，病自安止。

心阴虚时，症见心悸，心烦不寐，盗汗，舌红苔少，脉细数。常用炙甘草配五味子、酸枣仁、甘酸合用，敛气生津，安神宁寐。

肝阴虚时，症见头痛眩晕，麻木震颤，舌干红，脉细数。常用炙甘草配白芍，养肝益脾，滋液复阴，濡润筋脉。

脾阴虚时，症见口干唇焦，便秘或溏少，不思饮食，舌干，脉细数。常用炙甘草配木瓜，醒脾和胃，不燥不腻，补而不滞。

肺阴虚时，症见鼻燥咽干，干咳少痰，或痰中带血，声音嘶哑，舌质红，苔少，脉细数。常用生甘草配乌梅，益精开胃，生津润燥，敛肺止咳。

肾阴虚时，症见腰腿酸软，头昏耳鸣，虚烦不眠，阳兴

梦遗，潮热，舌质红，苔少，脉细数。常用炙甘草配山萸肉、旱莲草，滋养肾阴，补肾涩精，滋阴降火。

四、甘苦泻火多用甘草

《神农本草经》谓甘草"治五脏六腑寒热邪气"。风寒暑湿燥火入里皆可生火，脏腑功能失调，七情内郁，也能化火。高师认为甘草土中泻火，为中宫舟楫，甘苦并用，补泻同施，既不留邪，亦不伤正，最为适宜。

心火上炎时，症见心烦失眠，面赤口渴，口舌生疮，小便短赤而涩，尿时刺痛，舌红脉细。常用生甘草配川连、灯心草，清心泻火，导热下行，泻不伐胃。

肝火亢盛时，症见头痛眩晕，面红目赤，口苦咽干，烦躁易怒，胁肋灼痛，舌红苔黄，脉弦数。常用生甘草配龙胆草、栀子、蒺藜，清肝泄胆，甘缓解毒，泻火和中。

五、甘寒生津倚重甘草

人生之气出于胃中，有胃气则生，无胃气则死。胃为燥土，喜润恶燥。高师认为，病多劫灼胃阴，故治病甘寒合化，护胃生津，倚重甘草，亦是高师临证用药的特点。

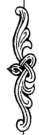

胃热壅盛时，症见胃脘灼痛，吞酸嘈杂，渴喜冷饮，口臭，牙龈肿痛，腐烂或出血，舌红少津，脉滑数。常用甘草配生石膏、知母，清胃泄热，培土生津，取效更捷。

胃阴耗伤时，症见口干唇燥，饥而不欲食，或干呕呃逆，大便干燥，舌红少苔或光红，脉细数。常用炙甘草配玉竹、石斛，养胃生津，益气滋阴，津复胃安。

综合所述，不难看出高师在辨证论治的基础上，通过性味亲和的选择，升降补泻的揆度，生炙用法的不同，把甘草广泛地运用于临床多种病证，其运用守法适度，配伍严谨，精巧娴熟，曲尽其妙，实发前人之未发，逮前人之未逮，确有推陈致新之能事，颇值后学师法。

小麦应用简述

小麦为禾本科植物小麦的成熟种子。旧时不少医家认为，小麦南产者性温，北产者性凉，北产中又以淮地所产者为佳，故常用淮小麦之名；也有医家认为，新麦性温，陈麦平和而入药较宜，故又有陈小麦之名。著名老中医高辉远教授认为，小麦乃谷中之宝，最能养人。本草学家多谓本品"面热、皮凉。"今临床所用系整小麦之陈者，性凉，能养心除烦，补脾止渴。虽是常食之谷，亦可疗疾。自古以来多用于脏躁之悲伤、喜哭、忧郁等症，如《金匮要略·妇人杂病脉证并治》之甘麦大枣汤名方，主治"妇人脏躁，喜悲伤欲哭，象如神灵所作，数欠伸"者，即用小麦养心肝，安神止躁，配合甘草、大枣之甘缓肝之急，治疗脏躁确有殊效。历代医家对该方颇为推崇，许叔微《本事方》陈自明《妇人良方》都载有应用本方之验案。《沈氏女科辑要》载本方加芍药、紫石英，治疗脏躁症见反张者。叶天士用此方随症加味治疗肝风、虚劳、失血、头晕、心悸、胸闷等病证。蒲辅周先生谓此方"用之灵活适当，能治不少病，不可轻视之。"近人程氏门雪谓"本方是一张治疗心病，养心气，泻虚火的好方子，也是肝苦急，急食甘以缓之，损其肝者缓其中的好方子。"

考脏躁病，皆系情志方面之病，多因忧愁思虑，情怀不悦，积久伤阴，阴血亏损，五脏失于濡养，五志化火内动，上扰心神所致，相似于今之癔病，妇人男子皆有，唯妇女较为多见。此病始则知觉过敏，睡眠不安，发作时有烦闷急躁，或悲伤哭泣，或作痉挛，或惊狂如癫痫等种种神志失常状态，见症繁杂，变幻多端。高师认为此证虽属脏躁，投甘麦大枣汤无疑，然恐难力胜。盖病有万变，方药亦须变，岂能胶柱鼓瑟乎？实践体会，以此方随症加味，灵活施治，疗效甚捷。临床若见心烦失眠明显者，可加酸枣仁、柏子仁、夜交藤、合欢皮养心肝之血，以宁心安神；头晕惊悸、怔忡不安者，可加珍珠母、龙齿以镇惊潜阳，安神定志；余热未清，神思恍惚者，可加生地、知母、百合滋阴清热除烦；气阴两虚，症见口干乏力，自汗者，可加太子参、麦冬、五味子益气养阴安神；胸膈痞闷，嗳气纳呆，胁胀不舒，精神抑郁，舌苔厚者，可合丹溪越鞠丸，以行气解郁，养心安神；胸闷口苦，虚烦不眠，舌苔黄者，可合温胆汤以清化痰热，缓肝宁心等。治疗各期脏躁病，一般服药 7~20 剂，多有效应。

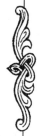

　　如治程女，32 岁。半年前因工作调动不顺心，经常出现心悸烦躁，失眠多梦，头昏耳鸣，情绪低落，甚至精神恍惚，时有哭泣，月经周期紊乱，血量或多或少，曾服用谷维素、安定、安神健脑液等药物，均未好转。高师诊察时，其表情淡漠，舌淡尖红，苔薄白，脉弦细稍数。证属心肝阴血亏损，气郁脏躁，治拟养心缓肝，解郁安神之法。乃疏方：小麦 20 克，炙甘草 6 克，大枣 5 枚，酸枣仁 10 克，郁金 10 克，香附 10 克，夜交藤 15 克，合欢皮 10 克，百合 15 克，知母 10 克，珍珠母 15 克，建曲 10 克。每日 1 剂，水煎服。7 剂药后，心绪见好，症状大减。依上方稍加出入，又连进 14 剂而病瘥。

　　小麦善养心气，止躁除烦，不仅用于脏躁，同时可用于治疗神经衰弱、神经官能症、植物神经功能紊乱、抑郁型精

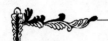

神病、更年期综合征、冠心病心绞痛、阵发性房颤以及病后体虚、小儿夜啼等病证，临床凡见头晕健忘，心悸怔忡，心神烦乱，自汗盗汗，夜寐不实，多梦纷纭，而病变在于心与肝者，高师谓以小麦为主，或甘麦大枣汤加味，不拘男女老幼均能获效。如治冯男，62 岁。罹患冠心病心绞痛，曾多次住院治疗好转。近三个月来，因每于过劳即感胸闷憋气，心前区隐痛，头晕急躁，心悸心慌，活动易汗，气短乏力，经服用消心痛、潘生丁等药物，症状终难控制，观舌淡暗，苔薄白，脉细弦。辨证为心肝失调，气虚血瘀之候，治宜宁心缓肝，佐以益气活血之法。乃疏方：小麦 15 克，炙甘草 5 克，大枣 5 枚，太子参 15 克，茯苓 10 克，菖蒲 10 克，远志 10 克，丹参 15 克，酸枣仁 10 克，珍珠母 15 克，延胡 10 克，佛手 10 克。每日 1 剂，水煎服。上方随症加减，连投 20 余剂，诸症悉平，病情稳定。

小麦还有除热止渴的作用。《食医心镜》中以小麦用炊作饭或煮粥食之，以疗消渴口干。李时珍《本草纲目》记载用小麦与粳米等量煮粥，加白糖、桂花糖适量，调匀食用，治神志不安，心悸失眠，妇女脏躁及热病后烦渴引饮，小便不畅等，即是取小麦养心缓肝以治脏躁，清热止渴以治其热病口渴诸症。民间又有麦通饮，即小麦 20 克，通草 5 克水煎服，用治老人五淋，身热腹满，甚有捷效。此外，小麦炒黑研末，以油调搽，可用治烫火伤未成疮者。

小麦面，功似小麦。白面经文火炒至焦黄色者称为炒面，补脾之力较佳，故临床又可治疗脾虚泄泻，肠胃不固之证。

小麦又有补心气、敛汗之效能。一般止汗多用浮小麦，即水淘浮起者，入心经走表分，性凉甘咸，其功益气除热，

收敛止汗。高师认为，不论气虚、阴虚或妇女产后体虚等所致一切虚汗之证，均可用浮小麦为伍治之。盖汗为心之液，入心经以养心退热，津液不为火扰，则盗汗自汗可止。

小麦之麸皮亦有敛汗之功，可治盗汗自汗，然药力不及浮小麦，故处方较少。临床还可用麦拌醋炒热包熨，治疗腹中气滞作痛，或风湿痹痛、仆损伤折等症，可作参考。

此外，小麦之苗，性味辛寒，有除烦热、退黄疸的作用。《千金方》、陈藏器《本草拾遗》谓麦苗"主酒疸目黄"，并可"消酒食暴热"。张锡纯《医学衷中参西录》中记述治黄疸验案，用鲜麦苗一握，滑石15克，煎汤服之，病即减轻，又服一剂痊愈。如此桴鼓之应，亦颇值今人研讨之。

姜枣配合应用心得

姜、枣是极为平凡的中药。由于两药配用在各个方剂中并非主要组成部分，因而往往为人所忽视。高辉远教授，临证60载，不仅对姜、枣的性能有着深刻的认识，而且对其配用亦极为自如。兹就高师诊余随谈，分析归纳如下。

姜为姜科多年生宿草本植物姜的根茎，辛温，入肺、胃、脾经。由于经过不同的加工炮制，性能作用也随之变化，故姜又可分为生姜、煨姜、干姜、炮姜、姜皮、姜汁。生姜走而不守，发散之力较强，具有解表散寒，温中止呕，行水解毒，化痰止咳之效；煨生姜无发散之性，降而不升，温中降逆，和中止呕之力较胜；干姜性散之性已减，能走能守，有温中祛寒，回阳救逆之效；炮姜（又称黑姜、干姜炭）守而不走，有温经止血，温中止泻之效；生姜皮能和中行水，并长于走表，有利水消肿之效；生姜汁功同生姜，但温中止呕作用较生姜为胜。《神农本草经》记载："干姜味

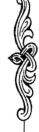

257

辛温，主胸满咳逆上气，温中止血，逐风湿痹，肠澼下痢，生姜尤良，久服去臭气，通神明。"王安石《字说》称："姜能强御百邪，故谓之姜。"大枣，性味甘、温，归脾、胃经，有补脾和胃，益气止血，养心安神，调和药性之功。枣又可分为红枣、黑枣、蜜枣。一般认为红枣活血补血；黑枣助阴养血，入肝走肾，主治虚劳，善滋二便；而蜜枣清甜味厚，润燥解毒为优。《神农本草经》言大枣"主心腹邪，安中养脾，助十二经。平胃气，通九窍，补少气，少津液，身中不足，大惊，四肢重，和百药"。李东垣说大枣能"温以补脾经不足，甘以缓阴血，和阴血，调营卫，生津液"。故本品临床主治胃虚纳少，脾弱便溏，气血津液不足，营卫不和，心悸怔忡，脏躁，并能缓和药物的毒性，减少副作用。

高师认为，姜枣在临床上除分别与其他药物相配应用之外，二者同时合用的形式极为频繁。故历代收载用姜枣为伍的方剂殊多，适用的病证也颇为广泛，可谓层出不穷。仲景著《伤寒论》113方中，就有35方是姜枣同时合用者，《金匮要略》258方中也有28方，《和剂局方》中共内服方剂358则，而姜枣相配者有71方，《伤寒六书》载方45则（除去转录《伤寒论》之方数），即有19方有姜枣配用者。仅举数端，不难看出古代医家对姜枣相配合用的重视程度。

高师指出，所谓姜枣配合应用，系指生姜与大枣相伍为言。生姜得大枣，可防止补气过壅之偏。二者相须为用，取其一气一血，一补一散，一营一卫之力。正如柯琴所说："姜枣之相得，阳表阴里，并行不悖，是刚柔相济之为和也"。故临床常用此配伍以扶正祛邪，调和营卫，营卫和则脾胃自不失其常度。如姜枣入于解表药中，诸如桂枝汤、柴葛解肌汤、大青龙汤、参苏饮、杏苏散、再造散等方用之，

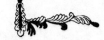

可治外感表证，具有调和营卫之功；入于和胃理气药中，如旋覆代赭石汤、橘皮竹茹汤等方用之，可治胃脘不舒，恶心呕吐，则又具有调和脾胃的功效；入于燥湿化浊药中，如平胃散、藿香正气散等方用之，能使脾胃调和则运化强健，湿浊自去；入于祛痰药剂中，如温胆汤、涤痰汤等方用之，脾胃调和则痰不自生，乃治本之法也；入于补虚药中，如六君子汤、归脾汤、八珍汤、复脉汤等方用之，不但加强药剂的吸收，而且又免于补益之剂的壅滞；入于活血化瘀药中，如通窍活血汤类方用之，既能助其活血，又可防其伤正；入于攻逐药中，如十枣汤类，可缓和药性，保护脾胃，以防攻克太过等。足见两药配合适用于各种不同治法的方剂之中的广泛性。

由上可见，姜枣两药虽极平凡，然其功效确有独特之处，故医者决不可以忽视。

防病保健

防病健身"十六字诀"

"四时有序，起居有时，饮食有节，运动有法"，是高辉远老师在长期医疗保健工作中，总结出的防病健身的"十六字诀"，对于老年人养生保健具有重要的指导意义。

一、四时有序

人们根据春温、夏热、秋凉、冬寒的四序变化，总结出春生、夏长、秋收、冬藏的发展规律。中医认为，人体在四

季中也有这种生、长、收、藏的规律。因此，高师认为，生活起居和思想情绪都要求适应这种规律进行调节。一般说来，春回大地，气候转暖，阳气升发，万物发萌。此时气候乍热风气盛，老年人之宿疾最易屡发，要防止风邪侵袭，预防感冒。也可以心情舒畅地踏青散步，多从事活动，让身体沐浴在春光之中，接受微风的拂煦，吸收大自然的活力。夏季日照长，阳光充沛，万物生长旺盛。如能适应夏季气候正确调养，就可以使机体积蓄充足的阳气，从而提高人体的抵抗能力，为适应冬季的严寒气候作好准备。高师认为，夏日暑气逼人，应注意避暑，不宜过于贪凉，以防贼风中人。并经常洗澡，以使皮肤疏松，体内的阳热之气得以发泄，同时炎热气候下要调息静心，避免发怒。秋季气候转凉，天高气爽，燥气较盛，须防秋燥。时值深秋，秋风劲急，景物萧条，此时老人活动相应逐渐减少，穿着要逐步适应寒冷的到来，保持内心的宁静，注意收敛神气，为身体内部阳气的潜藏作好准备。天寒地冻，草木凋零的冬季，是自然界万物闭藏的季节，阴寒之气较盛，老人更需避寒保暖，以维护阳气，不使外泄，锻炼亦应以室内为主，随时注意养精蓄锐，以迎接来年春天之升发。

以上是一般正常老人的情况，对于慢性病人更要注意宿病在季节和节气变换时的发作，及时采取各种防护措施。因为人体适应大自然的能力毕竟有一定限度，尤其年老体弱之人，适应能力更差。所以，高师指出，顺四时之序，则能按季节转换，增减衣着，避免受凉伤暑，才能减少发病或不发病；否则，逆四时之序，则百病丛生。

二、起居有时

起居作息有常，遵循生活规律，也是强身延年的关键。

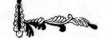

早在《素问·四气调神大论》就有四季卧起早晚之宜，春季"夜卧早起，广步于庭"，夏季"夜卧早起，无厌于日"，秋季"早卧早起，与鸡俱兴"，冬季"早卧晚起，必待日光"。并指出那些不遵守作息制度，"以酒为浆，以妄为常，醉以入房"，"起居无节"之人就会"半百而衰"。这是指人的起居，要符合季节、气候的变化，这指一年之中的变化而言。一天之中，无论工作、学习、娱乐也要合理安排，这样不仅能提高工作效率，且能增加生活的趣味。高师认为，目前我国实行离退休制度，老年人从紧张的工作状态下进入休息，一时难以适应，往往感到生活单调寂寞，此时应根据自己的工作及新的生活环境、条件的特点，给自己制定一个合理的生活时间表，如起床、洗漱、进餐、活动、排便、睡眠等，都应形成一定的规律。高师认为，《内经》规定时令不同，休息也不同，就是强调起居作息必须有规律，当起则起，安排适当活动，有所寄托，能提高生活乐趣，当睡则睡，保持充足休息，颐养精神，自能增进身心健康。

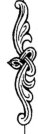

三、饮食有节

"节"是节制、节律，饮食质和量太过或不足，饮食无定时，均可谓之不节，《内经》"饮食自倍，肠胃乃伤"，"若食味多餐，临盘大饱"等皆致大病。相反，若过分节制饮食，使气血无以充养，轻者导致营养不良，重者可致诸病丛生，折寿损命。高师认为，老年人肠胃功能减弱，饮食必须要有规律，适时适量，饥饱适中，切忌暴饮暴食或节制过度。中医学有"胃实则肠空，肠实则胃空"之说，说明胃和肠都要有一定的休息时间，进食过频，则胃肠俱实，久之则易发胃肠疾患。所以，高师主张老年人的饮食，食物的种类与调配要合理，尽量做到量少质精但要清淡可口，花色多

261

样，易于消化，营养丰富。不可多食肥甘厚味，反之则易发痈疡、消渴、偏枯、痿厥等疾。对生冷、辛燥之品，也应少食。因过食生冷容易影响肠胃功能，导致腹胀痛，甚至吐泻；如偏嗜辛燥易致胃肠积热，大便燥结或酿成痔疮。至于老年人饮酒，高师主张须少量"勿令至醉"，嗜酒过度，久之可以成为酒癖、酒疸等病。实践证明，常食新鲜蔬菜及水果是有益的，可以养阴生津，改善胃肠功能，防止大便秘结。

总之，饮食要注意多样化，不可过分单一，才能满足身体对各种营养物质的需要。《素问·脏气法时论》指出："五谷为养，五果为助，五畜为益，五菜为充"。说明主食、肉类、蔬菜和水果都能养人，有益于身体健康。

四、运动有法

老年人一般爱静不爱动，而生命又在于运动，但要得法，必须劳逸适度。高师认为，所谓劳者，包括劳动、运动而言，过劳过逸都对健康有影响。但老年人进行轻微的劳动、运动是十分必要的。例如清晨空气新鲜，人体阳气升发，精力充沛，可以安排一个小时左右的散步、慢跑、做气功、练八段锦、打太极拳或练习初级剑术等，还可以利用上午的工休时间和晚饭的休息时间进行适当的体育运动。锻炼时应量力而行，循序渐进，持之以恒，久而必见功效。尤其体质较弱者，高师主张采用散步，或练气功，静坐式、卧式随意选择，以达到调整气机，疏通经络，协调脏腑，促进血液正常运行之功效。所有这些都要适合老年人的特点，要特别注意不能轻信各种巧立名目的功法，盲目练习会扰乱人体气息，反而有害。所谓"逸"，是指人们在工作之余要适当地休息，以利于消除疲劳。但过度的安逸则生命的活力也将

随之减退。不用则废，如大脑久不用则思维由敏捷到迟钝，甚至丧失。机体动作久不用则由减退以致失去生活自理能力，其中之道理不言自明。

总之，采用正确的运动方法，是增强体质，预防疾病的一种积极方法，对于延年益寿，也将大有裨益。

老年因时养生要旨

四时的气候变化，如春温、夏热、秋凉、冬寒，对人体不论生理或病理都有一定的影响。高辉远老师以善治时病著称。尤其在老年因时养生之道方面，颇有见解。认为人应顺乎自然，调摄得当，自可延寿。正如曹操在《龟虽寿》中说："养怡之福，可得永年"。兹就其老年因时养生要旨，辑纳如下。

一、春季

春回地暖，万物复苏，自然界阳气开始升发，到处充满勃勃的生机，高师认为，这种环境最有利于生精血化津气，充实人体的组织器官。正如《素问·四气调神大论》中明示："春三月，此为发陈，天地俱生，万物以荣，夜卧早起，广步于庭……此春气之应，养生之道也。"此季节老年人应尽量早起，也可以心情舒畅地踏青散步，做到起居劳作，精神调摄，顺应春天阳气升发，万物萌生的特点，让身体沐浴在春光之中，接受微风的拂煦，吸收大自然的活力。所以，冬去春来，阳气升发，万木争荣，清晨早起，散步行走，是适应时令特点的有效养生方法。

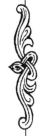

春季风气当令，气候变化多端，乍暖乍寒。当此之时，切不可骤脱棉衣。老年人肌肤空疏，表卫不固，最易伤风受寒，所着衣服，亦须随寒暖增减，勿惮麻烦。应该及时做到

"虚邪贼风，避之有时"，俗语说的"春捂秋冻"是符合春季养生原则的。

中医认为，春主东方属木主风，在人体主肝，而肝气旺于春，春气升发，风木司令，老年人真阴不足，木少水涵，每见精神短乏、头昏欲睡等症，轻者不必服药，宜作赏花、观鱼、散步，也可春游，这有助于振奋精神，解除"春困"现象。由于老人冬日取暖过甚，郁热内伏，或素有宿疾，每到春令之时，也最易向外鼓动举发，出现头昏、胸闷、咳嗽、痰多等疾患。又因春气木旺，故患有肝病、胃痛的人，在此季节也最易发病。因此，高师认为，春季特别要注意肝脏的保养，饮食方面尤要注意调养，少食辛辣，多用青菜、萝卜、水果等清凉滋润之类的食物，以抵销体内的不平衡。高师不主张春季服用补药或过多地服食补品，应针对春季的特点，加强身体锻炼，注意劳逸结合，坚持清淡可口，以增强体质和抗病能力。

二、夏季

天阳下济，地火上腾，酷暑外蒸，人体气血趋向体表，形成阳气在外，阴气内伏的生理状态。高师认为，此时老人尤要注意起居与情绪，作息要有规律，做到"夜卧早起，无厌于日"。午睡能除疲劳，添精神，最为有益，但时间不可过长，过长则反致神思昏昏，易于中暑，在精神情绪方面，应息其怒，静其心，安其神，保持心情愉快。《摄生消息论》中载："夏三月欲安其神者……安息火炽，澄和心肺，外绝声色，内薄滋味，可以居高处，远眺望"。要常如冰雪在心，不要过分激动，以防情绪紧张，热上加热，辄生热恼。老人体弱，尤不耐暑，当风取凉或晚间露宿，很不符合养生之要求。以表卫本虚之体，复加炎热汗出气泄，极易招邪致病。

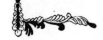

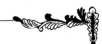

夏日瓜果繁多，冷饮品种亦富，虽为消暑佳品，然寒滑伤脾损胃，易致腹痛、呕吐、下痢等胃肠疾患，这对年老体弱及脾胃素虚者尤应注意，汤水虽能解渴，也不可恣饮无忌。绿豆汤、西瓜汁、杨梅汤等解暑汤饮，可酌情选服以消暑、解热、生津、健脾，但也宜少不宜多，宜温不宜过凉。高师主张老人夏暑，饮食上宜多食青菜，少食燥热之食品，正如《格致余论·养老论》所云："至于好酒腻肉，湿面油汁，烧炙煨炒，辛辣甜滑，皆在所忌"。

三、秋季

自然界阳气渐收，阴气渐长，草木萧条，秋风劲急。老年人处于此季节中，起居调摄应与气候的变化相适应，以避免秋令肃杀之气对人体产生的不良影响。正如《素问·四气调神大论》所云："秋三月，早卧早起，与鸡俱兴，使志安宁，收敛神气，使秋气平……此秋气之应，养收之道也"。因此，老人睡眠时间应稍长，但老人夜寐易醒，更值秋窗风雨之夕，每生往昔亲朋之思，回忆旧事，触绪感伤，易致情志疾患。故白天宜以平素兴趣所好之事物，随意玩乐，转移目标，精神负担自释。由于气候逐渐转冷，故衣着亦须逐渐添加。高师体会，秋季应特别注意体内精气的收敛护养和劳作与休息的科学安排，活动量不宜过大，要避免剧烈运动引起的大汗淋漓，否则使阴津伤耗，阳气外泄，削弱机体的抵抗力。

秋季天高气爽，燥气较盛，应防秋燥。秋燥之气有温、凉之分，如久晴无雨，秋阳暴烈，此属温燥；秋深初凉，西风肃杀，此为凉燥，而不论温凉，总是以皮肤干燥，体液缺乏为特征。因此，高师认为，老年人在此时节中，应少洗澡为宜，以避免皮肤干燥而发生瘙痒症。秋燥之气亦最易伤

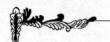

肺，容易发生咳嗽，或出现干咳无痰、口舌干燥等症，此时最好吃些雪梨、鸭梨，生食能清火，蒸熟能滋阴，银耳、百合、莲子、蜂蜜等食品亦可酌情选用，尤对老年气管炎、肺结核、习惯性便秘患者均有益处，有条件的不妨服用一些秋梨膏、养阴清肺膏等滋阴润肺之品，对于防燥会大有裨益。

四、冬季

天寒地冷，草木凋零，万物闭藏。高师说，冬季养生要顺应体内阳气的潜藏以敛阴护阳为原则。老人过冬，要慎起居，调精神，节房事，宜早卧晚起，以避寒威，必待日光，再行体育锻炼，以室内为主，锻炼不宜出汗，一般感到全身发热或微感有汗辄止，过汗则反伤身体。老人精神调养，当宜安然恬静，胸怀开朗，养精蓄锐，以迎接来年的春天之升发。

高师认为，老年人气血衰少，真阳不足，生理功能减退，对外界环境变化的适应能力差，最忌寒冷之刺激，故老人在冬日随时要注意保暖防病，尤其要注意预防感冒，因老人患外感后抵抗力降低，容易发生合并症，使病情恶化，并可加重哮喘、慢性支气管炎、高血压、肺气肿及心脏病的病情，使老年人的正常寿命受到影响。

冬令时节，人体阳气收藏，气血趋向于里，脾胃功能每多健旺，此时令行进补易于吸收藏纳，既能调节恢复身体，增强抗病能力，又能补虚疗疾，延年益寿。一般进补不外药补和食补两种，高师主张"药补不如食补"，认为食补在冬季调养中尤为重要。但是，因人体脏腑有阴阳，体质各异，所以，不管药补或是食补，都应辨证施治，偏于阴虚的老人，宜进寒性食物和凉性补品，偏于阳虚的老人，宜进温性食物和热性补品。高师指出，服用补品并非"多多益善"，

如果不讲究方法，无的放矢，随意滥补，不仅对身体无益，反而会引起不良后果，故老人尤当慎之。

老年病防治经验拾零

由于医学的发展和社会的进步，人类的寿命日益延长，老年人的比例日益增多。老年学、老年医学等学科也应运而生。中医学十分重视预防，早在《内经》中就有"不治已病治未病"的预防思想。高辉远老师，长期从事医疗保健工作，对老年病的防治经验丰富。现就我们所悟，择其要者，简介于下。

一、老与病

高师认为，老年人的许多征象虽老，不是病，又是病。"老"是老年人生命自然规律的普遍现象，它只能延缓而不可抗拒。例如老年人思维减退、行动迟缓、耳渐失聪、目渐不明、头童齿豁，甚至饮食欠佳、睡眠多梦等生理功能减退现象，只能说是老的状态，所以还不能说是"病"。但就整个机体和脏腑器官、营卫气血等方面都潜在不同的病理改变而言，又不能单纯认为是"老"，所以又说是"病"。因此，老年人的养生保健，防病治病是非常重要的。高师谓曾见到一位九十高龄的老人，平时虽有一些慢性病，仍精神健朗，坚持散步锻炼。偶因食凉拌菜，引起腹泻发热，很快并发肺部感染，心衰接踵而至，不到两周即与世长辞。也就是说明老年人容易生病，如不高度重视，及时治疗往往导致卧床不起。这是老年人"老"和"病"的一大特点。

二、虚与实

高师认为，老年人和老年病多虚，又不完全是虚。一般

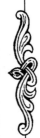

认为老年气血亏虚，或阴虚，或阳虚，把"老"和"虚"联系起来，病者曰虚，家人曰虚，周围同志曰虚，医者不加分析而迎合其心理，也曰虚，这是不正确的。要依据体质的强弱，气血盛衰，病邪深浅，病情轻重，病程新久，结合舌脉，进行分析，方可确定是虚是实。例如冠心病，其病属虚，有心气虚、心血虚、心阴虚、心阳虚等证。但又可见标实，有寒凝、痰浊、气滞、血瘀等证。高师认为，老年人往往从整体辨证为"虚"，局部辨证有"实"象。临床辨别老年病，重要的是以整体辨证为准，分清标本虚实，且不可一概而论。

三、补与攻

高师认为，老年之人，虽然气血虚弱，多用补法，又不宜滥补。他说蒲辅周先生在使用补益时就主张"补而勿滞""气以通为补""血以和为补"。张子和提倡"药补不如食补"，不仅适用于老年人，也适用于所有的人，他体会到老年人适当用点补益药品还有一定好处，只是用量要小，用法不滥，长期渐进是会起到抗老延年祛病作用的。用量过大，用法不当，非但无益，反而有害。高师谓，临床中曾见到有人动辄人参、西洋参、太子参并用，其量又大，本来患者睡眠安稳，精神安静，结果出现口干、兴奋、烦躁、失眠等机能偏于兴奋的现象。

老年之病，又多虚实夹杂。实则宜泻，虚则宜补，处理不当，常致"实实虚虚"之弊。若一味滥用攻邪，邪虽挫而正气难复，不能治病，反而添疾。高师认为，防止攻伐太过之法，主要应做到临证攻邪，只能"衰其大半而止"，不可求功心切。故治疗老年病应做到补勿过偏，攻勿太过，补中有泻，泻中寓补。自然，攻补兼施乃是以病有实邪为前提。

因之，临证应详审细察，仔细衡量，分辨虚实之程度，或攻补兼施，或先攻后补，或二补一攻，或二攻一补，如此才能攻邪不伤正，扶正不滞邪，从而达到治疗之目的。

四、防与治

患病是老年人过早衰亡的主要原因之一，即使是百岁以上老人，多是由于患病而死，真正"尽其天年无病而终"者极为少见。故高师认为保持健康，延长老年寿命的一项重要措施，在于以防为主、防胜于治、防治结合，以维护正气。

中医非常重视预防，而不迷信药物。从《内经》早就有"不治已病治未病"，"虚邪贼风，避之有时"，"精神内守，病安从来"的预防为主的医疗思想。其实质就是用中医的养生之道健身防老、预防疾病。其中包括了重视适应四时变化，形神合炼，摄生防病的内容，高师认为预防方法很多，简单地可概括为"四时有序，起居有时，饮食有节，运动有法"十六字诀。这是保持老年健康，预防疾病的重要方法之一。同时，早防衰老，早防疾病，如早发现，早期诊断，早期治疗也是治未病的内容。高师认为，对于老年人，医者平日诊视当详细观察其面色、舌脉、饮食、二便等情况，稍有变化，即当诊治。因为老年人体质虚弱，气血不足者多，一旦症现，旋即加重，不可不慎。

最后，高师强调，未病先防，就要协调阴阳，养正祛邪，防患于未然，这是预防老年病的重要措施；已病防变，就要防微杜渐，争取及早治疗，充分调动病人的主观能动性，积极配合治疗，防止疾病的发展转变，做到这点，对于防病治病，却病延年是十分必要的。

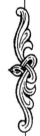

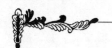

冬令时节进补原则

中医早就认识到，冬令时节天寒地冷，人体阳气收藏，气血趋向于里，身体出汗较少，消化功能较旺。所以，此时进补易于吸收藏纳，既能调节恢复身体，养精蓄锐，增强抗病能力，又能补虚疗疾，延年益寿。高辉远老师认为，一年四季，春生、夏长、秋收、冬藏，惟冬令进补，最为适宜。因此，冬令确是进补强身的大好季节。

一般来说，进补不外药补和食补两个方面。高师认为这类补药、补品很多，但进补的学问是很有讲究的。按照中医"虚者补之"，"损者益之"的原则，气虚者主以补气；血虚者主以补血；阴虚者主以滋阴；阳虚者主以补阳；气血两虚者，气血双补；阴阳两虚者，阴阳并补。如果经常感到走路气急，精神疲乏，四肢无力，呼吸气短，声低懒言，容易出虚汗，食欲不振等，则大多属气虚，可以选服人参、黄芪或中成药人参蜂王浆、生脉饮、人参膏、人参养荣丸、补中益气丸等，有条件者可用西洋参切成小片，放口中慢慢嚼细咽。或用党参、黄芪炖些瘦肉、猪蹄服。常吃一些牛肉、鲫鱼、黄鳝、山药、栗子、大枣、糯米等食物，能起到扶助元气的作用。若表现为面色萎黄，头晕眼花，心悸失眠，唇甲色淡，妇女月经量少等，则大多属血虚，可选服当归、阿胶、枸杞子之类，或中成药十全大补丸、阿胶补浆、人参归脾丸等，亦可多吃些动物肝脏，如鸡肝粥、猪肝菠菜、胡萝卜猪肝汤或桂圆大枣汤、黄芪炖乌骨鸡等食物，以达到补血之效。若表现为身体消瘦，咽干舌红，手足心热，面部潮红，干咳盗汗，虚烦失眠，头晕耳鸣，男子遗精，舌苔黄等，则大多属阴虚，可选服天冬、麦冬、百合之类或中成药

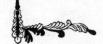

大补阴丸、天王补心丹、首乌延寿丹、龟板膏、地黄丸等，也可吃些白木耳、生梨、菱藕、蜂乳、蜂蜜、牛乳、羊乳、豆浆、白鸭肉、甲鱼、兔肉、蛤蜊肉等食物，以滋阴生津。若表现为畏寒肢冷，腰膝酸软，小便清长，大便稀薄，或伴阳痿早泄等，则大多属阳虚，可选服中成药参鹿补膏、鹿茸精、鹿茸片、全鹿丸、金匮肾气丸、男宝、龟龄集等，食物上可吃些羊肉、狗肉、虾米、麻雀肉、带鱼、胡桃肉、韭菜，如生姜炖羊肉、附片炖狗肉、火锅涮羊肉，或海参汤，羊肉汤等，既可御风寒，又可滋补身体，尤对年老体衰者更为适宜。

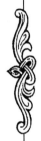

高师特别指出，并非每个人到了冬天都一定要补，年轻体壮无病之人，对寒冷有良好的适应能力者，就不必进补。随着人民生活水平的不断提高，人们对健康保健的要求日益增强，有的人认为既然是补药、补品那就有益无害，因而随意服用，"无虚滥补"，还有的人求补心切，服用补品"多多益善"，结果不但无益，反而产生一系列副作用。即便是属于适应证，也还得注意正确用量，避免"过则为害"。既便是食补，也应"食饮有节"，得当为宜。若在进补期间遇有感冒、发热、腹泻等，应暂停各类补药、补品，以免"助邪为患"。因此，只有掌握这些原则，才能起到却病强身的作用。

食疗调补方法谈

"以药治病，以食为养"和"药补不如食补"，"不药愈病"的观点，高辉远老师十分推崇。认为食疗调补，对于防治常见病、多发病，增强体质，有着十分重要的作用。兹将高师平时所谈食疗调补方面的经验，归纳整理，略述于下。

一、因人选补

高师认为，由于人有男女之别和老少之异，因而在食疗调补时，也就不尽相同。如老年人生理机能减退，消化吸收功能一般较低，所以应注意平时食补和病时及病后食补，调整饮食，以促进消化功能和身体的康复。高师认为，根据老年人的特点，平时宜选择易消化且营养价值较高的食物、食品，如豆类、乳类、蛋类、动物肝脏、海鲜、瘦肉等，以清淡为主，荤素搭配，宜多吃些富含维生素之物如西红柿、黄瓜、柿子椒、蒜瓣、萝卜、酸枣、柚子、山里红、橘子、柠檬等。由于老人牙齿缺损，肠胃吸收功能差，食品要松软润滑，蔬菜力求鲜嫩，还要切碎、煮烂，或辅以菜泥、菜汁，或每餐备以汤羹。高师主张可选吃些粥食，如江米红枣粥、大米牛肉片粥、山药麦片粥、玉米面粥、小米粥、莲子红枣苡米粥等，丰富营养，美味可口，极适合于老人食用。

妇女有经、带、胎、产及更年期的变化，所以适当进行食疗调补，有利于纠正因体虚而引起的种种妇科疾病。高师认为，如果青年少女身体无病，一般无需进补。如有营养不良，发育迟缓，体弱多病者，食疗上可适当注意选吃些鸡蛋、黑豆、红糖、红枣、桂圆、猪肝等；而青壮年妇女又有月经、怀孕、分娩、哺乳的情况，血液常易亏损，身体因此变为虚弱，且易产生月经不调、痛经等现象。所以，食疗主以补气养血为主，可选食大枣、龙眼、鸡蛋、红糖、动物肝脏、兔肉等；老年妇女，更由于卵巢萎缩而绝经，肾气渐衰，由更年期走向衰老，这种情况下，宜选食鸡肉、兔肉、蜂蜜、菠菜、百合、核桃、小麦等，或芝麻粥、百合拌蜂蜜蒸熟食之。

小儿生机旺盛，但气血未充，生活不能自理，多饥饱不

均，寒温失调，对疾病的抵抗力较差，故高师主张针对体弱多病儿童，适当进行一些食补，对强身抗病有一定益处。如常食红枣、山药、赤豆、扁豆、胡桃肉、莲子、桂圆肉、葡萄干、荔枝肉以及各种新鲜蔬菜、水果和富含蛋白质、维生素的鱼、瘦肉、鸡蛋、虾等。对于较大的儿童，可用山药、米仁、粳米等煎熬粥食用，具有健脾开胃的作用。若在冬季儿童适量吃些硬壳果类食品，如胡桃、香榧子、小核桃、瓜子仁、栗子粉、花生、松子仁等，能补充微量元素，并对大脑发育和益智健神有好处。高师特别指出，对于正常发育的健康儿童，或患病尚未痊愈的儿童，都不宜进补，应当注意平时膳食，以调养后天为主，尤其对一些甘温、温热之物，如羊肉、狗肉、鹿肉、麻雀肉、麻雀卵、大虾、驴肉等，只适宜于成年人，儿童即使体弱，也应忌食或少食，反之则有损无益。

二、因体异补

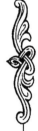

高师认为，为使食疗能更准确地达到预期效果，应根据不同人的体质和食物的属性进行调补。按照食物的性味，可分为平补、温补和清补等类。正常体质的人，可食用平补的食物。平补食物是帮助维持健康和生命所必需的食物，如谷类、豆类、蔬菜类、鱼类、猪肉、鸡蛋、木耳、花生、松子、植物油和水果等，这些食物性味平和，或稍偏温，或稍偏凉，长期食用，一般不会发生不良影响。若属气虚疲倦之体者，宜补虚健脾，应多食茯苓、山药、红枣、莲子、扁豆、马铃薯、牛肉、鸡肉、鳜鱼、粳米及薯蓣蛋黄粳米粥等，以改善精神疲惫、气短乏力等症状。属血虚萎黄之体者，宜养血补血，可多食大枣、葡萄、龙眼肉、花生、猪肝、乌贼鱼、荔枝及龙眼大枣粥、菠菜猪肝汤等。属阳虚畏

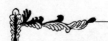

寒之体者，宜多吃温补的食物，如牛肉、羊肉、狗肉、鹿肉、荔枝、红枣、红糖、韭菜、桃、杏、咖啡、带鱼、蚕蛹、虾米、牛奶等，常食可以温补助阳，改善畏寒怕冷症状，从而增强体质；阴虚者则不宜多食，多吃会阳热升火，出现咽干、牙齿浮痛、牙龈出血、便秘等症状。属阴虚内热之体者，宜多吃清补食物，如生梨、广柑、菱、生藕、百合、银耳、荸荠、竹笋、淡菜、芹菜、番茄、绿豆、芝麻、龟、甲鱼、螺蛳、鲫鱼等，常吃这些食物可以清火，能改善怕冷的症状，阳虚者则不宜食，多食反而使体寒更甚，而出现腹泻、腹痛等，使病情加重。属痰湿肥胖之体者，宜适当选吃白萝卜、芹菜、蕹菜、香菜、菠菜、苋菜、小白菜、青菜、冬瓜、赤豆等，多吃绿叶蔬菜，或以小米、面为主食，少吃或不吃肉、糖、酒，这样有利于身体减肥。属体虚消瘦之体者，宜适当多吃鸡蛋、牛奶、鸡汤、山药、大枣、黑木耳、冬菇、鱼类。可尽量少吃煎炒食物，尤其是芳香、燥热、辛辣之品。鹿茸粉蒸鸡蛋对阳虚和阴阳两虚消瘦体质者都适宜，但须防血压增高，故不宜长期服用。

三、因病施补

由于身体素质不同，生活习惯各异，病情证候有别，所表现出的虚弱状况及疾病的性质也就完全不同。故高师认为首先应根据所患疾病性质、表现选食物。如热性病，宜多吃凉性食物；寒性病宜多吃热性食物；肝肾阴虚，肝阳上亢，头昏目眩者，宜多吃贝壳类海产品；肠燥便秘的宜多吃含油脂或纤维多的食物等，反之则热病忌辛燥之品，寒病忌生冷瓜果；脾胃湿热者忌食油腻呆胃之品。动脉硬化、冠心病、高血压、高脂血症、胆囊炎、糖尿病患者，忌食含胆固醇、脂肪多的食物，如动物脂肪、动物肝脏、蛋黄、乳类，以及

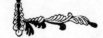

含糖量高的食物如蜂蜜、果酱、糖等。宜饮绿茶，有祛脂作用，宜多吃芹菜、萝卜、小白菜、洋葱、大蒜、山楂等，有活血降脂、降血糖的作用。如由萝卜、橄榄组成的王孟英的青龙白虎汤，治肺热咳嗽喉痹之证；由荸荠、海蜇组成的王晋三的雪羹汤，治肝火上炎，目赤便秘，肝阳上逆的头昏目眩之证，已为临床实践证明为行之有效的食疗方剂。凡医者和患者皆可鉴之用之。

　　高师临证对神经衰弱、郁证、消化不良、慢性肝炎、慢性胃炎、慢性肠炎等病证，无论在病中或恢复期，除用中药辨证施治外，总劝导病人饮食以清淡素净、容易消化、营养合理为主，以帮助胃气恢复。如苡米粥、茯苓粥、龙眼粥、山药粥、胡萝卜粥、莲子大枣粥、青菜泥、海蜇、酱瓜、腐乳、玫瑰酱、皮蛋等。选用蔬菜之类，时鲜可口之品，以利肠胃，力戒早进乱进鱼肉鸡鸭、油煎炙煿、醇酒厚味等容易生痰助火酿湿之食物，切忌饮食不节，暴饮暴食，慎防瘥后食复劳复，贻误疾病的治疗。

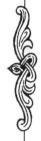

　　四、因时调补

　　在一年之中，四时气候存在着春温、夏热、秋凉及冬寒的特点，人的生理、病理受着这种气候变化的影响。高师认为人们无论有病或无病，都要注意使食物选择与气候相适应，按照春生、夏长、秋收、冬藏的自然规律进行食疗调养。如春季气候温暖，万物生机盎然，人和自然界一样充满活力，人体各组织器官功能也相应活跃。此期可采用平补饮食，有利于扶助正气，如青菜、竹笋、荠菜、豆芽、豆腐、瘦肉、蛋或猪肝粥、红枣粥等，不宜食生冷粘杂之物，以免损伤脾胃。夏季炎热，暑气逼人，人体的阳气蒸腾向外，此时宜清淡，应多食些瓜果、蔬菜、鲜鱼、瘦肉、豆制品及绿

豆汤、冬瓜汤、西瓜汁、荷叶粥、莲子粥、赤小豆汤等，取其清热、解暑利湿之功，少吃油条、烤饼、肥肉等厚味之物，以防生痰、生热、生湿。胃寒者，更不宜多吃食，如冰镇西瓜、雪糕、冷粥等。秋季气候转凉干燥，此期人们感到口唇、皮肤干燥，故食疗宜顺应秋季的气候，少用椒、葱、蒜、姜等辛香燥辣之品，多食些淡菜、萝卜、番茄、豆腐、菱角、鲜藕、银耳、蜂蜜、牛奶、梨、青果或藕粥、百合冰糖饮、荸荠豆浆饮、芝麻粥等润肺生津、养阴清燥的食物。深秋，人体精气开始封藏，进食补品有助增强身体素质，促进慢性病康复，可适当吃鸡肉、鸭肉、牛肉、猪肝等。冬季寒冷，尤其在冬至前后，是滋补的大好时机，膳食中应多吃温性，特别是温助肾阳的食物，以提高机体的耐寒能力，可多吃蔬菜，适当增加动物内脏、瘦肉类、鱼类、蛋类等食物，或食八宝饭、腊八粥、涮羊肉、炖狗肉、桂圆枣粥、栗子粥等，皆为有益的滋补食品，极适合冬令进补。高师最后指出，地理环境不同，对食物结构也有较大影响，所以应加以考虑，不可忽视。

临床验方

　　方者，法也，一定方剂体现一定治疗法度。方有定，而法无穷。高辉远老师，精研医理，勤于临床，博采众方，扬长弃短，其学术思维至为开阔，学前贤善悟不泥于古，治今病意周灵活变通，数十年来在临床实践中创拟了许多经效新方，临证屡用效卓，可谓融实用性、科学性、创新性为一

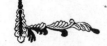

体，具有较高的学术价值和实用价值，予吾侪以无穷之启迪，今撷选其新方十七首，精究其意，探析其理如下。

扶正防感汤

组成：生黄芪 15 克，太子参 10 克，茯苓 10 克，白术 10 克，陈皮 8 克，防风 8 克，浮小麦 10 克，炙甘草 5 克，大枣 5 枚。

功能：益气固表，增强体质，预防感冒。

主治：表虚自汗，体质虚弱，易患感冒。

方义：经云："正气存内，邪不可干"，"邪之所凑，其气必虚"。肺主一身之气，脾为后天之本。肺脾虚弱，中虚卫阳不振，则表卫不固，肌腠不密，易感风邪。故高师以玉屏风散加味组成扶正防感之剂，方中主以黄芪、太子参补益元气，固表止汗；伍茯苓、白术、炙甘草、大枣健脾，补中焦以旺生化之源，使气血盈裕，则固表实卫之力更宏；防风走表而助参、芪益气屏御风邪；浮小麦敛汗固表；佐陈皮健脾理气，使补而不滞。全方配合，具有益气固表，增强体质，预防感冒之功效。对于肺脾不足，卫气不固引起的自汗畏风，体虚易感，遇冷过敏，鼻流清涕，气怯懒言等症，尤为合适。

加减：若自汗明显者，加煅牡蛎；口干舌燥者，加麦冬、花粉；畏风怕冷者，加官桂、白芍、生姜。

新定养肺琼玉汤

组成：生地黄 10 克，人参 10 克（另煎兑入），茯苓 10 克，黄芪 10 克，炙甘草 5 克，百合 10 克，山药 10 克，生薏苡仁 5 克，虎杖 10 克，阿胶珠 10 克，侧柏炭 10 克，蜂蜜

15 克（兑入）。

功能：益气养阴，润肺止咳，化痰。

主治：支气管扩张。

方义：本方系琼玉膏加味而成，为治疗虚劳干咳、咽燥咯血之良方。生地黄滋肾壮水，白蜜养肺润燥，二药配伍，有"肺肾相生"的优点；人参、茯苓益气健脾，脾健则肺虚可复，即"虚则补其母"之意，且茯苓为味淡气薄之品，用于甘寒滋润药中，可使滋而不腻。高师于此方中再加生黄芪、炙甘草，寓保元汤义以增强补益虚损之功效；山药、百合、薏苡仁、虎杖，补中有清，涤痰化脓；阿胶珠、侧柏炭重在养阴敛肺止血。全方润而兼补，补而不滞，清而兼疏，堪称别具一格，实为益气养阴，润肺止咳化痰之要剂。

加减：咳黄痰者加黄芩、苇根；痰中带血者，加藕节、三七粉；胸闷痛者，加瓜蒌、枳壳。

双紫补肺片

组成：生黄芪15克，紫菀9克，紫河车15克，麦门冬9克，五味子4.5克，菟丝子9克，鸡血藤9克，陈皮6克，炙甘草3克（为一日量）。

制法：上药浓煎两次，雾化干燥，制片，上糖衣，每片0.3克，每日3次，每次0.6～0.9克。

功能：补肺益肾，健脾固本。

主治：咳嗽，气短，心悸，喘急，动则尤甚，痰量亦多，咳之无力，神疲身倦，食减便溏，下肢微肿，舌质偏淡或舌尖嫩红，有瘀点，舌苔白厚而腻，脉濡或沉细而弱。适用于老年慢性支气管炎和慢性肺心病缓解期，预防发作。

方义：本方系高师治疗呼吸四病用方，尤对老年慢性支

气管炎和慢性肺心病缓解期有疗效。慢性肺心病本属虚证，而中医治疗虚损首推《难经》之"损其肺者益其气，损其心者和其营卫，损其脾者，调其饮食，适其寒温，损其肝者，缓其中，损其肾者，益其精"。说明慢性肺心病病位虽在心肺，又多累及肝脾肾诸脏。盖"肺为气之主，肾为气之根"，肺气虚则肾气亦不纳；肺朝百脉，心主血脉，肺卫不和则心营亦伤；"脾为生痰之源，肺为贮痰之器"，脾为肺母，母病则及子，可见肺心病的发生在于肺、心、脾、肾等脏器的功能失调，故发虚喘。因此，"本虚标实，虚实夹杂"之证，是肺心病的病理机转。

本方用于慢性肺心病的缓解期，此时病情稳定或症状较轻，其证为正虚邪退，缓则治其本，以扶正为主，佐以祛邪，而扶正固本，则始终贯穿在肺心病的治疗全过程中。经云："邪之所凑，其气必虚"。方中以生黄芪、炙甘草甘温补脾肺之气；麦冬、五味子，取生脉散意，合以益气生津，养阴润肺；紫菀性温而润，化痰降气；"肺伤日久必及于心"，故又以鸡血藤补血活血，使其心脉畅通，陈皮理气健脾，燥湿化痰；更加菟丝子、紫河车入肝肾二经，平补而不峻猛，意在培补肾气，使肾气固，元气充，则病不发或少发。全方共奏补肺益肾，健脾固本之功效。

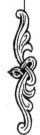

新定火郁汤

组成：升麻 10 克，葛根 15 克，柴胡 10 克，赤芍 15 克，防风 10 克，炙甘草 5 克，淡豆豉 15 克，葱白 3 克。

功能：调和肝胆脾胃，挥发郁热。

主治：火郁发热。

方义：火郁发热，高师认为是外感病犯凉遏或误补，阳

气为外邪所遏而不能宣通。临床上有不少的发热是火郁发热，既不能照外感治疗，也不能按内伤治疗，要用挥发郁热的方法才能解决，即火郁发之。高师受蒲辅周老先生启发，应用《兰室秘藏》之火郁汤，升散郁热，又结合自己多年临床实践的体会又加淡豆豉，可增加挥发郁热的作用，名曰"新定火郁汤"。方中升麻、葛根升阳调和脾胃，柴胡、防风、赤芍疏肝散郁，清热凉血，炙甘草调补脾胃，淡豆豉配葱白清热通阳散郁。诸药合用共达挥发郁热，调和肝胆脾胃之功。临证用于治疗火郁发热，效如桴鼓。

加减：高热不退者加连翘、栀子、合成牛黄，心烦口干燥者加淡竹叶、芦根、麦冬，体倦乏力者加太子参、白术、山药，食少纳差者加炒麦芽、炒谷芽、枳壳。

养心定志汤

组成：太子参15克，茯苓10克，菖蒲10克，远志10克，丹参10克，桂枝8克，炙甘草5克，麦冬10克，川芎10克，五味子6克，延胡10克，龙骨15克。

功能：益心气，补心阳，养心阴，定心志。

主治：冠心病、心绞痛。

方义：冠心病属中医"胸痹""真心痛"等范畴。高师融古贯今，对冠心病的论治有独特的见解，从整体出发，反对"病变局限定位论"，治疗上不主张单纯或长期应用"活血化瘀"法。他认为冠心病是一种老年性由"损"所致的"虚证"，临床上常表现为心阳不足，心气虚弱，心阴失养，心神不宁。故治疗冠心病的基本观点是以治本为要，按照辨证论治的原则着重以"补心阳""益心气""养心阴""定心志"为主。通过长期的临床实践，创拟了治疗冠心病的经效

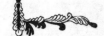

新方"养心定志汤"，经临床验证，较近些年来流行的"活血化瘀"法功殊效佳。本方根据《千金方》定志丸、《伤寒论》桂枝甘草汤、《内外伤辨惑论》生脉散加味而成。方中太子参益心气，茯苓调心脾，菖蒲、远志通心窍以定心志，龙骨安心神，桂枝、甘草辛甘化阳以补心阳，麦冬、五味子酸甘化阴以养心阴，丹参、川芎、延胡活血理气止痛。全方共奏益心气，补心阳，养心阴，定心志之功效。

加减：胸阳痹阻较著者加瓜蒌、薤白，气滞血瘀重者加三七、赤芍、金铃子，心烦、心悸、汗出者加小麦、大枣。

宁心缓肝汤

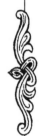

组成：淮小麦15克，炙甘草8克，大枣5枚，茯神10克，麦冬10克，酸枣仁15克，菖蒲10克，远志10克，丹参10克，佛手10克，丝瓜络15克。

功能：宁心缓肝。

主治：早期冠心病，属心肝失调者，表现为心前区闷疼，伴有心烦易怒，容易激动，心慌气短，时易汗出，舌质红，苔薄黄或薄白，脉细弦或见促象。亦可用于心脏神经官能症、更年期综合征、植物神经功能紊乱等属于脏躁之患者。

方义：高师认为，冠心病是属于损伤性疾病，偏于虚证范畴。心主神志的功能正常，则人的精神振作，神识清楚，心跳和缓而整齐，如果发生障碍或受某种影响，则可出现心悸、心慌、惊恐、烦躁、健忘、失眠等多种症状。基于这一理论认识，早期冠心病患者，由于精神过分紧张，表现症状明显，或为心脏尚无器质性改变属于功能性的。目前此种类型较多，高师往往采用"养心定志"和"甘以缓之"的治

法，可使心情舒畅，眠实梦香，诸症得解。

本方以甘麦大枣汤加味而成。蒲辅周老先生谓甘麦大枣汤"用之灵活适当，能治不少病，不可轻视之"。近人程氏门雪谓"本方是一张治疗心病，养心气，泻虚火的好方子，也是肝苦急，急食甘以缓之，损其肝者缓其中的好方子。"方中淮小麦善养心肝，止躁除烦，专疗神志不宁；甘草、大枣以甘缓肝之急；配酸枣仁、茯神养心肝，安心神；菖蒲、远志通心窍；以定心志，麦冬甘寒而润，滋养心阴；丹参、丝瓜络活心通络；佛手行气止痛，且与丹参为伍，使血活气行，通则不痛。诸药合用，可达调理心肝之目的。

加减：气虚可加太子参；虚烦不寐较甚者可用酸枣仁汤加味，以调和心肝，养血安神；高血压者加天麻、菊花、桑寄生。

滋脬降糖饮

组成：生黄芪 15 克，生地 20 克，山药 10 克，黄连 10 克，花粉 10 克，石斛 10 克，葛根 10 克，黄柏 8 克。

功能：益气生津，滋阴清热。

主治：糖尿病。

方义：糖尿病属于中医消渴病。古今医家论述甚详，各有千秋，治消之方，数以百计，丰富多彩，但多以阴虚为本，燥热为标而论治，遣方用药多以滋阴泻火为主。高师通过长期的临床实践体会，认为糖尿病的基本病因病机是气阴两虚，燥热之象为气阴两虚所致，故在治疗上主张益气生津，滋阴清热。他借鉴前贤立方之法，博众家之长，又结合自己多年的经验，创拟一新方名为"滋脬降糖饮"。本方取《医学衷中参西录》中"玉液汤"、《千金方》中"黄连生地

汤"、《沈氏尊生书》中"玉泉丸",合三方为一体,变通化裁而成。方中黄芪、山药益气生津,生地、石斛、葛根滋阴生津,花粉、黄连、黄柏滋阴清热,全方共收益气生津,滋阴清热之效。临床应用多年,颇有效验。

加减:伴有视网膜病变者加白蒺藜、谷精草、菊花,伴有末梢神经炎者加鸡血藤、木瓜、赤芍,伴有腹泻者加太子参、白术、炮姜,伴有阳痿者加仙灵脾、阳起石,伴有泌尿系感染者加连翘、猪苓、萆薢。

补肾消渴饮

组成:生地黄 10 克,山茱萸 10 克,茯苓 10 克,山药 10 克,知母 10 克,牡丹皮 10 克,五味子 6 克,菟丝子 15 克,天花粉 10 克,黄连 8 克,薏苡仁 15 克,生姜 5 克。

功能:滋阴补肾。

主治:糖尿病,属肾阴亏虚者。

方义:高师对糖尿病(消渴)的治疗,既主张益气生津、滋阴清热,又十分注重补肾为主的法则,认为"肾为先天之本,主一身之阴,肾阴一亏,心、肝、脾胃、肺阴液俱亏",故提出"补肾为主","必使肾气渐充,精血渐复,则消渴可自愈"。为此,他在钱氏六味地黄丸、丹溪消渴方、茯苓丸的基础上加减化裁而成"补肾消渴饮"。方中生地黄"乃补肾之要药,养阴血之上品"(《本草疏正》),合山茱萸、山药、牡丹皮、茯苓、知母,可滋阴补肾,更加菟丝子益阴而能固阳,五味子生津而能敛汗,即所谓"治消之法,以治肾为主";黄连"止消渴"(《别录》),合地黄、天花粉亦即崔氏方(黄连、地黄汁、天花粉),功可清热生津泻火;薏苡仁、生姜能健脾和胃,防止清热、滋阴、补肾类药物过

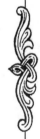

于滋腻，而损其后天之本，这正体现了高师治病用药刻刻不忘顾护胃气的学术思想。

加减：气短乏力者，加太子参；头晕加白蒺藜、菊花；四肢麻木加木瓜；有瘀血倾向者，加丹参、乳香、没药。

新加春泽汤

组成：太子参 10 克，黄芪 15 克，茯苓 10 克，猪苓 10 克，泽泻 10 克，白术 10 克，桂枝 8 克，川附子 8 克，熟地黄 15 克。

功能：扶正固本，益肾健脾，化气行水。

主治：肾病综合征。

方义：肾病综合征，中医无此病名，从历代医家对肾脏疾病的临床证候记载看，多属于"水肿""肾虚"等范畴。古代医家治疗水肿的方法与方剂很多，经验丰富。但历代医家颇感棘手，如李中梓在《医宗必读》中谓："又有标实而本虚者，深之不可，补之无功，极为危险"，早已指出此类证候难治。高师继承前贤的经验，抉其奥蕴，扬长弃短地对古今医疗经验不懈地实践再实践，认为肾病综合征的病机要点是本虚标实，对此虚实夹杂之病，主张以肾之阴阳为本，益肾健脾则开阖有度，水邪有制而肿可自消的学术观点，并创拟了"新加春泽汤"临床应用 10 余年，治疗肾病综合征，疗效确实。春泽汤出自明代王肯堂《证治准绳》，是根据张仲景《伤寒论》五苓散加人参而成。高师在此基础上再加川附子、熟地黄、生黄芪，称之新加春泽汤。方中川附子、熟地黄补肾之阴阳，太子参、生黄芪、白术健脾益气，茯苓、猪苓、泽泻淡渗利湿，桂枝化气行水。全方共达扶正固本，益肾健脾，化气行水之功效。

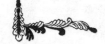

加减：若下肢浮肿甚者加车前草、川牛膝，口干渴甚者加生地、玄参，大便稀溏者加山药、炮姜，腰酸痛者加狗脊、肉苁蓉、仙灵脾。

芪赤防痹饮

组成：黄芪 15 克，赤芍 10 克，防风 10 克，白术 10 克，防己 10 克，太子参 10 克，木瓜 10 克，生薏苡仁 15 克，桑枝 15 克，桂枝 8 克，炙甘草 5 克。

功能：益气健脾除湿，温经活血通络。

主治：类风湿性关节炎、强直性脊椎炎等风湿性疾病。

方义：类风湿性关节炎、强直性脊椎炎、Still 病、多发性肌炎等多种风湿性疾病，多属于中医"痹证"范畴。高师对古今有关痹证的论著与经验穷搜博探，结合临床实践，对风湿性疾病的认识和治疗积累了丰富的经验，颇具特色。他认为痹证是指人体营卫气血失调，肌表、经络遭受风寒湿热之邪的侵袭，气血经络为病邪闭阻而引起经脉、肌肤、关节、筋骨疼痛，酸楚麻木，屈伸不利或关节肿大、僵直、畸形，肌肉萎缩，活动障碍，严重者影响脏腑为其临床特征的一类疾病，在治疗上强调扶正是根本，祛邪是关键，温经活血是常法的学术观点，并创拟了治疗风湿性疾病的基本方剂"芪赤防痹饮"。此方宗王清任《医林改错》之黄芪赤风汤加味而成。方中黄芪、太子参益气固本，防己、防风、木瓜除湿驱邪，白术、苡米、炙甘草健脾除湿，赤芍、桂枝、桑枝温经活血通络。经多年临床观察确有疗效，实为千方易得，一效难求，其治疗风湿性疾病的机理，颇值得我们细加研索。

加减：关节红肿甚者加忍冬藤、延胡，血虚加丹参、当归，阴虚加生地、山萸肉，阳虚加仙灵脾、川附片。

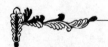

蒺藜定眩汤

组成：法夏 10 克，白术 10 克，天麻 10 克，茯苓 10 克，陈皮 8 克，枳实 10 克，竹茹 10 克，蒺藜 10 克，菊花 10 克，荷叶 10 克，生龙牡各 15 克，炙甘草 5 克。

功能：健脾化痰，调和胆胃。

主治：内耳性眩晕综合征。

方义：此方高师以半夏白术天麻汤合温胆汤变通创拟组成，为健脾化痰，调和胆胃之剂。内耳性眩晕综合征，可见头目冒眩，视物旋转，头痛头昏，胸闷作呕，睁眼尤甚，脉沉滑弦，苔白滑等症。经云：诸风掉眩，皆属于肝。丹溪曰：痰在上，火在下，火炎上而动其痰也。故高师方用二陈辛苦温之药，祛除痰饮，以正本清源；白术甘温运脾化湿；天麻辛温入肝，疗虚风内作而平巅顶之眩晕；以枳实、竹茹之寒，降火行痰，清胆胃之热，降胆胃之逆，更加龙骨、牡蛎、蒺藜、菊花平肝息风以镇潜；妙在一味荷叶升清阳，如此清阳得升，浊阴得降，使痰与热俱去，则诸症可愈。古云：无痰不作眩。本方既重视了病的解除，也注意到症状的控制。

加减：头痛甚者，加白芷、钩藤；耳鸣重听者，加磁石、菖蒲；惊悸失眠者，加珍珠母、远志；恶心呕吐甚者，加旋覆花、生姜；大便干者，加瓜蒌、草决明。

复脑愈风汤

组成：生黄芪 20 克，赤芍 10 克，当归 10 克，川芎 10 克，地龙 10 克，红花 10 克，防风 10 克，胆星 8 克，菖蒲 10 克，远志 10 克，络石藤 15 克，全蝎 5 克。

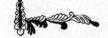

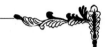

功能：益气活血，祛风化痰。

主治：脑梗死后遗症。

方义：脑梗死后遗症，属中医学"偏枯"范畴，后世医家多宗王清任专以气血立论。对此，高师亦倍加推崇。认为脑梗死后遗症，其基本病机为气虚血瘀，故益气活血为其治疗常法。然又认为风痰二因随时影响脑梗死后遗症的转归。若单以补气活血，瘀血可祛，然风痰难除。故他治疗本病在益气活血的基础上，不忘祛风化痰，通过临床实践创拟了"复脑愈风汤"，临床运用多年，不但可以治疗脑梗死后遗症，而且可以预防脑梗死的再发。方中重用生黄芪，大补元气而起废痿，辅以当归、赤芍、川芎、红花以和营活血化瘀；全蝎、胆星以祛除风痰；菖蒲、远志芳香辛烈，则为化痰开窍之品，且川芎为血中之气药，走而不守，上行头顶，能使化痰祛瘀诸药直达病所；地龙、防风、络石藤祛风通络行滞，以利于恢复上下肢体之功能，全方益气活血，化痰通络，复脑活肢，其风乃愈，故名曰复脑愈风汤。

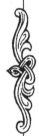

加减：口眼歪斜明显者，加僵蚕、白附子、羌活；血压偏高者，加钩藤、菊花、珍珠母；肢体不灵，屈伸不利者，加木瓜、鸡血藤、桑枝。

越鞠甘麦大枣汤

组成：苍术10克，香附10克，川芎8克，栀子8克，建曲10克，小麦15克，炙甘草5克，大枣5枚。

功能：行气解郁，柔肝缓急，养心安神。

主治：郁证。

方义：本方是由越鞠丸合甘麦大枣汤组成。越鞠丸出自《丹溪心法》，是通治气、血、痰、火、湿、食诸郁之剂，方

中香附调气疏肝，善解气郁；川芎行气活血，善治血郁；山栀清热除烦，善治火郁；苍术燥湿健脾，善治湿郁；建曲消食和胃，善治食郁。上药合用，具有行气解郁之效。甘麦大枣汤选录于《金匮要略》，是治疗脏躁病首选方剂。方中主以炙甘草和中缓急；小麦味甘微寒，以养心气；大枣甘平，补中益气。合而以奏养心宁神，甘润缓急之功效。高师临证两方合用妙在既解六郁，又可甘缓滋养，柔肝缓急，宁心安神，使营卫调和，气血调畅，阴阳平衡，则病自愈，对有情志方面的疾患，属虚实夹杂症状者，不拘男女均能获效，若能随症加减，其效更彰。

加减：气郁为主者，加郁金、佛手；湿郁为主者，加茯苓、薏苡仁；痰郁为主者，加法夏、胆星；血郁为主者，加丹参、赤芍；火郁为主者加川连；食郁为主者，加焦楂、麦芽；心肝失调者，加白芍、枣仁；虚烦不得眠者，与酸枣仁汤合用；肝阳偏亢者，加蒺藜、菊花、珍珠母；食欲不振者，加炒谷麦芽。

新加三才封髓汤

组成：太子参 10 克，生地黄 15 克，天门冬 10 克，盐黄柏 10 克，西砂仁 6 克，炙甘草 3 克，肥知母 10 克，去皮桂枝 6 克，赤芍 10 克，大枣 5 枚。

功能：益气养阴，补土伏火。

主治：白塞氏综合征。

方义：白塞氏综合征，颇类中医"狐惑病"。西医学对此病尚无根治方法，按仲景法，内服泻心汤、外用苦参汤以及雄黄熏之，临床间或有效，但重复性较差。高师治此病时，选用古方三才封髓丹加味。其方出自《卫生宝鉴》，主

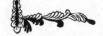

治妄梦遗精，或虚火不眠等症。当代杰出中医学家蒲辅周老先生称此方为补土伏火之方，土虚则浮热上炎，常用于反复口疮脉虚者屡效。高师继承蒲老的经验，并有所创新，在此方基础上加知母、桂枝、赤芍、大枣而成，名曰新加三才封髓汤。用以治疗白塞氏综合征，亦每获良效。因中焦土虚，且不得食，虚火上炎无制，故方中用太子参益气；炙甘草、大枣健脾补中；砂仁养胃醒脾，均为补土之虚，生地、天冬滋肾养阴；黄柏主泻相火而清湿热；知母清降虚火而坚阴；赤芍清热凉血而化瘀；桂枝辛温反佐，可免除方中大队凉药抑阳涩滞之弊。诸药合用共奏益气养阴，补土伏火之功效。

加减：口舌溃疡者，加莲子心、淡竹叶；低热不退者，加地骨皮、玄参、石斛、淡豆豉；角膜溃疡者，加桑叶、决明子；关节疼痛者，加木瓜、桑枝、川膝；热毒甚或见结节红斑者，去桂枝加忍冬藤、栀子、紫草、丹皮；湿热下注，阴部及肛周溃疡明显者加土茯苓、苍术、川草薢。

变通理中汤

组成：太子参10克，白术10克，炮姜8克，官桂5克，陈皮8克，乌贼骨15克，延胡10克，白芍15克，炙甘草5克，建曲10克。

功能：调补脾胃，温中散寒。

主治：虚寒性胃脘痛。

方义：脾胃属土，职司运化。若中阳不足，脾胃虚寒则运化无权，清浊升降之机受阻则见胃脘隐痛，喜温喜按，腹胀纳少，嗳气泛酸等症显露。本方系高师根据《伤寒论》理中汤加味变通而成。方中太子参益气，补益脾胃，白术健脾除湿；二药合用能增强补益脾气的作用；炮姜、官桂辛热散

寒、温中和胃；陈皮、延胡理气止痛；乌贼骨制酸健胃、收敛止血；炙甘草补中扶正，调和诸药，以安其中，且与芍药相配即芍药甘草汤，酸甘化阴，有缓急止痛之功；建曲健脾消食。上药合用，脾胃自健，阳气振奋，寒邪得除，则升降复常，诸症可愈。

加减：胃脘部怕凉痛甚者，加川附子；脘腹胀痛明显者，加川朴、金铃子；嗳气恶心者，加法夏、砂仁；便溏者，加山药、茯苓；黑便加白及、三七粉。

健脾护肝汤

组成：太子参10克，茯苓10克，白术10克，陈皮8克，炙甘草5克，丹参15克，三棱10克，莪术10克，茵陈15克，建曲10克。

功能：健脾护肝，消癥化瘀。

主治：早期肝硬化。

方义：此方系高师以宋代钱乙异功散方为基础加味创拟而成。肝硬化多由湿热邪毒，或虫蛊、酒毒为害日久所致，乃本虚标实之证。仲景早有"见肝之病，知肝传脾，当先实脾"之明训。盖脾运化水谷之精微，乃后天之本。今既肝病，土败木乘，致脾虚健运失权，临床可见胁肋隐痛，脘闷腹胀，倦怠乏力，或胁下痞块（肝脾肿大），纳差无味，大便欠爽或溏软，舌暗红或有瘀斑，苔薄白腻，脉弦细弱等症状。高师主以参、苓、术、草补脾益气，培土以荣木，健脾以护肝；少佐陈皮理气行滞，使补而勿壅；配建曲以消食调中。用太子参而不用党参者，乃因此病宜补不宜燥，太子参补而不燥，甚为合宜。肝为藏血之脏，但宜藏不宜瘀结，故用一味丹参功同四物，既可养肝，又有消瘀之力；三棱、莪

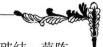

术直入肝脾二经，活血祛瘀，行气止痛，以消癥破结；茵陈则助异功以苦燥脾湿，祛中焦湿邪，苦泄下降，又能引湿邪从小便而出。诸药配合，共具健脾护肝，消癥化瘀之作用，乃取土厚木安之意。

加减：气虚乏力明显者，加黄芪；脾虚湿盛者，加苍术、薏苡仁；腹胀明显加沉香、枳实、川朴；右胁胀痛者加郁金、金铃子散；肝经湿热加龙胆草、金钱草；脾肾阳虚者加川附子、桂枝、生姜皮；水肿明显者加冬瓜皮、大腹皮、车前子；肝脾肿大有结节者，加鳖甲、穿山甲；出血加白茅根、仙鹤草。

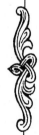

消食壮儿汤

组成：茯苓 8 克，法夏 8 克，陈皮 6 克，焦楂 6 克，麦芽 6 克，枳实 6 克，竹茹 8 克，焦槟榔 6 克，鸡内金 5 克，建曲 5 克，炙甘草 3 克。

功能：消食导滞，调理脾胃。

主治：小儿积滞。

方义：由于小儿脏腑娇嫩，脾常不足，运化功能薄弱，若饮食不节，或病后体虚，影响纳化功能，则食停胃脘不消，而成积滞，此方为高师仿《丹溪心法》保和丸意变通而成习用方剂，方中用茯苓、陈皮理气健脾，和中化滞；焦楂、麦芽、内金、建曲以消食和胃，通行导滞；焦槟榔、枳实行气消积，散结除胀；更兼法夏、竹茹和胃清热，降逆止呕，使胃气下降；甘草调和诸药。如此配合，健脾与消食兼顾，共奏消食导滞，调理脾胃之功效。

加减：舌苔白厚腻者加佩兰、苍术；夜卧不宁者，加朱茯神、秫米；大便干结者，加大黄炭、瓜蒌仁。

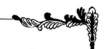

学
术
思
想

学术思想探讨之一

著名老中医高辉远老师，学有渊源，夙承庭训，克绍箕裘，师承蒲氏，旁及诸家，精研医理，学验俱丰。医学生涯60载，其基本学术思想是用唯物辩证法思想指导临床实践，我们随师左右，颇受教益，兹采撷发微，初探如次。

一、整体观尤为突出

整体观是在诊断治疗疾病过程中，而是重视人与自然界的密切关系和脏腑阴阳相互制约及以经络气血为媒介的整体联系等理论的运用。

1. 三因制宜，灵活运用：人是一个统一的有机整体，与

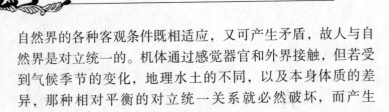

自然界的各种客观条件既相适应，又可产生矛盾，故人与自然界是对立统一的。机体通过感觉器官和外界接触，但若受到气候季节的变化，地理水土的不同，以及本身体质的差异，那种相对平衡的对立统一关系就必然破坏，而产生疾病。

高师在辨证施治过程中，不是孤立或机械地看待病证，而是重视"人与天地相参应"和"人与四时合其序"。强调治病"必先岁气，毋伐天和"和"因时制宜"、"因地制宜"及"病随体异，治各有别"的原则。

如以高师治疗感冒为例，因四时有春温、夏热、秋凉、冬寒之不同。故春天治用辛凉，夏天多兼清暑，秋天宜微辛温，冬天则用辛温。南方温，用药轻清，常用苏叶、荆芥；北方寒，则用药刚燥，多用麻黄、桂枝。阳虚之人常"助阳解表"；阴虚之人常"养阴解表"。由此可见虽是感冒，然治则用药，也要明乎时令节候、地理方位、体质强弱。其他疾病，莫不如此。

2. 脏腑阴阳，相互制约：脏腑制约，是脏腑间的承袭约束作用，也是中医"整体观念"的具体体现。每一脏腑既受另一脏腑之制约，又能制约其他一脏腑。相互制约，层层调节，共同维持人体的统一协调，保障生理活动的正常进行。人体各脏腑的资生和制约是以各个脏腑的功能及其阴阳平衡为基础的，是相辅相成的，并且是有限度的，因此人体的病变基本上是不可避免的。

高师认为，在临床上广泛地应用脏腑阴阳相互制约的理论，首先可区别生理和病理状态，从而决定是否进行治疗，如何进行治疗；其次根据脏腑阴阳失调的不同层次来判定病情的轻重；另外通过治疗制约脏腑可以协助治本，阻止传变

等。高师谓，更好地把脏腑阴阳制约理论运用于临床，无疑可提高医疗效果。

如随高师临证常遇自述身体虚弱的年轻人，有的医生一味滥用补养药物，其结果并不满意。高师认为此多属机体自调的表现——生理状态，故很少用药，侧重于心理治疗并嘱要"四时合序，起居有时，饮食有节，劳逸适度"。虽不用药，同样有良好作用。又如高师曾治一小儿，患病毒性肺炎，西药抗生素、中药清热解毒宣肺之剂均用过，效果不显，病情反重，不仅肺气伤，脾胃之阳亦伤，出现腹满、腹泻、舌淡、脉微之象。高师应用甘草干姜汤，温脾胃之阳，使患儿转危为安。不治肺而治脾胃，温脾胃之阳以复肺阳，这就是高师正确运用脏腑阴阳相互制约理论的权变救逆之法，颇值后学效法。

3. 经络气血，疏达流通：经络是人体内经脉和络脉的总称，凡直行干线都称为经脉，而由经脉分出的网络身体各部分的支脉叫络脉。气血是人体生命活动的动力和源泉，在生理上既是脏腑功能活动的物质基础，又是脏腑功能活动的产物。经络、气血都是脏象理论的重要内容，以经络、气血为媒介的整体联系的理论，不仅有解剖学基础，更是在阴阳五行理论指导下，以整体认识的观点，综合了人体生理、病理现象等多个方面学科理论而形成的。

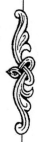

高师认为，人体是统一有机整体，赖"经络相连，气血相通"。在临床辨证论治过程中，重视"经络气血，疏达流通"，把握病机，开启思路常获佳效。

如以类风湿性关节炎为例，高师认为本病多是气血经络为病邪闭阻而引起的经脉、肌肤、关节、筋骨疼痛，酸楚麻木，屈伸不利或关节肿大、畸形、僵直，肌肉萎缩，活动障

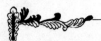

碍，严重者影响脏腑。故在治疗上尤重益气活血，温经通络的原则，并创拟了"芪赤防痹饮"（黄芪、太子参、赤芍、丹参、桂枝、桑枝、木瓜、防风）为基本方剂，经临床多年观察对类风湿性关节炎确有疗效。如此组方选药，给人以启发，值得我们进一步研索。

二、辨证观贯穿始终

辨证观是通过细微地观察病人症状、舌象、脉象等临床表现，依据中医理论做具体分析，确立证候属性、病位和病机，然后立法处方，做到以"证"为核心的异病同治和同病异治。

1. 四诊合参，善抓重点：望、闻、问、切四诊是中医在长期的医疗实践中，不断积累经验，行之有效的诊断方法。疾病的发生与发展变化，是错综复杂的，要通过四诊收集病情信息，进行全面客观的综合分析、判断推理，作出正确的辨证与诊断及鉴别诊断。

高师认为对四诊所提供的病情信息既要遵照逻辑思维的规则，进行分析、综合；又应按系统善抓主要矛盾，进行推理、鉴别。只有这样，才能避免以假乱真和以真误假。同时强调不能把脉诊神秘化，以切诊代替四诊，盲目夸大其诊断意义，认为这不是认真负责的科学精神。如高师曾治一"上呼吸道感染"病人，男性，23 岁，暑季发热已 4 日，体温 39.4℃，身大热，汗大出而热不解，口渴，脉洪大，无疑为阳明经证，某医自认投以"白虎汤"必效，然连服 2 剂而壮热不退。高师会诊细察舌中心白腻苔如拇指大，又诉胸闷，高师则投以"苍术白虎汤"，仅服 2 剂，热退病愈。本案说明舌中心拇指大白腻苔具有鉴别意义，湿阻中焦不容忽视，仅一味药的有无则疗效截然不同。四诊合参，善抓重点的重

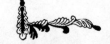

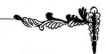

要性，由斯不难想见。

2. 理法方药，完整统一：真正的辨证论治要由理法方药四个方面构成，辨证对，立法不对不行，立法对，用药不对也不行，四者必须完整统一。理包括一套基础，如病因、证候、四诊、八纲等，法是依据辨证而确定的治疗方法。

高师强调要以法治病，不以方求病。要据理立法，依法订方，遣方用药，揆合法度，只有这样才能真正进入辨证论治的境界。

如以冠心病的治疗为例，近年来受"病变局限定位论"的影响，一见冠心病就用"活血化瘀"的方药治疗，其疗效并不理想，就是因为理法方药不一致。高师认为本病是一种老年性由"损"所致的"虚"证，不主张单纯或长期应用"活血化瘀"方药，而是按照辨证施治的原则，将理法方药融为一体，熨贴自然，着重"通心阳""益心气""养心血""调营卫""定心志"。其在临床常获卓效的道理，不言自明。

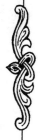

3. 同病异治，异病同治：高师认为"同病异治"与"异病同治"是中医辨证论治的基本特点，也是中医别具异彩的独特之处。但古时的含义与现在的含义是不一样的，从前的"病"字是指病症或病因，现在"病"字的含义则多指病名而言。

如高师曾治"冠心病"和"神经衰弱"两个不同的病例，但均属气机不畅，心肝失调，皆用越鞠甘麦大枣汤而治愈。又如曾治两个同患"病毒性肺炎"的病人，一个用千金苇茎汤，另一个则用竹叶石膏汤，均获痊愈。再如高师治疗高血压病的泻肝清热、平肝息风、平肝温胆、育阴潜阳、滋补肝肾、温肾补阳、培补心肾、补阴和阳八法，更是同病异治的明证。总之高师临证应用此则不乏其例，是皆有理有法，犹行云流水，井然有序。

三、恒动观切勿忽视

恒动观是动态地掌握病人所患疾病的发生、发展规律，注重每一病证的转归、演变和预后，随时了解疾病阶段的邪正消长，密切观察病势的顺逆，总宜"谨守病机，各司其属"。

1. 邪正消长，随时了解：高师认为，疾病的发生发展及其转归，都与正邪相争密切相关。邪正消长是疾病在一定时期病因、病位、病机等的综合性反映，体现了疾病阶段性的本质。在医疗实践中随时了解邪正消长的动态过程，找出病之根本所在，进行治疗，以促使疾病向健康转化，这就是中医治则学的精髓"治病求本"。

如高师曾救误挽治一男性，87岁。患急性广泛前壁心梗伴肺部感染。西医应用大剂抗生素及扩冠等药物治疗，某中医会诊辨为肺热不宣，应用大剂清热解毒之品，但病情未见转机，且大便由正常变溏。高师会诊曰：患者年高多病，不宜大剂苦寒，一旦中阳溃败，恐将导致正愈伤而邪愈炽。彼仍不采纳，认为邪去正自安。三周后病人果然正气大衰，脾胃中阳大伤，上不受纳，下又水泻不止。西医诊断为菌群失调、伪膜性肠炎。遂又请高师会诊曰：患者正衰邪炽阳欲脱，急予附子汤加味，服药4剂，病情即有转机。此时某中医针对病人体温、血象较前略增高，提出附子汤不宜再用。高师曰：此乃正衰有复，正邪斗争增强之象。坚持又用一周，诸症悉平转安。从本案可窥高师立足整体，了解把握正邪消长的动态过程，度势而行，终使如此重症转危为安。

2. 病势顺逆，知常达变：病势指疾病的趋向而言。若

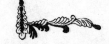

病情按一般规律发展，正气未衰，抗病能力尚足，病邪不能损害重要器官；或症状由重转轻，有好转的趋势为顺。若病情不按一般规律发展，而突然变得严重，有恶化的趋势为逆。

高师认为，临证中疾病纷繁复杂，尤其急危重症病情往往瞬息万变。由于疾病发展异常或治疗不当等种种因素，均可影响病势的顺逆。故在临床实践中要以整体恒动观为指导思想，对病势的顺逆做到知常达变。常与变是相对的概念，常具有普遍性，变具有特殊性，而特殊性蕴于普遍性之中，是对常的补充。

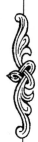

如高师曾治一肾病综合征伴高热案例，应用抗生素等药治疗，仍高热不退，体温39.6℃，高师会诊析为正气虚亏，客邪乘虚而入，邪热亢盛，炽于气分，用白虎加人参汤化裁，药服3剂，高热得平。某医以此方为清热妙剂，又给病人续服3剂。一周后病人嗜睡懒言，面色萎黄，时有汗出，血压偏低，舌红中裂，苔根腻，脉细数无力。高师脉证合参，判定为邪热未彻，又有逆传少阴之虞，此由邪伤气阴，加之过服寒凉，阳气受损，有虚阳外越之兆，急予滋补气阴之生脉散加味，共服6剂，诸症皆除，热病告愈。本案可见临证对病势顺逆密切观察，知常知变，至为重要。同时告诫，苦寒之剂，不可过量，中病即止。

学术思想探讨之二

在学习研究过程中，我们体会到高辉远老师，学识渊博，广采博览，历代医学论著，莫不深究，潜心玩索，囊括百家，融会贯通，造诣颇深，经验极其宏富。兹就其学术思想再作探讨如下。

一、强调理论，注重临床实践

邓颖超同志曾对高师有高度评价："高大夫对中医学的理论造诣很深，他熟读历代中医药医籍经典"，"在长达半个世纪的医疗工作中，他积累了丰富的医疗经验"，"多年来，我和已故周恩来同志有病时请其治疗……他的工作是卓有成效的"（引自邓颖超为高辉远所著《医门新录》一书所写的序言）。这番话，确非过誉。高师事业之所以成功，主要表现在他既是富有实践经验的临床家，又是倡导理论为临床服务的理论家。他称赞中国医药学是世界文明宝库中之瑰宝，有其独特的较为完整的理论体系。《内经》《伤寒论》等经典医籍，是中医理论体系以辩证法为内核的结晶，为中医必读之书。不读《内经》，则学无根本，基础不固；不读仲景之书则临床治无法度，依无准绳。主张熟读经典医籍之后，再博览群书，通读历代名著医籍及医案，研考各名家方书之理，这样不唯能开阔知识领域，且有权衡各家学说之基础。他十分重视中医理论对临床的指导意义，认为理论来自实践，反过来又指导实践，尝谓蒲老先生就强调学生必须把理论弄清楚，胸有成竹，谨守病机，就不致阴阳混淆，表里不分，寒热颠倒，虚实难辨，临证仓惶。反对那些认为中医只有经验，没有理论，不珍视祖国文化遗产的错误态度。故高师要求学生必须具备一定的文学素养，有刻苦钻研、苦练基本功的学习精神。相反，如于文学毫无修养，纵有丰富的实践经验，亦不能很好地总结，更不能把经验提高为理论，把感性认识变为理性认识。高师回忆早年追随蒲老，整理其治

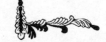

疗腺病毒肺炎经验的体会，先是根据蒲老以往的经验及一个时期的临床实践，从理论上和治则上写一篇治疗本病的普遍规律，即《疹后肺炎和病毒性肺炎中医辨证论治的体会》，再通过较长时间的临床研究，中西医共同观察，从分析疗效和机理来总结实际的治疗效果，即《中医治疗40例重症肺炎的临床报告》《中西医结合治疗120例腺病毒肺炎的辨证论治》，最后收集在《中医对几种急性传染病的辨证论治》一书中。这样既有利于及时交流经验，又有利于逐步完善和提高，既是学术论文，又是理论与实践结合的专著，是比较切实可行的，颇值后学揣摩。

同时强调实践的重要性，反对单纯的为理论而理论。高师重视学生自己多临床实践，通过大量临床医疗以充实自己丰富的感性知识和诊疗技能。他主张经过一定时间的学习，放手让学生对各种急慢性疾病，特别疑难重症，独立思考，临证处理，便于锻炼其辨证论治的能力。高师还结合大量的典型病例进行示教，给学生深入浅出地讲授中医理论和他自己的心得，使理论得到临床的验证。如他曾治一例血小板减少性紫癜，其他医院用凉血止血药，久治不愈，高师根据"脾统血"的原理，投以理中汤加味，一周后基本痊愈。一例是产后便秘，前医屡用苦寒攻利不效，高师从"脾阳虚损"论治，投以理中汤加味亦获殊效。这是运用中医异病同治理论的典型实例。再如治一6岁男性患儿因其母流产五胎后，经中医保胎而得此子，父母钟爱倍至，致使饮食失常，饱暖过度，反复发热多病，经各大医院儿科专家会诊，始终诊断不明，治疗罔效。回忆其初保胎系中医，遂来求治于高师。患儿面色萎黄不泽，年寿山根发青，头发枯槁，消瘦纳差，大便秘结，发热时作，咳嗽痰色白，状似感冒，诊其脉

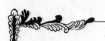

弦滑无神，舌质稍暗，苔白稍厚。辨证属食积欲作疳，故时发热，治宜疏解消积，以香苏散复保和丸加槟榔治之。积消而热解，并嘱节食减食，毋使过饱过暖，其后虽有时仍发热，均以原法施治而立效，进而体质逐渐增强，亦未再发病。病家持所用之方以示他医，问此方能退热否？多答曰不退热，来询其故，高师曰此乃食积发热，积消则热自退耳。诸如此类，不胜枚举，充分证明高师强调中医理论指导实践的重要性。

二、审因论证，治病必求其本

高师遵循《内经》"治病必求其本"之旨，诊病必细审其因，辨明机理。对于如何求本的认识，在病因、诊断、证候、治则等方面卓有阐发。

关于中医病因，一岁之内，四时气候不同，自然环境对机体的影响亦有所差异，所以外因分风、寒、暑、湿、燥、火六淫，其中寒、暑、燥气季节性强，不难掌握。因此，高师着重对风、湿作了求本研究。盖风为百病之长，善行数变，四时皆能为病，故有"六淫莫过于风"之说。如寒、热、湿与风兼见，则有风寒、风热、风湿诸类，此时治病当以解表为第一要义。风寒则祛风散寒，风热则疏风清热，风湿则祛风胜湿，此即抓住了外因之根本。内风，主要见症是眩晕、振掉、抽搐等，以风从内生，非外来风邪所致，应责之于肝的功能失调，当宜平肝息风以治其本。

湿为长夏主气，湿气偏胜，四季皆有之。长夏致病多数是湿温，而在四时多为湿热。湿乃黏滞之邪，发病多不甚急，病程较长，缠绵难愈。不论湿温、湿热都是如此，不似寒邪一散即解，热邪一清即除，因此不能操之过急。如肝炎，以脾阳不运为本，湿热则为标，治当循序而施，开始以

通阳利湿，经过一定时间湿邪方退。否则急于求成，反求速愈不得，故治病要抓住其本质重点。

高师认为，中医证候分类和诊断，亦颇复杂。譬如四诊中切脉，比较抽象，但其实要抓住重点并不难，脉象有28种，将其归纳为浮沉分表里，迟数分寒热，滑涩分虚实三大方面即可。从证候分析来看，分有八纲辨证，外感又有六经、卫气营血、三焦辨证，慢性病又有脏腑辨证，但八纲是中医辨证论治的重要纲领。高师强调，急性外感病要掌握表里寒热。在六经辨证中也不出太阳主表，阳明是里，三阳为表，三阴为里，表有表寒、表热之分。在表则解表，在里则清里，寒则祛寒，热则清热；慢性内伤疾病，重点辨虚实寒热。一般认为七情内伤杂症多虚，但亦有虚中夹实，实中夹虚，或大虚似实，大实似虚，均应仔细辨别，不可一概作虚证论。同时内伤为病还有寒热，如阳虚则寒，阴虚则热，与外感为病判若云泥，亦应认真分清，不可一概论治，临证切莫将虚当实，实证当虚，必须掌握实则泻之，虚则补之的原则，如此治疗虽不中，也不远也。

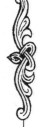

高师十分重视胃气。前人谓："有胃气则生，无胃气则死"，"脾胃为后天之本"。故治病必以胃气为本，无论外感内伤杂病，莫不与脾胃关系密切。高师诊治疾病，谨守古训，临床对一些易伤脾胃之药物，总是斟酌再三，审慎应用。他认为确是表证需解表，也应注意解表不伤胃，若惑于炎症之说，滥用苦寒解毒之品，则有伤脾胃之弊。即使是实证祛邪，当攻中有守，维护正气，祛邪而不伤正。若只知见病不见人，单纯以祛除病邪为务，而忽视正气，不仅失掉治病求本之意，并导致正气大伤而病邪愈炽以至不治。所以他一再告诫，用药处处顾护胃气，人以正气为本。如某翁患肝

硬化、糖尿病 20 余年，多次因腹水、肝昏迷、酮症而住院治疗。长期以来请高师诊治，坚持服用中药。高师始终以补脾益胃之法，拟五味异功散化裁，或佐以消癥散瘀，或佐以养阴生津之品，虽几番遭磨难，满腹青筋怒张，至今肝功及血糖水平尚稳定，生活能自理。高师又会诊一翁。其初纳尚可，便尚调，因用抗生素及清热解毒剂数月，终至胃气衰败，纳运俱废，大便洞泄，诸药不应。师力摒苦寒，救护胃气，选用回阳益胃之品，先止其泄，挽胃气于垂亡，终使胃气得保而治入坦途。可见高师临证完全符合"治病必求其本"的宗旨，并深得《内经》真谛而加以提高。

三、借古创新，妙在灵活变通

高师勤求古训，博采众方。认为经方时方，均是前人的经验结晶，皆可借鉴。方之所贵，不在古方与今方之分，也不是拿古人成方原封不动去治病，而是主张因时、因地、因证、因人，随机而擅变，斟酌咸宜。正如他在《医门新录》中云："既不失古人立方本意，又不拘执于某一成方，避免机械搬用古人用方，失于灵活。"指出了师古而不泥古的重要性。通过数十年的实践，他借鉴经方之精炼，时方之轻灵，机圆法活，通常达变，于临床皆有心得和发挥。如逍遥散、越鞠丸本为理气解郁之剂，推广治疗发热、咳嗽等症，皆有显著疗效；仲景麻黄汤本为辛温解表之方，经随证加味应用治疗结节性红斑而获奇效；参苏饮（人参、苏木）本是治产后血晕的，推广治疗脑外伤术后肺部又有感染而并发肺炎、高烧不退者；封髓丹本治相火旺之遗精、失眠症，推广运用于顽固性口疮、白塞氏综合征而谓之补土伏火之剂，其效甚良。

高师见识广，思想新，善于发皇古义，融汇新知，撷采

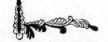

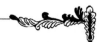

所长，强调在临证时，用方不在多而在损益，灵活变通。因此，他效仿古人法而不泥其方，巧思妙悟，理法严谨，经损益而创拟了十多个经效新方。如以半夏白术天麻汤合温胆汤加蒺藜、菊花、荷叶等名曰蒺藜定眩汤，治疗眩晕证；以黄芪赤风汤合补阳还五汤加络石藤、菖蒲、胆星等名曰复脑愈风汤，治疗中风证；以理中汤加官桂、乌贼骨、白芍、延胡等名曰变通理中汤，治疗消化性溃疡；以五味异功散加丹参、三棱、莪术、茵陈等名曰健脾护肝汤，治疗肝硬化轻度腹水；以春泽汤加黄芪、山药、川附子、熟地等名曰新加春泽汤，治疗慢性肾病；以定志丸、桂枝甘草汤合生脉饮加丹参、川芎、玄胡而成名之曰养心定志汤，治疗冠心病心绞痛等等，形成了自己治病的一套成方，验之临床，每多卓效。如治疗糖尿病的"滋脺降糖饮"，既借鉴古代立方之法，又结合自己多年临床实践所创，方取《医学衷中参西录》中"玉液汤"、《千金方》中"黄连生地汤"，《沈氏尊生书》中"玉泉丸"之意，合三方为一体，大胆化裁而成。如高师治一例患糖尿病（2型）老年女性，口干口渴，饮水量多，周身乏力，右下肢麻木，舌暗。查尿糖（+++）。空腹血糖10.3mmol/L，餐后2小时血糖11.4mmol/L，用上方佐入活血化瘀药物，服12剂后，诸症好转，测24小时分段尿糖定性依次递减，守方再服半月，血、尿糖均在正常范围，追访1年病情稳定。又如治一例证属脏躁女性患者，曾服中西药效果始终不佳，综合脉症，辨为痰湿蕴久化热。高师重用温胆汤合半夏秫米汤，复以甘麦大枣汤，三方合用标本相得，气机调畅，痰热皆除，服10余剂，诸恙得愈。由此足见，运用古方，不能胶柱鼓瑟，必须圆通化裁，方可收捷效。

高师临证，遣方用药，注意分寸，灵活之中有法度，不

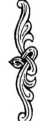

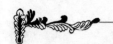

但轻灵，而且力求纯正。认为大凡用药如用兵，药不在多，而贵在约，处方精要则药力专一，突出重点，击中要害。诸如脱证，阳脱者参附汤，阴脱者生脉散，气脱者独参汤，血脱者当归补血汤，少仅一味，多则不过三味。反对面面俱到，杂乱无章，甚则相互抵消。他不但用药平稳，方小药精，而且处方用量极轻，每于轻灵之处见神奇，精简之中收效果。相反，如果用量太大，药过病所，不唯无益，反而有害。有病用药宜慎，中病即止，无病不须服药，亦不迎合病家，滥投滋补，主张"药补不如食补"，此为安身调理之道。其临证"药味少，用量小，价格廉，疗效好"的"蒲氏医学"风格，处处可见，诚不愧为一代名医。

学术思想探讨之三

我们跟随高辉远老师，每见其诊病精思熟虑，辨证入微，疗效卓著。现从内、妇、儿科和温病、老年病方面，采撷数端，进一步探析，藉以光大高师之学术思想。

一、精通内科，尤谙老年医学

高师擅治内科病，尤对多种疑难疾病有其独到的经验，于理论和临床都有精深造诣。其理论源于《内》《难》，效法于仲景，对河间、子和、东垣、丹溪四家学说融会贯通，颇为推崇。最反对抱残守阙门户之见，既训古而不拘，又广取诸家而并蓄，大力倡导治疗以辨证论治为主，经方时方择善而从，合宜而施。

高师认为，内科既是一门临床课又是学习和研究中医临

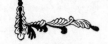

床各科的基础，在中医学中占有相当重要的地位。其病包括的范围甚广，加之他所治内科病例又多为复杂的慢性病、疑难大症，但由于他理论精通，学识渊博，经验丰富，所以都能把握病机，观察入微，辨识精细，故能处变不惊，得心应手。如他治疗肿瘤，根据"瘤者留也"的观点，运用"留者引之，癌者平之"的治则，同时十分重视调整人体的自身祛病功能，"正气存内，邪不可干""邪之所凑，其气必虚"，采用"扶正固本"的方法，创制了8567口服液，用于肝癌、肺癌、宫颈癌、胃癌等病的治疗收到了满意的效果。他曾治疗一例晚期广泛转移癌女患者，认为气虚，用补中益气汤化裁调治，存活25年；一例直肠癌女患者，师断为阴虚，用养阴益肾之法治疗，存活18年。这种治癌的观点与西医学重视增强机体免疫功能是十分吻合的。

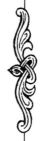

再如对糖尿病的治疗，经过多年深思熟虑的探索，配制了"高氏降糖丸"，通过对临床病人的系统观察，疗效得到了肯定。对气管炎以及其他原因引起的咳喘病，他与同行研制的"751糖浆"、"双紫补肺片"已大量运用于临床，取得了较好的疗效。对于胃病的研究，他认为脾胃为后天之本，气血生化之源，主升降，分清降浊，特别是溃疡病及多年胃肠功能差的病人，更要细心辨治，慎选方，精用药，它们多为本虚标实，不能蛮补，又不可攻之过急，应顺其性，温运脾阳，启脾开胃恢复其功能，依据他的观点遣方用药，使病人得到了有效的治疗。其他如中风、眩晕、高血压病、冠心病、哮喘、帕金森病、肾病、类风湿、肝病、红斑狼疮、白塞氏综合征等沉疴痼疾，高师独辟蹊径，摸索出一套治疗规律和有效方药，每于临证，恒多效验。他尝谓临床治病，总是有常有变，一般是治常易，治变难，其实善治常者，亦善

治其变。盖医之临证，证无定型，法随证变，全在医者灵活掌握，随机活法，知常达变。如治郑某女性患者，咳嗽咯痰3年，每因生气而作，近又忧恼再次发病，咳痰白黏，胸膈痞闷，喉中似有物梗，嗳气食少，神情抑郁，口苦气急，虽经中西药治疗未效，且有加重，遂求高师治疗。四诊合参，师曰此非外感咳嗽，实系肝郁气结，气郁津阻，致肺失清肃，故生痰致咳。木郁达之，气滞则利之，以逍遥散合越鞠丸、半夏厚朴汤化裁。逍遥重在疏肝，越鞠、半夏厚朴则重在理气，均非治咳之剂。然妙在三方合为一体，疏肝理气解郁，实为对证之方，故服后气顺则郁解，咳嗽咯痰乃愈。高师一再告诫，凡治咳嗽最要分清内外所因，及新病久病之异，若久而郁结，务要开郁。若不详审细辨，拘泥常法，则反使病情加剧。其真知灼见，非对内科精研者不能发。

高师临床善治老人之疾，从1958年参加中医保健工作以来，潜心研究老年病理论和特点，探讨老年病的防治规律。他认为，老年人体质的特殊性是了解发病原因的关键。老年人生理、病理都有其特殊性，体质有强有弱，不能笼统概为"老"字，而且要区别"病"与"老"的关系，"老"是生命自然规律的必然现象，它只能延缓而不可抗拒，而"病"则是某些因素导致机体产生的病理变化，它不仅可以预防，而且可以治疗。对老年人病理特点，认为老年病患者的体质以虚为本，多脏同病，或表现为多脏一病，如糖尿病中医辨证为病及肺脾肾三脏，或表现为多脏多病，如高血压、冠心病、脑血栓三病并存，中医辨证累及肝、肾、心、脑等。由于病变涉及的脏腑多，证候繁杂，虚实互见，从整体辨证是"虚"，从局部辨证有"实"象，这种整体"正气虚"与局部"邪气实"的并见，正是老年病者虚实夹杂的

原因。所以在治疗时，高师强调祛邪慎施戕伐，扶正宜用调补，脏腑多病，不任强攻，应时时顾护胃气，病多虚实夹杂，主张攻补兼施，年高之人阴阳失调，又当燮理阴阳，刚柔既济。病程较长，治愈非一日之功，故应从本缓图。他根据老年患者的特殊性，总结出"辨证要准，立法要稳，选方要精，用药要轻"的自己独特的医疗风格。

对老年病的预防，他认为《内经》的"不治已病治未病"，"虚邪贼风，避之有时"，"精神内守，病安从来"等名言，都是对预防的正确认识。在长期医疗保健中，他概括为四句话："四时合序，起居有时，饮食有节，劳逸适度"。所谓"四时合序"是保持老年健康，预防疾病方法之一，"起居有时"则是说应附合季节、气候的变化，合理安排，此乃养生之道。"饮食有节"则是说既要保证营养，又要有节制，否则"饮食自倍，肠胃乃伤"。"劳逸适度"即劳逸结合，选择适合自己条件的运动方式以增强体质，预防过早衰老。他对于老年病刻苦研究，特别是在冠心病的研究方面，总结出治疗冠心病"八法"，在临床运用中无不得心应手。他谨守中医理论体系，坚持辨证论治，成为国内外卓有建树的老年病学专家。

二、擅治温病，论理卓有发挥

高师辨治温病的经验是：①融寒温为一体。他认为伤寒、温病首见于《内经》谓热病皆伤寒之类。仲景《伤寒论》学说，是从《内经》理论基础上进一步发展，是总结汉以前治疗外感病的经验，创立六经辨证的学说，为汉以前所宗。自金以来，尤其明清温病学说已基本形成，叶、吴创立卫气营血和三焦辨证，是补《伤寒论》六经之不足，可谓伤寒学说开温病学说之先河，温病学说补伤寒学说之未备。

因此，后人在继承祖国医学遗产时，寒温两家没有不可逾越的鸿沟，应当吸取各派的优点，互为充实，并行不悖。②辨寒温之同异。大凡诊伤寒以论脉取证，处以温经散寒为主，温病在诊断上不独诊脉而且验齿，察舌，观汗、痦、疹斑论定疾病的演变，断以死生之期。吴鞠通谓"始异而终同"。高师则认为，温邪犯卫是从口鼻而入，初起在表，治宜辛凉透邪为先；伤寒初起，寒邪侵犯太阳，是由皮毛而入，其病亦在表，治用辛温发汗为主，可见二者之始，病因各异，病证有异治则亦异，绝对不可混同。若伤寒入里，郁而化热，证属阳明，治宜白虎、承气；温病顺传，证属气分，热邪益炽，治法自然一致。故二者之中，证治均相同，无须寻求其异。至于疾病后期，伤寒以人体阳气的损伤为主，多见阳虚寒盛之厥逆、下利等症，则宜回阳救逆；温病以人体精血、津液的损伤为主，多见亡阴失水、虚风内动之证，则宜滋阴增液。故二者之终，又见证治迥异，理应细加区别。③透泄护津为要。温邪为病，变化最速。故高师主张在温病各个阶段，都把透泄护津放在首位。透能开通邪闭，宣畅气血，达到祛邪之目的。温邪最易耗津劫液，祛之不速，留则生变，不论新感伏邪，总以透达为要。温邪从表而解，自无伤阴之患，若温邪在卫不解，便由卫传气，治宜辛凉重剂清热保津，以防邪陷营血或逆传心包。总之，新感多实，清透祛邪为先，不忘护津；伏邪多易伤津，护津泄热为要，不忘清透祛邪，此乃治疗温病第一要义也。

高师早年终日跟随蒲老侍诊，临床诊治大量的温热病，如对流行性乙型脑炎、腺病毒肺炎等急性传染病，他总结出"乙脑辨证论治八法"（辛凉透邪法、逐秽通里法、清热解毒法、开窍豁痰法、镇肝息风法、通阳利湿法、生津益胃

法、清燥养阴法）和"腺病毒肺炎辨证论治四法"（宣透法、表里两解法、清热救阴法、生津固脱法），为温病学说赋予了新的内容。他在"乙脑"流行时，曾到各有关医院会诊急重型"乙脑"23例，均按"八法"辨证施治，除1例极重抢救无效外，皆应手取效，不留后遗症。他在实践中对中医三宝"安宫牛黄丸""紫雪丹"和"至宝丹"的运用恰如其分，并总结出了它们的用药规律和性能功效。认为此三方，都是治疗邪热内闭致舌绛神昏的主要方剂。牛黄丸佐入大苦大寒，所以解湿热之蕴；至宝荟萃诸种灵异，所以透风热之邪；紫雪多用金石清寒之品，所以解火热之毒。临床辨证，依法用之，俱可救危于旋踵。然三方毕竟为香窜和重镇之品，若非热闭窍阻，不可用之过早，反致引邪深入之弊端。其临床辨治温病的佳案治迹，屡屡可见，限于篇幅，不复赘述。由此可窥，高师临证治疗温病的娴熟功力已达到炉火纯青的地步。

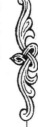

三、兼长妇儿，诊疾独具特点

女子之病，血气为要，冲任为本。血足气旺，任脉通，冲脉盛，经带胎产孕自然正常。所以，历代医家论妇人疾病之治，首重血分，采用寒则温之，热则清之，虚则补之，实则泻之等原则。盖气为血帅，血为气母，气行则血行，气滞则血瘀，气通血和则病不易起。故高师认为治血必理气，主张妇科以调理气血为主。又妇人血脉，贵乎温通，血得温则行，血得寒则凝，若寒邪凝聚，闭塞胞门，导致月经失调者，当温经散寒，高师常以仲景温经汤加味主之。妇人以肝为先天，因女性患者多愁善感，情志不畅，肝气常郁，气郁则血滞而致月经不调、痛经和经闭、崩漏、带下、阴痒等症，高师侧重在调肝，以逍遥散增减，灵活运用，俾木郁解

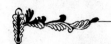

而诸郁皆解。

高师临证，十分注意维护人体的正气，后天营养以及早婚，多产对气血、脾肾先后天的影响。认为人之气血，均为水谷之精气所化生，胎儿禀自母体，降生后则又依赖于乳汁，乳汁则源于水谷。若先天不足，幼时缺乳，或伤于脾胃，致使气血两亏，虚损诸症随之而生。高师曾治一习惯性流产患者，年34岁，婚后10年，流产5次，每次受孕4~6个月即自行流产。延请师会诊时已为第6次受孕月余。自诉近周恶心呕吐频频，纳差择食明显，精神倦怠，惊恐异常，察其舌脉，右脉弦滑，左脉弦细，舌淡少苔。乃疏方：党参、白术、陈皮、茯苓、藿香、山药、砂仁、炙甘草、生姜、大枣。连进3剂后，恶心呕吐消失。遂更方为泰山磐石汤加味，患者如法服之，直至足月，顺利分娩。此例当属中医滑胎之症，高师通过首调脾胃，再温肝肾，使胎气有所养，肝肾之本固，中气充足则可养胎儿。其治妇科之丰富经验，可见一斑。

儿科又曰哑科。除有麻、痘、惊、疳等症外，其余疾病常与内科同。高师认为，小儿不能自言其病状，或能言不能表达病情，故辨证最难。所以全赖医者之细心体察，分析家长代诉，方能做到辨证论治精确无误。高师特别强调小儿机体特点，本属脏腑柔脆，气血未充，稚阳稚阴，原非纯阳之体，易虚易实，易寒易热，故对疾病的抵抗力较差，加以幼儿寒暖不能自调，乳食不知自节，故外易为六淫所侵，内易为饮食所伤。不论是否属伤寒或温病，总以透邪解表为第一，若为急性传染病尤应如此。同时小儿神气怯弱，小儿感邪之后，邪易深入，且最易传变。凡小儿高热，神昏，热盛，气粗，此时宜透营转气，清热开窍。临证必随机变而

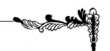

施治。

小儿肠胃薄弱，又具有不知饥饱的特点，倘若乳食不当，或过饥过饱，均可以影响脾胃功能，致生疾病，故伤食、呕吐、泄泻、疳积、虫证等病居多，医者又不可不知。

在用药上，高师对于小儿急性病，主张当机立断，用药必须及时，以免猝变。慢性病不可不辨虚实寒热，谓体属纯阳，恣用苦寒或温燥之品，戕其生机，临证不可不慎。

综上可窥，高师学术思维至为开阔，学术思想相当活跃，并在内、妇、儿诸科加以引申和应用，既有理论意义，又具实践价值。

温热病学术思想初探

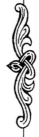

高辉远老师，精研医籍，博览群书，私淑仲景，效法叶吴，师承蒲氏，广益众智，对温热病素有研究。其学术经验丰富，且有诸多独到之处。

一、辨治温病，重视新感伏气

高师擅治温热病，而对新感、伏气尤为重视。认为温病门类虽多，归之为新感与伏气两类，二者区别在于"感而即发"和"感而不即发。"感受温热病邪后，即时发病的称新感温病，不即时发病而郁久再发的称伏气温病。而新感温病是外感新病，其发病机转，由表里；伏气温病的病机则是自里达表。前者初起表现为发热、恶寒或微恶寒，汗出或无汗等症；后者初起即见不恶寒、发热而口渴等阳明里热之证。高师认为，伏气温病病势较新感温病复杂，所谓新感者，其

人正气足而邪浅，其病轻，治之易愈；伏气者，其人正气弱而邪深，其病重而传变莫测，即使治之合法，亦如剥蕉抽茧，层出不穷。由于伏气有在气、在营之分。在气者，其道近，较易外达；在营者，其道远，而伏气又深，故欲其外达，必需时日。所以，高师强调，在温病初期，出现新感表证，所入尚浅，首先是驱逐外邪，不令深入，此最为关键。如果继新感症状出现之后，变化迭出，病程也长，就相当前人所谓"新感引动伏邪。"无论伏气温病，或新感引动伏气，高师都主张按柳宝诒"伏气由内而发，治之者以清泄里热为主，其见证至繁且杂，须兼视六经形证，乃可随机立法"，使其温热之邪不致内炽。他一再告诫，温病之邪，变化最快，易耗津劫津，祛之不速，留则生变，为医者绝不可迟疑。治疗上"必须掌握病机，随证施治，由博返约，执简驭繁，自可适应变化，曲尽病情"。足见高师对新感、伏气辨治的重视程度。

二、善用清透，旨在立法圆机

温邪为病，证势急骤，变化最速，其传变先由表入里，由浅入深，为病之逆传；由里出表，由深出浅为顺证，故清透法为治疗温病之常法。高师认为，透者，引邪外出之谓也。透能开通闭郁，宣畅气血，使邪热从卫分透出，以达祛邪之目的，所以，清透不仅为祛散表邪所必需，尚能使内伏之邪外透，不仅用于卫分证，亦适用于气分及营血分证。正如叶天士谓"在卫汗之可也"，"若其邪始终在气分流连者，可冀其战汗透邪"，"入营犹可透热转气"。如邪在卫分，恶寒发热，脉浮数者，高师常用银翘散加减，辛凉透卫以发之，或用薄荷、桑叶、杏仁、前胡、牛蒡子、桔梗、浙贝之属，凉解表邪；若但咳，身不甚热，微渴者，桑菊饮主之，

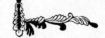

夹湿者，加豆卷、青蒿、滑石、通草等，药取清灵，颇合吴鞠通"治上焦如羽，非轻不举"之意。若邪热闭肺，咳嗽而喘，或烦渴，自汗或无汗或汗出不彻者，宜予麻杏石甘汤或加减葳蕤汤两解之；邪郁胸膈，心烦懊憹者，宜栀子豉汤透热达邪；病邪在阳明气分，身大热，汗大出，口大渴，面赤，脉洪大或浮数者，宜银翘白虎汤辛凉透泄。津伤无酿汗之源，清透而汗出不畅，则壮热不衰，高师于清透方中酌入苇根、石斛、花粉等甘寒生津之品，以资汗源，令邪与汗并，热随汗解。病入营分，舌绛苔少或尖赤，气分之邪未撤清者，取清营汤等方，以透营转气。所用之方，必以辛凉与清解相兼，其中疏达之品，正使内结之邪，逐渐松化，以达热透气转之功。邪至血分，宜犀角地黄汤加白薇、青蒿、僵蚕以凉血透邪，俾留伏于阴分之热邪透出而解。

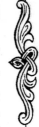

高师认为，一般凡属伏气温病，转化的趋势都是由里而达表，伏暑亦然。如伏暑初起恶寒发热无汗者，宜用新加香薷饮加减，亦可用益元散加葱、豉、薄荷轻清宣透；夹湿者，参以芳化淡渗，同时并应佐用藿香、佩兰、荷叶、青蒿、西瓜翠衣之类，以涤暑化湿；若热亢邪盛，发热而渴，汗出，可予新加白虎汤；或因其连及膜原而配入柴胡、黄芩；或因其邪热在营，可予加减葳蕤汤加青蒿、玄参、丹皮。总在立法圆机，以疏通气机，透达伏邪为原则，务使达到邪去正安之目的。

三、养阴保津，勿忘顾护阳气

温病属于感受温热之邪而起，最易损伤津液。高师既十分欣赏喻嘉言的"病温之人，邪退而阴气犹存一线者，方可得生"。又倍加推崇王孟英的观点："热病未有不耗阴者，其未之不尽则生，尽则阳无留恋，必脱而死。"高师指出，保

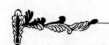

津护液，在温病治疗上至关重要，而成为一大法门。所谓"留得一分津液，即存一分生机"是也。然护津不独滋阴生津而已，实有保护津液免受耗亡之意，祛邪杜其伤津之源，以免苦燥伤津，渗利之品，不使过剂，阴耗不致下竭，皆护津之计也。因此，高师常在清、透、泄之中，参入生津之品，则寓护津于祛邪之中。如治风温，热邪深入，运用清热泻火法，必要时配伍雪梨浆、五汁饮养胃生津药物沃之，以济高热炼耗津液；风温在阳明气分，白虎汤主之；若邪入心营而出疹者，宜银翘散去豆豉，加生地、玄参、丹皮、赤芍等，温邪已解，津液已伤，脉细数者，则宜重用益胃汤；若脉细而劲，欲作痉者，二甲复脉汤主之。再如暑温之邪热深陷，津液被劫，或在少阴，或在厥阴，宜用加减复脉汤之类；邪踞下焦，灼铄真阴，宜大、小定风珠之类；暑温后期胃阴劫伤，津液已涸，可用益胃、增液辈，或五汁饮；暑热伤气，汗多，脉散大，急用生脉散；若余邪不清，宜竹叶石膏汤；气液两伤，寝食不甘，宜三才汤等，每获奇效。

温病既易伤阴，亦可耗损阳气，或素体阳虚，或湿热久羁，或滥用寒凉，或误投攻伐，均能导致阳气虚弱，故有"热中变为寒中"之谓。高师常以仲景桂枝龙骨牡蛎汤化裁，以顾护阳气；若患者虽有高热，但兼面色苍白，汗出不止，舌红转淡，此乃阳气已衰之征兆，即取此方合生脉散，扶阳护阴，若出现冷汗淋漓，四肢厥逆，呼吸急促，脉微欲绝等亡阳之象，则以此方合参附汤、四逆汤急救回阳等，都体现了高师治疗温病，既重视顾护阴液，又注重保护阳气的思想和特点。

四、温病瘥后，注重调理脾胃

高师对温病瘥后的调理，十分重视脾胃，或以培补，或

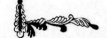

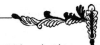

健脾益气，或滋养胃阴，或嘱以饮食调理，因病而异。如病退后食入不化，或大便偏溏，或嗜卧，常以香砂六君子汤，或五味异功、参苓白术散，或理中汤加减，以健脾和中；形寒畏风自汗者，宜用桂枝汤，或玉屏风散合甘麦大枣汤或黄芪建中汤调理，此皆补气之法，其脉象多缓弱，舌质多白嫩可辨。如病退后不思饮食，口渴欲饮，口干舌燥，二便艰涩者，宜用益胃汤、沙参麦冬汤之类，养胃阴以生津液，此属补液之法。若温病后气液重亏，脾胃亦弱，或用橘、术、姜、砂之类，以和胃阳；或在甘寒养胃药中酌加佛手、绿萼梅、香橼皮、枇杷叶等以和胃阴；夹有食滞可加焦楂、建曲、炒莱菔子、麦芽等，达到理气消食而不伤中之目的。再如热病后，脾胃虚弱，往往不能胜药力。所以，高师又主张"药补不如食补"。他说蒲老先生对此就主张并提倡"病去则食养之以冀康复"。高师曾用食疗配合调治一温热病后，胃气将败之老翁。患者因素罹多种老年性疾病，突发胸痹，二日后，又发高热、咳嗽，痰黄而稠，舌红赤，苔黄而厚，脉浮弦滑数。经中西医结合治疗40余日，热势渐退。然出现泄泻不止，日十余行，大便培养为难辨梭状芽苞菌，诊为伪膜性肠炎，迫使抗生素全部停用。此时脾胃俱败，上不能纳，下泄不止，群医棘手。高师独辟蹊径，以食疗为治重养胃气，选用上好莲子肉、芡实、大米（炒黄），磨粉为糊，少少鼻饲；另外选用回阳固本之附子汤，小剂缓缓救治，果获成功。由此可见，高师温病善后调治，无论投以药石，或食疗为养，时刻不忘慎保中州，顾护脾胃这个根本。其丰富的临床经验更值得我们学习和研究。

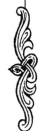

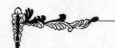

温热病学术思想再探

高辉远老师，临床实践60载，对温热病的治疗有诸多独到精辟的见解，临证佳案迭出。我们随诊师侧，耳濡目染，颇有所得。兹将高师治疗温热病的学术思想，再探如次。

一、强调掌握时机，早治急治

温热病，变化最速，症势重笃，病程较短。其治之法，大多医家遵循叶天士"在卫汗之可也，到气才可清气，入营犹可透热转气……入血就恐耗血动血，直须凉血散血"的法则，对此，高师根据其经验，认为叶氏所论虽然有理，但若因循执泥，则未免有失治病之机，毫厘之失，祸即旋踵。故高师主张温热病初起表邪较著而无里热之征象者，当以清透为法则，不可投清解苦寒之品。所谓"透"，不独专于发汗，实启门驱贼之计也。透能开通闭郁，使邪从肌肤而外出，不致入里，若祛之不速则留生他变。高师临证常用豆豉、薄荷、桑叶、菊花、牛蒡子、银花、连翘等辛凉气轻味薄之品，以轻清透达，引邪外出。若表邪不著而见口干苦，苔薄黄者，为病邪已有转气分之象，则合入清气泄热之剂以截断其传变，方投麻杏石甘汤、薄杏石甘汤、白虎汤之类。若气分热甚，高热不退，又有心烦不寐，舌质红绛者，则说明病邪又有传入营血之势，又宜在清气泄热之中，佐以赤芍、元参、生地、竹叶等清营凉血之品，以防气分邪热进一步深入。高师谓，温热病的治疗，关键在于正确辨证，巧施截

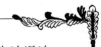

断，尽早驱邪外出，不可优柔寡断，贻误时机，失治误治。

二、善识温热兼夹，圆机活法

所谓兼夹，就是"素无其证，与温邪合病谓之兼，素有其证，与温邪并病谓之夹。"高师认为，在温热病过程中，往往伴有其他兼夹证候，如痰浊、水饮、食滞、瘀血等。这些有形之邪虽不是温热之本，但若两者互结，不仅闭塞了温热之邪的出路，还会助长热势，胶结难解，所以必须审时度势，辨析判明，以治温热为主，兼顾其兼夹，掌握尺度，圆机活法，常易获捷效。他认为治疗兼夹证，不必拘泥于仲景提出的"先表后里，先新病后痼疾"的法则，临证中凡确认有兼夹证存在者，则可同时治疗兼夹证。如兼瘀血者，可见舌暗或舌下瘀点，皮肤红斑等症，高师多伍以赤芍、丹参、生地、丹皮等凉血活血化瘀之品；若兼食滞者，常有纳呆、吞酸、嗳气、脘胀、苔白厚腻等，治宜酌加建曲、蔻仁、莱菔子、枳实等和胃消食化滞之药；若兼痰湿者，症兼胸脘痞闷，恶心呕吐、头眩腹胀、舌苔黏滑等，常选用法夏、茯苓、竹茹、陈皮、浙贝、枳壳等，以加强行气化湿除痰之功。高师指出，兼夹虽多，但用药各得其所，用主方治疗同时，巧施佐使药，解决兼夹证，临床每多奏效。

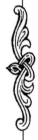

三、切勿见热清热，滥施苦寒

高师认为，"热者寒之"虽是温热病治疗的最基本原则，但一见温热即谓之有"炎症"，应用大剂苦寒清热解毒，已为临床实践证明是行不通的。高师根据病位的深浅、病邪的性质、病情的轻重、病势的进退，随证灵活施治。如病在卫分，只用辛凉轻剂或平剂，则热随表解。因卫分证病轻邪浅，若用苦寒滋腻，可使气机涩滞，邪不得外透。热入气

分，则法用甘凉，里热结实，方可苦寒撤热。热入营分，虽病邪已深，病情亦重，始仍用甘寒清营，旨在由营透气，不可苦寒太过阻遏外出之机。直到热伤血分，阴伤精耗，才宜凉血清热养阴。高师强调，凡治温热病"以寒治热"，若应用苦寒太早、太过，则反增寒凝之弊，甚至热病转寒中，更不能大剂苦寒滥使妄用，以致热邪因冰伏而内闭，延误时间，变生他证。

四、温热伤阴耗气，防护其虚

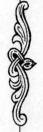

温热为阳邪，"阳胜则阴病"，伤阴是必然的结果。诚如叶天士所云："热邪不燥胃津，必耗肾液。"吴鞠通也说："温为阳邪……最善发泄，阳盛必伤阴。"蒲老亦说："温热病未有不灼伤津液的"，"防其伤阴为温病之第一要义"。正因为温邪有此基本特性，所以决定了保津养阴法则在温热病治疗上的重要地位。然高师认为温热病固然以伤阴耗液为主要矛盾，但阴阳互根，阴虚可以及阳，导致阴阳俱亏，气液两衰者也屡见不鲜。高师认为，此时不可专持养阴滋液，应于滋阴药中加入益气之品，取"阳生阴长"之义。故他临证常以人参白虎汤、王氏清暑益气汤、沙参麦冬汤、三才汤等随机化裁，以达益气养阴，防护其虚之目的。高师还主张温热病后期恢复阶段，往往余热未尽，气阴不复，加之胃气未醒，脾运不良，此时更宜于益气养阴，不可纯投滋腻，以免碍胃留邪之弊。这种注重益气生津，阳能生阴，待其自化以恢复生机的思想，是高师治疗温热病的一大特色。

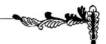

年

谱

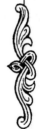

1922 年 8 月 26 日　　出生于湖北省蕲春县黄厂乡一个中医世家。

1952 年 4 月~8 月　湖北省黄岗专署中医进修班学习。

1952 年 9 月~1954 年 3 月　在湖北省黄岗专署卫生科任科员。

1954 年 4 月　中央卫生部中医进修学校学习，毕业后选调国家卫生部中医研究院任人事科科员。

1956 年 5 月　任中医研究院内外科研究所主治医师。

1958 年　随师当代著名中医学家蒲辅周先生学习，并整理《蒲辅周医案》。

1961 年 12 月　加入中国共产党。

1963 年 4 月　在中医研究院广安门医院高干、外宾治疗室任副主任，负责中央首长、民主人士、国际友人的中医医疗保健工作。

1971 年 7 月　借调到中央警卫团医院研究组，担负老一辈无

产阶级革命家和中央首长及军队领导的医疗保健工作。

1972 年 1 月　参军任中央警卫团医院研究组副主任。

1973 年 4 月　任中央警卫团医院内科中医副主任军医。

1978 年 1 月　任总参谋部警卫局后勤部医院门诊部副主任军医。

1979 年 5 月　被选举为第一届中华中医学会副会长。

1981 年 4 月　任解放军第三〇五医院门诊部副主任军医，后任主任医师。

1987 年 3 月　任解放军第三〇五医院内科副主任。

1989 年 3 月　任解放军第三〇五医院中医科主任。

1991 年 3 月　晋升为文职 2 级（军职待遇）。

1993 年 12 月　晋升为专业技术 3 级。

2002 年 10 月 15 日　在北京逝世。

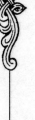